NATIONAL PUBLICATION FOUNDATION

生物材料科学与工程丛书

王迎军 总主编

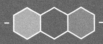

细菌纤维素生物材料

万怡灶 郑裕东 洪 枫 杨 光 著

U0289553

科学出版社

北 京

内 容 简 介

本书为"生物材料科学与工程丛书"之一。细菌纤维素因特有的三维纳米纤维网络结构和优异的生物学性能，而被誉为 21 世纪最有发展前景的生物材料之一。本书全方位、系统性地介绍细菌纤维素的结构、性质与生物合成，细菌纤维素在组织工程支架领域的应用，细菌纤维素表面功能化改性，细菌纤维素复合材料，以细菌纤维素为模板合成的无机纳米材料，细菌纤维素的降解，细菌纤维素与纤维素纳米晶，细菌纤维素药物载体等。全书覆盖面广、信息丰富、内容详实、结构紧凑、特色鲜明，绝大部分素材取自作者研究团队已发表的科研成果以及国内外近些年的最新研究报道，是国内为数不多的系统、全面介绍细菌纤维素的专著。

本书可作为材料科学与工程、生物医学工程、生物学本科生和研究生的学习用书，也可供生物学、生物材料学、医学等领域的科技工作者参考。

图书在版编目（CIP）数据

细菌纤维素生物材料 / 万怡灶等著. —北京：科学出版社，2021.6
（生物材料科学与工程丛书 / 王迎军总主编）

国家出版基金项目

ISBN 978-7-03-068934-4

Ⅰ. ①细⋯　Ⅱ. ①万⋯　Ⅲ. ①细菌－纤维素－生物材料
Ⅳ. ①R318.08

中国版本图书馆 CIP 数据核字（2021）第 104436 号

丛书策划：翁靖一
责任编辑：翁靖一　孙　曼 / 责任校对：杜子昂
责任印制：吴兆东 / 封面设计：东方人华

科 学 出 版 社 出版
北京东黄城根北街 16 号
邮政编码：100717
http://www.sciencep.com

北京建宏印刷有限公司 印刷
科学出版社发行　各地新华书店经销
＊

2021 年 6 月第 一 版　开本：B5（720×1000）
2023 年 6 月第二次印刷　印张：16 3/4
字数：320 000

定价：149.00 元
（如有印装质量问题，我社负责调换）

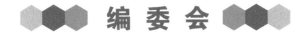

■■ 总　序 ■■

生物材料科学与工程是与人类大健康息息相关的学科领域，随着社会发展和人们对健康水平要求的不断提高，作为整个医疗器械行业基础的生物材料，愈来愈受到各国政府、科学界、产业界的高度关注。

生物材料及其制品在临床上的应用不仅显著降低了心血管疾病、重大创伤等的死亡率，也大大改善了人类的健康状况和生活质量。因此，以医治疾病、增进健康、提高生命质量、造福人类为宗旨的生物材料也是各国竞争的热点领域之一。我国政府高度重视生物材料发展，制定了一系列生物材料发展战略规划。2017 年科技部印发的《"十三五"医疗器械科技创新专项规划》将生物材料领域列为国家前沿和颠覆性技术重点发展方向之一，并将骨科修复与植入材料及器械、口腔种植修复材料与系统、新型心脑血管植介入器械及神经修复与再生材料列为重大产品研发重点发展方向，要求重点开展生物材料的细胞组织相互作用机制、不同尺度特别是纳米尺度与不同物理因子的生物学效应等基础研究，加快发展生物医用材料表面改性、生物医用材料基因组学、植入材料及组织工程支架的个性化 3D打印等新技术，促进生物材料的临床应用，并从国家政策层面和各种形式的经费投入为生物材料的大力发展保驾护航。

生物材料的发展经历了从二十世纪的传统生物材料到基于细胞和分子水平的新型生物材料，以及即将突破的如生物 3D 打印、材料基因组等关键技术的新一代生物材料，其科学内容、研究范围和应用效果都发生了很大的变化。在科技快速迭代的今天，生物材料领域现有的重要专著，已经很难满足我国生物材料科学与工程领域科研工作者、教师、医生、学生和企业家的最新需求。因此，对生物材料科学与工程这一国际重点关注领域的科学基础、研究进展、最新技术、行业发展以及未来展望等进行系统而全面地梳理、总结和思考，形成完整的知识体系，对了解我国生物材料从基础到应用发展的全貌，推动我国生物材料研究与医疗器械行业发展，促进其在生命健康领域的应用，都具有重要的指导意义和社会价值。

　　为此，我接受科学出版社的邀请，组织活跃在科研第一线的生物材料领域刘昌胜、陈学思、顾宁等院士，教育部"长江学者"特聘教授、国家杰出青年科学基金获得者等近四十位优秀科学家撰写了这套"生物材料科学与工程丛书"。丛书内容涵盖了纳米生物材料、可降解医用高分子材料、自适应性生物材料、生物医用金属材料、生物医用高分子材料、生物材料三维打印技术及应用、生物材料表界面与表面改性、生物医用材料力学、生物医用仿生材料、生物活性玻璃、生物材料的生物相容性、基于生物材料的药物递送系统、海洋生物材料、细菌纤维素生物材料、生物医学材料评价方法与技术、生物材料的生物适配性、生物医用陶瓷、生物医用心血管材料及器械等生物材料科学与工程的主要发展方向。

　　本套丛书具有原创性强、涵盖面广、实用性突出等特点，希望不仅能全面、新颖地反映出该领域研究的主流和发展趋势，还能为生物科学、材料科学、医学、生物医学工程等多学科交叉领域的广大科技工作者、教育工作者、学生、企业家及政府部门提供权威、宝贵的参考资料，引领对此领域感兴趣的广大读者对生物材料发展前沿进行深入学习和研究，实现科技成果的推广与普及，也为推动学科发展、促进产学研融合发挥桥梁作用。

　　在本套丛书付梓之际，我衷心感谢参与撰写、编审工作的各位科学家和行业专家。感谢参与丛书组织联系的工作人员，并诚挚感谢科学出版社各级领导和编辑为这套丛书的策划和出版所做出的一切努力。

中国工程院院士

亚太材料科学院院士

华南理工大学教授

前 言

　　1886年，英国科学家 A. J. Brown 在静置培养木糖驹形氏杆菌（*Komagataeibacter xylinus*）时发现，在培养基的表面形成了一层白色凝胶状的薄膜物质，这种物质后来被鉴定为纤维素，因其由细菌合成而被命名为细菌纤维素。尽管这种纤维素的化学结构与植物纤维素相同，但是其性能与植物纤维素差异巨大：细菌纤维素不含半纤维素和木质素等成分，是目前所发现的最纯的纤维素；更为突出的是，其直径仅为10～100 nm，是目前所发现的最细的天然纤维；此外，其强度与玻璃纤维相当，是目前最强的天然纤维之一；其天然的三维和多孔结构也使其成为最吸引人的天然生物材料。

　　这些独特的性质使其一直受到世界各国研究者的广泛关注，并在食品、化妆品、造纸、电子元器件、能源材料等领域得到了广泛应用。随着现代科技和医学的迅猛发展，其独特的性质使其被誉为21世纪最有发展前景的生物材料之一，并已经在伤口敷料等方面得到了临床应用，在人工皮肤、小血管、骨、软骨、角膜、神经、气管、补片等多个领域显示出极其诱人的应用前景，其三维纳米纤维状结构使其在探索生物材料领域的关键科学问题方面更是令其他生物材料难以匹敌。

　　本书作者长期致力于细菌纤维素的研究，尤其是对细菌纤维素在生物材料领域的应用方面开展了一系列开创性的研究工作，在相关领域积累了丰富的经验，形成了独特的见解，并熟悉细菌纤维素生物材料领域的国际发展动态与前沿。

　　本书全面地介绍了细菌纤维素以及基于细菌纤维素的生物材料的研究与应用，重点总结了近三十年来细菌纤维素生物材料的发展现状与动态，对细菌纤维素的制备、降解、表面改性与复合、应用（包括组织工程支架、药物载体、模板剂）等方面的最新研究成果进行了分析、归纳与总结，提出了细菌纤维素生物材料的未来发展方向和前沿的研究课题。

　　作者希望本书能够为从事细菌纤维素及其生物材料相关领域的科研人员提供有益的参考；同时，本书力图以通俗易懂的方式将细菌纤维素生物材料相关的科学知识传递给一般科研工作者和普通读者，希望以此促进我国细菌纤维素及其相关生物材料的深入研究和更广泛的应用。

最后，诚挚感谢为本书撰写工作做出贡献的所有人员（包括郑裕东、洪枫、杨光，还有杨志伟、胡剑、张全超、敖海勇、陈泽晶、邹小周、陈根强、包露涵、袁海彬、胡高铨、刘莉、付丽娜、吴健、谢亚杰、杨莹莹、孙乙、丁蒙）。全书由万怡灶、郑裕东、洪枫、杨光共同撰写，并由万怡灶负责统稿和审校。

由于作者水平有限，书中不足之处在所难免，敬请广大读者提出宝贵意见！

2021 年 3 月 9 日

目　　录

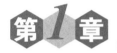

细菌纤维素的结构、性质与生物合成

1.1 细菌纤维素的化学结构和性质

细菌纤维素（bacterial cellulose，BC）是一类由微生物合成的胞外多糖类高分子，于 1886 年首次由英国科学家 Brown[1]发现。在静置培养木驹形氏杆菌（*Komagataeibacter xylinus*，曾命名为木葡糖醋杆菌 *Gluconacetobacter xylinus*、木醋杆菌 *Acetobacter xylinum*）时，Brown 发现在培养基的表面形成了一层白色凝胶状的薄膜物质，经过化学分析后确定其成分为纤维素，因其主要由细菌合成而被命名为细菌纤维素。与植物纤维素不同，细菌纤维素不含半纤维素和木质素等成分，是一种纯纤维素，进一步研究发现该纤维素的直径为纳米级。此后，细菌纤维素的化学结构及其性质不断地被科学家探索和研究，其性能和应用也不断地被开发和挖掘。

1.1.1 细菌纤维素的化学结构及构象

BC 是以 D-吡喃葡萄糖环为基本结构单元，并通过 β-1, 4-糖苷键相互连接键合成的直链高聚糖，直链间彼此平行，不呈螺旋构象，无分支结构，又称为 β-1, 4-葡聚糖。BC 的纤维素链上，每个葡萄糖结构单元都具有三个活性羟基，伯羟基位于结构单元的 C6 位上，而另外两个仲羟基则依次分布在葡萄糖环的 C2 和 C3 位上[2]，纤维素链的结构式如图 1-1 所示。

细胞产生的纤维素结构与其合成过程紧密相关：自然界中，细胞膜上纤维素合成位点的分布对相应的纤维素 I 型中葡聚糖的聚集有至关重要的影响[3]；尽管在一般情况下，细胞合成的纤维素为 I 型，但性质更稳定的却是纤维素 II 型。

纤维素 I 型的晶胞结构为单斜晶，具有 3 条不同长度的轴和一个非 90° 的夹角，其分子链中存在着大量的羟基，因此容易形成很强的分子内和分子间氢键，纤维素链上所有的羟基都在氢键之中。纤维素 I 型晶胞的两个方向上存在着氢键网络：①在沿分子链（角链和中心链都涵盖在内）方向上存在分子内氢键，且该氢

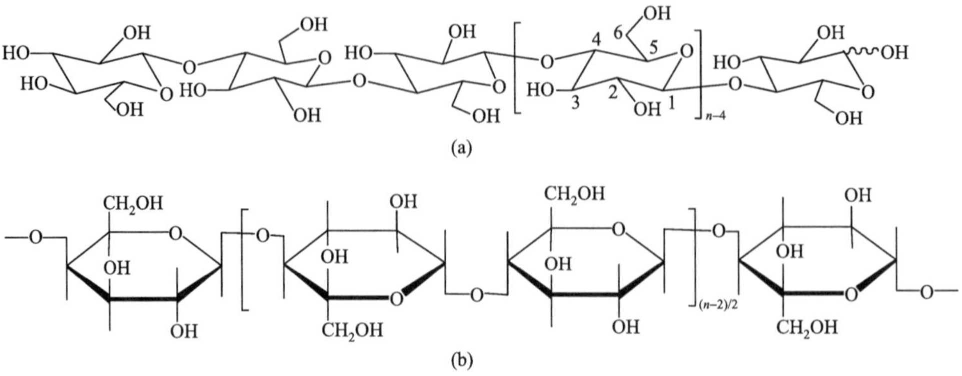

图 1-1 （a）纤维素链的结构式；（b）纤维素的哈沃斯（Haworth）投影式结构式[2]

键分布于纤维素链的两侧；②在每个葡萄糖残基沿轴方向与相邻的纤维素分子链之间形成分子间氢键，该氢键键合的链片平行于 α 轴，而链片间和纤维素晶胞对角线上并无氢键存在，该结构的稳定靠范德瓦耳斯力来维持。

纤维素 II 型是一种葡萄糖以反向平行排列的葡聚糖，形成了一种反平行链的结构，是纤维素 I 型的一种结晶变体。纤维素 II 型一般不由细胞合成，而是由纤维素 I 型经化学处理后得到，处理方法主要包括丝光处理和溶解再生等。与纤维素 I 型相比，II 型的氢键网络更为复杂：纤维素 I 型和 II 型最主要的区别在于角链（向上）与相邻中心链（向下）间形成的这一附加分子间氢键；除此之外，由于纤维素 II 型氢键的平均长度（0.272 nm）比 I 型（氢键平均长度 0.280 nm）短，因此其堆砌更为紧密，所以在热力学上，反平行链结构的纤维素 II 型比 I 型更为稳定。

利用红外光谱对 BC 的化学结构组成进行分析，发现在 1158 cm^{-1} 处存在纤维素中糖苷键的特征峰，在 895 cm^{-1} 以及 1427 cm^{-1} 处存在纤维素的 C—H 和 C—H$_2$ 键的弯曲振动峰；除此以外，谱图中在 3350 cm^{-1} 处出现的峰对应于纤维素 O—H 的伸缩振动峰，而在 2900 cm^{-1} 处则出现纤维素的 C—H 伸缩振动峰[4]。

BC 的纤维素分子链末端基的化学性质是不同的，其中一端的 C 不具有还原性，而另一端的 C 上的羟基会在葡萄糖环开链时形成醛基，使其具有还原性[5]。为了保持更低的能量组成以及维持自身结构的稳定，纤维素的 D-吡喃葡萄糖环单元为椅型构象（chair conformation）而不是船型构象（boat conformation）[6]。除此之外，BC 的结构单元不仅呈现椅式扭转，且其在 C2 位、C3 位以及 C6 位上的羟基也均处于同一水平位置。

1.1.2 细菌纤维素的化学性质

1. 细菌纤维素的高化学纯度

纤维素是植物细胞壁的主要成分，然而除了纤维素以外，植物纤维素还有其他的包括多糖等聚合物，如半纤维素、木质素及果胶等，这些杂质使得植物纤维素的纯度不高，需要经过复杂的后处理过程才能得到纯度较高的纤维素。

与植物纤维素相比，由于 BC 是某些微生物分泌到细胞外的产物，不存在半纤维素、木质素等其他杂质[7]。因此，BC 的纯度很高，是一种"纯纤维素"。在经过热碱处理和纯水反复冲洗等简单的后处理过程后，BC 中残留的培养基、细菌菌体等物质能够被去除，从而得到化学纯度极高、结构均一的纤维素，纯化产物中的纤维素含量可达到 95% 以上[8, 9]。重要的是，通过这种简单方式不仅可得到化学纯度极高的纤维素，而且还不会改变纤维素的化学结构。

因此，与植物纤维素相比，BC 的优势在于其化学纯度极高，收获纤维素的后处理过程简单易行。

2. 细菌纤维素的聚合度

与小分子化合物不同，纤维素是一种天然的高分子，其分子量具有以下两个特征：一是纤维素具有远大于小分子化合物的分子量，二是纤维素的分子量具有多分散性的特点。因此，纤维素的分子量常用聚合度（degree of polymerization，DP）来表示，即其分子量为 $162 \times DP$，利用高效凝胶渗透色谱可以测定纤维素的重均分子量分布及数均分子量分布。

由于细菌的种类和发酵条件的不同，BC 的聚合度也会有所差异。基于菌种的差异，BC 的聚合度在 2000～6000 之间[10]，但是在某些情况下，其聚合度甚至可以达到 16000～20000。一般而言，木葡糖醋杆菌生产的 BC 聚合度在 16000左右。相比之下，由于木质素、半纤维素和果胶等杂质的存在，优质棉纤维的聚合度最高只能达到 13000～14000，而木浆纤维素为 7000～10000，短绒棉仅为 5000 左右[11]。由此可知，木葡糖醋杆菌合成 BC 的聚合度优于木浆和棉等植物纤维素。

3. 细菌纤维素的结晶度

作为一种天然高分子，BC 的结构重复单元拥有大量羟基。羟基上极性极强的氢原子会与另一个羟基上强电负性的氧原子上的孤对电子相互吸引，从而在纤维素高分子链内和高分子链间形成氢键，使得 BC 形成各种长度和形态不同的结晶。

根据葡聚糖链的聚集形态不同，可形成晶体或非晶体，因此纤维素中存在非晶区和结晶区两种结构。一般而言，有序的结晶区结构分布于纤维素的中部，分子排列规整；在结晶区外围的长带区域为非晶区，具有松弛、分子链排列结构不整齐、无序等特点，分子链取向大致与纤维素的主轴平行。纤维素中的结晶区与非晶区无固定的界线，呈现逐渐过渡状态[12]。BC 的非晶区和结晶区示意如图 1-2 所示[13]。

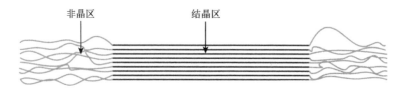

图 1-2　BC 的非晶区和结晶区[13]

纤维素的结晶度是指纤维素的结晶区占纤维素整体的百分数，反映了纤维素聚集时形成晶体的程度，计算方法见式（1-1）。

$$结晶度 X_C = \frac{结晶区样品含量}{结晶区样品含量 + 非晶区样品含量} \times 100\% \qquad (1-1)$$

采用拉曼光谱、X 射线衍射、红外光谱（FTIR）以及固体核磁共振（CP/MAS ^{13}C NMR）对纤维素结晶的晶体类型进行分析，发现纤维素由纤维素Ⅰ型、Ⅱ型、Ⅲ型、Ⅳ型这 4 种结晶类型构成。其中，纤维素Ⅰ型和纤维素Ⅱ型为两种常见的结晶形式。在已知的天然纤维素中，大多数植物和静态培养细菌所合成的纤维素Ⅰ型以平行的 β-1,4-葡聚糖链呈单轴排列，而纤维素Ⅱ型的 β-1,4-葡聚糖链则以随机方式排列。纤维素Ⅰ型又存在 I_α 和 I_β 两种晶体结构：纤维素 I_α 是以纤维二糖为单元形成三斜晶系的 P_1 结构；而纤维素 I_β 则是以两个纤维二糖为单元形成单斜晶系的 P_{21} 结构。纤维素Ⅱ型由纤维素Ⅰ型经过溶解再生或者丝光处理得到，大多为反向平行排列并与更多数量的氢键连接，这使得纤维素Ⅱ型具有更高的热力学稳定性。结晶结构的不同会影响纤维素的力学性能，单根纤维力学性能测试发现，纤维素Ⅰ型的杨氏模量能达到 27 GPa，而转变到纤维素Ⅱ型时，杨氏模量则会下降为 21 GPa[14]。

在自然界中，细菌和海藻所生产的纤维素富含的纤维素类型为 I_α，且比例高达 70%~80%[15]；而高等植物和被囊类动物所合成的纤维素多以 I_β 为主，所占比例与 BC 类似。较之于高等植物纤维素，由于 BC 在合成过程中无木质素、半纤维素等杂质，所以 BC 除了拥有极高的化学纯度外，还具有高达 95% 的结晶度[16]。

BC 的结晶组成可根据培养基条件调整，这是由于培养基的 pH、反应器的类型、培养基的组分或者细菌菌株，均能对纤维素的结晶产生影响。Watanabe 等[17]研究了发酵方式对 BC 结晶的影响，结果显示，动态发酵的 BC（A-BC）比静态发酵的 BC（S-BC）的结晶度更低，微晶尺寸更小，并且在动态发酵培养基中发现 BC 具有显著的纤维素Ⅱ型结晶。张少瑞[18]利用果糖和葡萄糖对不同菌种生产的 BC 进行了研究，发现不同类型的木葡糖醋杆菌所产生纤维素的结晶度高低基本不受两种碳源类型和浓度的影响。

4. 细菌纤维素的反应性

BC 是一种分子量大、结构复杂的天然高分子化合物，其性质取决于 BC 分子链中的苷键以及葡萄糖基上的三个羟基，由于 C2、C3 和 C6 位羟基的性质差异，具体表现为多元醇性质。

纤维素的反应性是指纤维素大分子结构中的伯羟基及仲羟基的反应能力。纤维素每个吡喃葡萄糖环上的三个活泼羟基均能发生一系列与羟基相关的化学反应，如酯化、氨基化、氧化、接枝共聚、硅烷化以及交联等，不同位置的羟基所发生的反应以及反应活性均有所差异。

由于生产 BC 菌种的不同和发酵条件的差异，所形成的 BC 也存在多种不同的形态结构，这些差异会影响纤维素的反应性和最终产物的均一性，具体影响因素有 BC 的形态结构差异、BC 的超分子结构差异、BC 的聚合度及其分布等。

5. 细菌纤维素的反应特点

与植物纤维素类似，BC 的化学反应体系根据反应相态的区别可分为多相反应和均相反应两种类型。两种类型的反应能力以及反应试剂抵达纤维素羟基的难易程度也有所差异，该性质被称为纤维素的可及度。

与植物纤维素相同，BC 具有难溶性和高结晶性的特点，这导致 BC 的很多化学反应必须在多相介质中进行，这种反应类型被称为多相反应。一般认为，大多数的反应试剂仅能穿透至纤维素的非晶区进行反应，而不能进入紧密堆砌的结晶区[19]。

在多相反应中，固态的 BC 悬浮于液态反应介质中，纤维素分子内和分子间存在强烈的氢键作用，而且特定部位的纤维素也具有不同的形态，这使得多相反应仅能在纤维素的表面进行，并且仅当纤维素表面被充分反应后，纤维素的次外层才能与化学试剂接触。因此，BC 的多相反应是一个由外至内的逐层反应过程，对于 BC 的结晶区而言，反应则存在更大的难度。

纤维素的多相反应受到纤维素的表面以及非晶区的限制，所以 BC 多相反应的取代并不均匀，导致副产物较多且产率较低。纤维素的多相反应示意如图 1-3 所示。

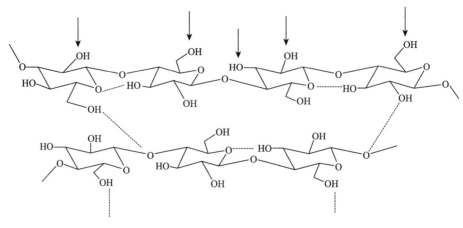

图 1-3　纤维素的多相反应

　　BC 的均相反应是指整体纤维素分子完全溶解于溶剂中，在此条件下，纤维素分子内和分子间氢键均解离，此时 BC 分子链中伯、仲羟基较容易与反应试剂进行反应[20]。

　　因此，纤维素的均相反应不存在反应试剂逐层渗入纤维素的速率问题，这使得纤维素的反应性能被极大地提高，反应速率高于多相反应，且所得产物的取代基分布也会更加均匀。纤维素的均相反应示意如图 1-4 所示。

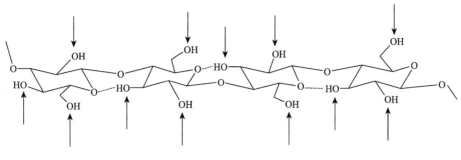

图 1-4　纤维素的均相反应

1.2 细菌纤维素的物理结构和性质

1.2.1 细菌纤维素的物理结构

　　虽然 BC 的化学结构与植物纤维素相同，其分子内与分子间存在大量的氢键并形成网状结构，但是其大分子结构与物理性能却与植物纤维素大相径庭。

　　木葡糖醋杆菌分泌的纤维素不是细胞壁的组成部分，而是细胞透过细胞膜分泌到菌体外的胞外产物。菌体合成纤维素后，通过其细胞长轴规则排列的 50～80 个孔状位点（porelike site），分泌出和细胞纵轴方向平行、宽度为 1～2 nm 的亚原纤维，随后亚原纤维经过聚合反应形成宽度为 3～6 nm 的微纤维束，微纤维束之间经过进一步的聚集缠绕，组成宽度为 30～60 nm、厚度为 3～8 nm 的纤维束带。

　　Brown[21]利用扫描电子显微镜对 BC 独特的束状纤维结构进行观察，发现这种束状纤维的宽度约为 100 nm，厚度为 3～8 nm，X 射线衍射分析结果表明微纤维的大小与其晶状结构大小有关；而 Ul-Islam 等[22]利用超高分辨率场发射扫描电子显微镜揭示了 BC 的网状排布结构：BC 纤维是由直径为 3～4 nm 的微纤维聚合成 40～60 nm 粗纤维束，并相互交织最后形成发达的超精细网络结构；Khandelwal 等[23]进一步发现 BC 的结晶微纤维（宽度约 20 nm）会发生缠结聚合，最终形成宽度为 80～120 nm、长度为数百微米的纤维结构。

1.2.2　细菌纤维素的物理性能

　　由于 BC 的高化学纯度以及高结晶度，其拥有十分优异的物理性能。

　　一般而言，随着纤维素结晶度的提高，其物理性能（如杨氏模量、拉伸强度和体积的稳定性等）也会随之逐渐增加，而吸湿性、柔软性以及润胀度等均会出现降低。尽管 BC 的结晶度高于高等植物纤维素，但是其吸湿性、柔软性以及润胀度等性能仍优于高等植物纤维素[24]。

1. 细菌纤维素的力学性能

　　与植物纤维素相比，BC 具有更加优异的力学性能：干燥后的 BC 的拉伸强度一般为 200～2000 MPa，杨氏模量的范围一般为 15～138 GPa[25-28]；BC 的抗撕裂强度是同等厚度聚乙烯膜和聚氯乙烯膜的 6 倍；干态 BC 的单根纤维的拉伸强度相当于凯芙拉（Kevlar）纤维[29]。

　　BC 具有优异的力学性能的原因可能是 BC 具有很高的聚合度、大量的分子内及分子间氢键以及高结晶度；而植物纤维素的纤维长度较短、比表面积较小并且结晶度较低，因此 BC 的力学性能明显要优于植物纤维素[30]。值得一提的是，BC 的诸多优良物理性能决定了其十分适合作为纸张和聚合物复合材料的增强体，甚至还可作为制造耳机和扬声器的优质材料[31, 32]。

2. 细菌纤维素合成形状的可调控性

　　BC 的生物合成具有可调控性，其原因在于 BC 形成过程中纤维素的微纤丝能够被迁移的菌体推动。因此，改变菌体的生长空间、改变细菌的运动途径、采用不同的培养条件（如发酵条件等），均可改变微纤丝的分布进而得到所需 BC 的理想形状，制备出不同用途的 BC 材料。

在静态培养的条件下，木葡糖醋杆菌向气液两相接触面聚集并分泌纤维素，纤维素聚集成皮革样的薄膜，对菌体起到支撑作用；随后，重叠交织而成的纤维素条带形成平行但是无序的平面。与静态培养相比，动态培养条件下形成的纤维素更容易发生分支和缠结，宏观上呈现星形、不规则颗粒以及束状等形态，并分散于发酵液中。Castro 等[33]研究了不同培养基中的 BC 结构，在静态培养中纤维素膜覆盖于培养基的表面，而在动态培养中 BC 的形态为球状。不同形态的 BC 见图 1-5[34]。

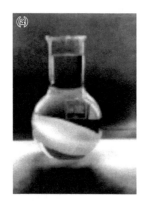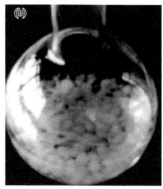

图 1-5　（a）静态培养的 BC（S-BC，呈膜状）；（b）动态培养的 BC（A-BC，呈球形）[34]

除了膜状和球状的 BC，利用不同的模具，还可制备出其他各种形状的纤维素，如利用管状模具制备出了管状纤维素[35, 36]。粒状和管状的 BC 如图 1-6 所示[37]。

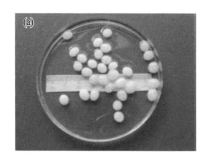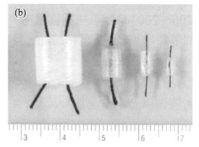

图 1-6　（a）粒状 BC；（b）不同直径的 BC 管[37]

3. 细菌纤维素的持水性能

由于 BC 具有多孔的三维网状结构、较大的比表面积，其内部具有大量的亲水羟基并且其分子间及分子内有大量的氢键相互连接，这些特点决定了 BC 的本质属性是一种水凝胶。BC 水凝胶的持水率极高，可达到 99%以上，这其中 89% 为结合水，而自由水仅占 10%，并且 BC 水凝胶通过强有力的氢键来保持水[38]。 BC 的高持水性能决定了其在医用敷料和人工皮肤领域的优势。

4. 细菌纤维素的溶解性

由于纤维素分子内及分子间存在着大量的氢键，且具有很高的结晶度，因此其并不溶于一般的溶剂，这使得 BC 很难被直接利用。纤维素的溶解可以提高纤维素的可及度、提高化学活性并制得更加优质的纤维素衍生物。BC 具有优异的物理性能、高化学纯度以及高结晶度，若对 BC 进行溶解，并制得更加均一稳定和优质的 BC 产品，其意义更加重大。

由于纤维素为线型高分子，因此遵循溶胀再溶解的规律：溶剂先到达非晶区和结晶区的表面，不断反应并打开氢键，造成氢键解离；非晶区氢键解离后，溶剂进一步润胀化合物，破坏纤维素的超分子结构，结晶区的氢键被打开，溶剂不断渗入，最终纤维素被完全溶解[39]。

谭玉静[40]对 BC 的溶解性质进行了初步探究，发现 BC 不溶于大部分有机溶剂，如 *N*, *N*-二甲基乙酰胺（DMAc）、*N*, *N*-二甲基甲酰胺（DMF）以及二甲基亚砜（DMSO）等；在强酸和强碱（含少量 H_2O）中，BC 可发生水解成为溶液，但是会伴随其他副反应；利用纯甲酸和氯化锂（LiCl）/DMAc 溶解体系可将 BC 溶解。王敏[41]则分别用 LiCl/DMAc、多聚甲醛/DMSO 和 *N*-甲基吗啉-*N*-氧化物作为溶剂溶解 BC，评价了溶解条件和活化条件，并得出了 LiCl/DMAc 溶剂体系的较佳溶解条件；同时发现 BC 在经由该体系溶解后，并未发生其他副反应，仅发生了晶型变化，即从纤维素Ⅰ型结晶转变为纤维素Ⅱ型结晶。

1.2.3　细菌纤维素的生物相容性和生物可降解性

生物相容性是指植入材料对生物体无毒，并且可以在宿主体内特定位置根据需要做出反应，引起恰当反应的能力，一般指材料与宿主的相容性[42]。

由于 BC 的三维网状结构与细胞外基质（extracellular matrix，ECM）类似，因此，BC 具有优异的生物相容性。此外，与蛋白质类材料（如胶原）不同，BC 属于天然多糖，不具有免疫原性[43]。由于 BC 良好的生物相容性，到目前为止，已经有 Biofill、Gengiflex 和 BASYC 等[44]用于外科和齿科的商业化产品。

利用体外细胞培养，观察样品细胞毒性，可实现对 BC 进行生物相容性的评价。将施万细胞置于 BC 膜上让其生长，通过流式细胞术、细胞增殖实验以及显微观察等方式对 BC 膜进行生物相容性评价。结果发现，BC 膜对于施万细胞的细胞形态和细胞功能并无影响[45]；BC 表面可使 L929 细胞和人类成骨细胞进行黏附增殖[46]。另有报道称,通过动态培养获得的 BC 大颗粒十分有利于人类成骨细胞的增殖、黏附和扩散[47]。

通过显微技术和组织学观察对 BC 的体内生物相容性进行观察及评价。马霞等[48]将 BC 膜贴附于成年健康大鼠的伤口表面,并连续 28 d 观察大鼠创伤的愈合情况。组织病理学结果表明大鼠仅有局部出现轻微炎症反应,并且新生毛细血管和成纤维细胞明显增殖,后期表皮细胞的分化也十分明显。Andrade 等[49]将 BC 植入绵羊皮下进行生物相容性研究,结果表明 BC 对皮下组织未产生肉眼可见的炎症,荧光显微镜观察结果显示内皮细胞在 BC 上有良好的细胞增殖行为和黏附形态。Park 等[50]在大鼠模型上利用凡士林纱布和 Algisite M 两种商品化的伤口敷料,与 BC 创伤敷料进行比较,染色结果表明,使用 BC 创伤敷料的大鼠在第 14 天时的伤口愈合情况优于实验中所用的两种商品化敷料,并且不存在细胞毒性。

另外,作为一种纯度较高的纤维素,BC 与纤维素酶的作用更加明显,在酸性和微生物存在的环境下可发生降解反应,因此 BC 还具有不污染环境和良好的生物可降解性的显著优点。

1.3 细菌纤维素的生物合成机制及培养

纤维素被认为是世界上数量最大的生物高分子,并且各类生物均能合成。自然界中,植物与藻类能大量合成纤维素,并构成细胞壁的必要组分。纤维素不仅增加细胞壁的力学强度,而且还能引导细胞的生长。但对于除植物及藻类之外的其他生物,纤维素只是一种胞外产物,并非包围在细胞表面,因此其具体功能尚不明晰。由于植物是最主要的纤维素生产者,故对纤维素结构、合成及应用的研究主要集中在植物上。但是,植物生长周期长,而细菌繁殖快,因此许多关于纤维素合成的研究成果是以细菌为研究对象取得的。

对 BC 生物合成的研究一直局限于生理和形态学范畴,进展缓慢,直到近十几年来,随着分子生物学的发展、体外无细胞体系的应用、纤维素合成酶的纯化以及纤维素生物合成调节系统的发现,纤维素生物合成机制的研究才大大加速。目前 BC 的产生菌有醋酸杆菌属(*Acetobacter*)、根瘤菌属(*Rhizobium*)、八叠球菌属(*Sarcina*)、假单胞菌属(*Pseudomonas*)、无色杆菌属(*Achromobacter*)、产碱菌属(*Alcaligenes*)、产气杆菌属(*Aerobacter*)、固氮菌属(*Azotobacter*)和农杆菌属(*Agrobacterium*)。研究比较全面的是木醋杆菌(*Acetobacter xylinum*),后更名为木葡糖醋杆菌(*Gluconacetobacter xylinus*),2012 年又更名为 *Komagatabacter xylinus*(https://www.uniprot.org/taxonomy/28448),2013 年更名为 *Komagataeibacter xylinus*(http://www.bacterio.net/komagataeibacter.html)。在不同的菌株中纤维素的作用和结构均有所差异。在 *K. xylinus* 和 *Sarcina ventriculi* 中,纤维素在细胞受到机械破坏或化学损伤时对细胞有保护作用；纤维素对于 *Rhizobium* 和 *Agrobacterium* 则起着加速细胞黏附的作用。这些菌产生的纤维素质量和类型也有所不同，例如，*K. xylinum* 产生长的微纤丝，而 *Rhizobium* 和 *Agrobacterium* 则产生短纤维，*Pseudomonas* 和 *Sarcina* 可分泌更多的无定形纤维素[51]。醋酸杆菌产生纤维素，有利于其自身的生命活动：在液体环境中，纤维素表面液膜的形成可帮助醋酸杆菌菌体维持在氧气较充足的液面。BC 的生物合成可分为聚合（polymerization）、挤出（extrusion）、组装（assembly）与结晶（crystallization）四大过程。这四大合成过程是高度耦合的，并和细胞膜上的特定位点密切相关[51]。

1.3.1　细菌纤维素的生物合成机制

1. 特殊的纤维素合成菌——木葡糖醋杆菌

在自然界中，木葡糖醋杆菌存在于腐烂水果及其他一些含糖或乙醇的地方。它是一种严格好氧的革兰氏阴性菌，通常出现在培养基气液界面。纤维素的合成，宏观上是在气液界面生成一张膜，微观上是从细菌长端生成一条条纤维素带。木葡糖醋杆菌是一种无鞭毛杆菌，尽管不会运动，但是由于菌体合成纤维素向外"喷丝"的反作用力，在显微镜下有时能观察到其运动迹象。

木葡糖醋杆菌利用多种糖及其他化合物来合成纤维素的合成机制研究比较透彻，Ross 等对其碳代谢作了相关总结[51, 52]（图 1-7），现已提出直接合成和非直接合成两条途径。在木葡糖醋杆菌代谢过程中己糖磷酸旁路（HMP）和三羧酸（TCA）循环两条代谢途径参与了 BC 的生物合成。木葡糖醋杆菌由于糖酵解（EMP）途径中磷酸果糖激酶缺乏或酶活性较低，故不能在厌氧条件下代谢葡萄糖[51]。它可从草酰乙酸经丙酮酸盐，发生糖异生作用。在这种条件下，由己糖磷酸盐通过异构化和磷酸化，直接合成纤维素。这是 BC 直接合成途径。直接合成途径中，不需要己糖碳骨架中碳链的改变。由己糖磷酸盐或通过戊糖循环生成纤维素，需能量代谢系统进行调节，其调节位点在对 ATP 敏感的、与 NAD 关联的 6-磷酸葡萄糖脱氢酶上。当能荷较高时，6-磷酸葡萄糖脱氢酶活性受 ATP 抑制，葡萄糖代谢流转向合成纤维素；当能荷较低时，葡萄糖可由 6-磷酸葡萄糖脱氢酶催化生成 6-磷酸葡萄糖酸，进入 HMP，并进而氧化产能。在 *K. xylinu*s 中，6-磷酸葡萄糖脱氢酶有两种同工酶，其中只有一种受 ATP 抑制[51]。另一条为非直接代谢途径，即经过戊糖循环和糖异生作用合成纤维素。该途径的特点是糖异生与糖酵解途径是方向相反的两条代谢途径。要进行有效的糖异生，即从丙酮酸生成葡萄糖，就必须抑制糖酵解途径，以防止葡萄糖重新分解成丙酮酸。反之亦然，这种协调有赖于对这两条途径中 2 个底物循环（substrate cycle）的调节。第一个底物循环在 6-磷酸果糖与 1, 6-二磷酸果糖之间；第二个底物循环在磷酸烯醇式丙酮酸和丙酮酸之间[51]。

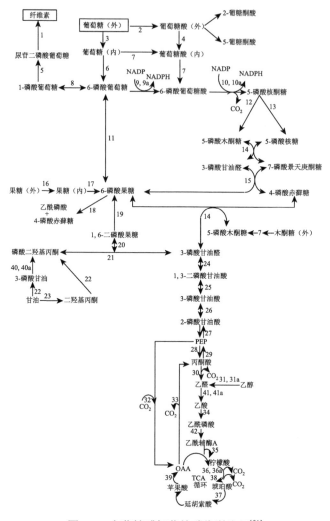

图 1-7　木葡糖醋杆菌的碳代谢途径[51]

1. 纤维素合成酶；2. 葡萄糖氧化酶；3. 葡萄糖渗透酶；4. 葡萄糖酸渗透酶；5. UDP-葡萄糖焦磷酸化酶（UTP）；
6. 葡萄糖激酶（ATP）；7. 葡萄糖酸激酶（ATP）；8. 磷酸葡萄糖变位酶；9. 6-磷酸葡萄糖脱氢酶（NAD）；
9a. 6-磷酸葡萄糖脱氢酶（NADP）；10. 6-磷酸葡萄糖酸脱氢酶（NAD）；10a. 6-磷酸葡萄糖酸脱氢酶（NADP）；
11. 磷酸葡萄糖异构酶；12. 磷酸差向异构酶；13. 磷酸异构酶；14. 转酮酶；15. 转醛酶；16. 果糖渗透酶；
17. 果糖激酶（ATP）；18. 磷酸己糖解酮酶；19. 果糖二磷酸酶；20. 醛缩酶；21. 三糖磷酸异构酶；22. 甘
油二羟丙酮激酶（ATP）；23. 甘油氧化酶；24. 3-磷酸甘油醛脱氢酶（NAD）；25. 磷酸甘油酸激酶（ATP）；
26. 磷酸甘油酸变位酶；27. 烯醇化酶；28. 丙酮酸激酶；29. 丙酮酸磷酸二激酶（ATP）；30. 丙酮酸脱羧酶；
31. 乙醇脱氢酶（NAD）；31a. 乙醇氧化酶；32. 磷酸烯醇丙酮酸羧化酶；33. 草酰乙酸脱羧酶；34. 乙酰激
酶（ATP）；35. 柠檬酸合成酶；36. 异柠檬酸脱氢酶（NAD）；36a. 异柠檬酸脱氢酶（NADP）；37. 琥珀酸
脱氢酶（FAD）；38. α-酮戊二酸脱氢酶（NAD）；39. 苹果酸脱氢酶（FAD）；40. 磷酸甘油脱氢酶（NAD）；
40a. 磷酸甘油脱氢酶（FAD）；41. 乙醛脱氢酶（NAD）；41a. 乙醛脱氢酶（FAD）；42. 磷酸转乙酰酶。TCA：
三羧酸；NADPH：烟酰胺腺嘌呤二核苷酸磷酸；PEP：磷酸烯醇式丙酮酸；OAA：草酰乙酸

从葡萄糖到纤维素有四步酶催化步骤[51]：①葡萄糖在葡萄糖激酶的作用下转化为 6-磷酸葡萄糖；②在磷酸葡萄糖变位酶作用下将 6-磷酸葡萄糖通过变位作用转化为 1-磷酸葡萄糖；③在 UDP-葡萄糖焦磷酸化酶催化下将 1-磷酸葡萄糖转化为尿苷二磷酸葡萄糖（UDP-葡萄糖，UDPG 或 UDP-Glc）；④由纤维素合成酶将 UDPG 合成 β-1, 4-葡萄糖苷链，再装配形成纤维素。纤维素合成酶催化合成纤维素的最后一步[37]：UDPG + (β-1, 4-glucose)$_n \longrightarrow$ UDP + (β-1, 4-glucose)$_{n+1}$，其中 UDPG 是纤维素生物合成的直接前体物质。

尽管有近 50%的葡萄糖能被转化为纤维素，但在木葡糖醋杆菌培养初期有大量葡萄糖被转化成葡萄糖酸。这些葡萄糖酸虽然在最后能被转化为纤维素，但分离得到少产葡萄糖酸的菌株依然是商业化生产 BC 的重要目标之一。通过努力，这类研究仅在一定程度上提高了 BC 产量。木葡糖醋杆菌的碳源代谢研究更有意义的另一个方面是该菌的好氧代谢过程因缺乏磷酸果糖激酶而未能厌氧代谢葡萄糖[51]，此结论已通过测序的两个木葡糖醋杆菌菌株的基因组序列得到证实[53, 54]。

2. 细菌纤维素的分泌、组装和结晶（装配过程）

葡萄糖的聚合过程是一个重要的步骤，但这仅是木葡糖醋杆菌合成纤维素的第一步，其与分泌、组装和结晶等过程是高度耦合的。细菌所产生的纤维素并不是形成细胞壁的一部分，而是通过细胞膜微孔分泌到菌体外，而且 BC 的分泌过程是伴随其生物合成同时进行的。采用扫描电子显微镜对 BC 合成过程进行观察，发现纤维素带出现于木葡糖醋杆菌菌体的长轴上，并且冷冻断裂分析发现，在菌体表面存在一系列细孔[55, 56]，即沿细胞的长轴规则地排列着 50～80 个孔状位点，微孔间距约 10 nm。其实，这些孔即为纤维素合成位点，从单孔分泌出的葡萄糖苷链聚集在一起即形成了初级小纤维。然后，这些毗邻的初级小纤维通过连续聚集形成了 20～50 nm 宽的纤维素带。这些扁平弯曲的纤维素带由数百条葡萄糖苷链以某种方式聚在一起，并最终形成纤维素 I 型晶体。Zaar[56]认为这些位点对结晶体的形成是非常重要的，因为它们可以加速从可溶性葡萄糖苷链到不溶性纤维素带的形成。在外膜内侧排列着许多颗粒，这些颗粒被认为与细菌纤维素前体物质的分泌有关。当用机械方式破坏微小颗粒时，发现直径 1.5 nm 的纤维不再分开，因此认为在前体物质分泌时并不是以单个葡萄糖苷链的形式，而是由 10～15 个葡萄糖苷链组成一种 1.5 nm 的类晶团聚体的形式进行的，这种聚合物被认为是纤维样产物的基本形式。这种纤维素聚合物结构以及在藻类中发现的类似结构说明了无论在高等生物还是在低等生物中，由许多 β-1, 4-葡萄糖苷链在同一个空间限制位点合成纤维样物质是微小颗粒的共同特征。

单个木葡糖醋杆菌可产生直径为 10～100 nm 的微纤维，接着在纤维素合成位点上由三个亚基（每个亚基至少由 16 个纤维素酶催化亚基组成）组成的线型终端复合物上微纤维进行聚集[3]。也就是说，每个纤维素酶催化亚基都能产生一条 β-1, 4-葡萄糖苷链，而后在线型终端复合物上，16 条葡萄糖苷链形成一个微晶。从三个毗邻线型终端复合物衍生的微晶聚合又形成更大的微晶纤维素，接着微晶纤维素之间通过聚集形成纤维素带。

这种类晶团聚体形成的纤维素带为精细纤维（fine fibril），也称为"亚原细纤维"（sub-elementary fibril）。亚原细纤维聚合形成宽度为 $3\sim6\ nm$ 的微纤维（microfibril），微纤维进而聚合成宽度为 $40\sim60\ nm$ 的"典型带状集成"（typical ribbon assembly）纤维。正常的带状集成纤维是以长轴（longitudinal axis）方向 $0.7\sim0.9\ \mu m$ 周期扭曲的。Hirai 等[57]认为，*K. xylinus* 菌体细胞沿着带状集成纤维前移，并同时绕着长轴旋转，这些运动相互协调，促进亚原细纤维聚合成微纤维和带状集成纤维，并使带状集成纤维产生扭转（图 1-8）。

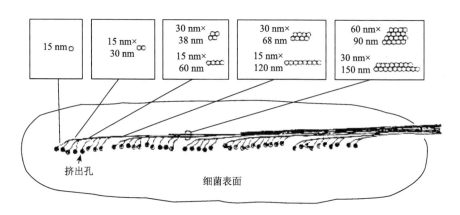

图 1-8 *K. xylinus* 中带状集成纤维组装的假设模型[57]

亚原细纤维过于细小以致无法形成晶体，纤维素 I_α 和 I_β 结晶作用可能发生在亚原细纤维聚集成微纤维或纤维的某一时期[55]。当亚原细纤维通过氢键聚集成一条微纤维时，由于亚原细纤维中分子链的平行取向，一定程度上局部分子链发生重排，进而产生晶体。影响亚原细纤维聚集成微纤维以致形成带状集成纤维的因素，也将对纤维素 I_α 和 I_β 的形成产生作用。在培养基中添加羧甲基纤维素（CMC）或木聚糖，随着添加量的增大，微纤维的横向尺寸下降，纤维素 I_α 的比例减少，纤维素 I_β 的比例增加。

在不同微小颗粒装配时期利用纤维素结合剂已成为一种研究微小颗粒装配过程和纤维素带形成的重要手段。可以利用低分子量的细胞不透性的化合物，如 Calcofluor White（一种荧光增白剂）、刚果红或者高分子量的水溶性的纤维素衍生物（如 CMC）作为纤维素结合剂。Calcofluor White 可以与 β-1,3-葡萄糖苷链、β-1,4-葡萄糖苷链以氢键结合，从而阻断微纤维的形成，而 CMC 则可以影响微纤维形成纤维素带[57]。

纤维素装配过程通常被认为是细胞定向过程，虽然它发生在胞外空间，但是葡萄糖苷链的形成及微纤维的装配显然均由分泌位点的状态决定。

随着木葡糖醋酸杆菌的生长，12～70 个分子的 BC 从细胞表面间隔大约 10 nm 的微孔同时分泌至培养基中。这些纤维素分子在细胞表面通过氢键互相连接，形成纯的纤维素纤丝，这种纤丝在纯度上和超分子结构上优于植物纤维素的纤丝。X 射线衍射分析显示 BC 中的纤维素颗粒具有高度规则的晶体结构。BC 纤丝的网眼结构有很大的比表面积，具有高持水能力和抗拉强度。一个醋酸杆菌可以在培养基中通过 β-1,4-葡萄糖苷键聚合 20000 个葡萄糖分子形成单一、扭曲、带状的微纤维，带状的微纤维并不随细胞的生长分裂而分裂。

事实上，纤维素的生长模型中，葡萄糖聚合与微纤维的连接作用紧密相连，是同时进行的两个步骤。纤维素微纤维的形成分为两步：第一步是在细胞膜上葡萄糖残基之间聚合形成葡聚糖；第二步是在细胞外葡萄糖苷链结晶形成纤维素 I 型。这两步能被某些化合物所抑制，如 Calcofluor White，也正是利用这种物质，证明了葡聚糖结晶是纤维素合成过程的限制性步骤[58]。纤维素 I 型的结晶过程还分成多步，首先是由范德瓦耳斯力作用形成葡聚糖链膜，接着在氢键作用下葡聚糖链膜相互堆叠形成晶体结构[59-61]。

3. 细菌纤维素合成酶体系

1）纤维素合成酶

纤维素合成酶是纤维素合成过程中的关键酶，也是特征酶，因此了解该酶的结构与特性对深入了解纤维素生物合成机制非常重要。该酶为一种膜结合蛋白，其作用位点和膜内表面关联。Mg^{2+} 是纤维素合成酶的激活剂，纤维素合成酶最适反应温度为 30℃，pH 的范围为 7.5～8.5。该酶对于 UDPG 底物的米氏常数 $K_m = 0.125$ mmol/L，并且受尿苷三磷酸（UTP）、尿苷二磷酸（抑制常数 $K_i = 0.14$ mmol/L）和尿苷单磷酸（$K_i = 0.71$ mmol/L）的竞争性抑制[62]。

与纤维素合成酶有关的基因已有较多报道，但对纤维素合成酶的分子水平还是知之甚少。过去一直认为纤维素合成酶基因位于质粒上，但最近发现 *K. xylinus* 以及其他的纤维素产生菌的纤维素合成酶基因均位于染色体上[63]。

在 *Acetobacter* AY 201 中的纤维素合成酶（*Acetobacter* cellulose synthase，acs）操纵子，称为 Type I acs 操纵子[64]，其由 *acsAB*、*acsC* 和 *acsD* 组成。*acsAB* 基因编码 168 kDa（1 Da = 1.66054×10^{-27} kg）的多肽，经鉴定是纤维素合成酶；*acsAB* 和 *acsC* 基因是细胞内生物合成纤维素所必需的，*acsD* 基因涉及纤维素的

结晶化；*acsD*基因决定许多细胞膜微孔的线型排列，这些微孔是纤维素合成的位点。另一个纤维素合成酶基因 *acsA II*（Type II）也在同一个菌株内被发现[65]：*acsA II*编码一个与*acsAB*编码的多肽在长度和序列上相似的175 kDa的多肽，当*Acetobacter* AY 201 细胞内*acsAB*基因突变后，*acsA II*表达产生纤维素合成酶。

从*K. xylinus* JCM 7664 中发现有三套 BC 合成酶（bacterial cellulose synthase，bcs）基因[66]。其中，一套基因（*bcsA I/bcsB I/bcsC I/bcsD I*）和在*Acetobacter* AY 201 中的 Type I 基因高度相符，而另两套基因（*bcsAB II-A、bcsAB II-B*）和 Type II（*acsA II*）基因有同源性。这些基因后面紧跟着一个可能形成操纵子的基因簇（gene cluster）（*bcsX/bcsY/bcsC II/ORF569*）。*bcsY*表达的蛋白质在细胞内积累，并和许多与膜相关的转酰基酶（membrane-bound transacylase）极为相似。Nakai 等[67]研究了*K. xylinus* BPR2001 中纤维素合成酶（*bcsA*）启动子的控制机制。纤维素合成酶操纵子（bcs operon）的 5′上游区域（约 3.1 kb）已经被分离出来。*acsAB* 及 *bcsA* 基因与植物的 *celA* 基因有同源性[68]，*celA* 编码 β-1, 4-葡萄糖基转移酶，此酶是纤维素合成酶的催化亚基，作用是催化一个亲核取代反应。在*K. xylinus* 细胞中，葡聚糖链的还原端指向细胞外[69]，葡萄糖基转移酶催化域中的酸性氨基酸残基吸引接受分子非还原端羟基中的氢，所产生接受子的亲核物质攻击 UDP-Glc 的异头碳，形成新的 β-1, 4-糖苷链，此时 Glc 被转运至非还原端使链伸长，UDP 被释放。

近些年，许多研究小组都在纤维素产生菌中观察到了纤维素酶活[70]，编码纤维素合成酶的基因已被克隆，虽然纤维素合成酶的生理功能还不明确，但目前推测其可能参与了细胞的生长过程，并且可能影响合成纤维素的聚合度。

2）尿苷二磷酸葡萄糖焦磷酸化酶

尿苷二磷酸葡萄糖（UDPG）焦磷酸化酶是纤维素合成过程中的另一关键酶，在分析了一组不产纤维素的菌株后发现此突变株是该酶的专一性缺失菌株。该酶活性的测定可用 1-磷酸葡萄糖和 UTP 作为底物进行，也可用 UDPG 和 PPi（焦磷酸）为底物测定[71]。酶位于细胞质中，酶活性并不受培养基中碳源的影响。该酶的结构基因已从*K. xylinus* 文库中克隆。

4. 细菌纤维素合成的调控体系

BC 合成受到多水平多因素的影响，是一个复杂的生化过程。Ross 等在 1985 年发现，在*K. xylinus* 中有一种鸟苷酰寡核苷酸对纤维素合成酶有调节作用，1987 年又证实了该物质为环二鸟苷酸（c-di-GMP，图 1-9），1990 年提出了纤维素合成的环二鸟苷酸系统，这些研究工作为进一步了解纤维素合成的调节机制奠定了基础[51]。

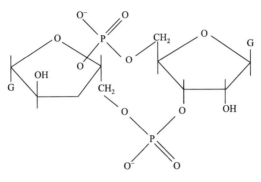

图 1-9　**c-di-GMP 的结构**[51]

G 代表鸟嘌呤

通过体外实验发现，当无环二鸟苷酸时，纤维素合成酶处于失活或活性较低状态，而当加入亚微摩尔级的环二鸟苷酸后活性可提高 200 倍，接近完整细胞的 50%，因此环二鸟苷酸是纤维素合成酶的变构激活剂，能以可逆方式与酶的调节位点结合[72]。

通过对木葡糖醋杆菌合成纤维素的研究，发现 BC 的最后一个合成步骤是在细胞膜上完成的。c-di-GMP 是 BC 合成调节机制的关键因子，并作为纤维素合成酶变构激活剂起作用。在纤维素生物合成中如果没有 c-di-GMP，纤维素合成酶将失去活性。c-di-GMP 浓度的高低由与膜相连的二鸟苷酸环化酶及磷酸二酯酶所控制[73]，两条途径作用相反（图 1-10）。

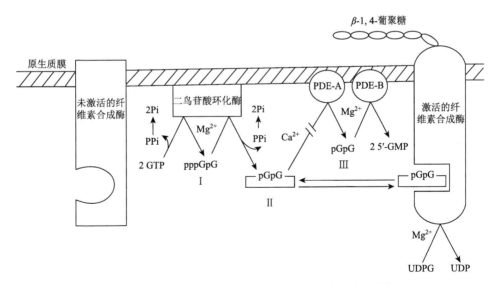

图 1-10　***K. xylinus* 纤维素合成调控机制的假设模型**[73]

二鸟苷酸环化酶（diguanylate cyclase，DGC）催化 c-di-GMP 的合成。DGC 是一种寡聚蛋白，约 190 kDa，Mg^{2+} 对 DGC 有激活作用。两个鸟苷三磷酸（GTP）分子在 DGC 催化作用下，首先释放出一分子 PPi 后转变为线型二核苷酸三磷酸（pppGpG），随后再释放出一分子 PPi，进而合成 c-di-GMP，与此同时，PPi 迅速分解生成 Pi[74]。

磷酸二酯酶（phosphodiesterase，PDE）可催化 c-di-GMP 的降解，其分为 PDE-A 和 PDE-B 两种酶。纤维素的生物合成将在 PDE-A 和 PDE-B 两种酶的作用下而终止：PDE-A 酶从环状 c-di-GMP 上切下单个的磷酸二酯，将具有活性的 c-di-GMP 变为不具活性的线型二聚物 pGpG；非活性的线型二聚物 pGpG 在 PDE-B 酶的催化作用下转变为 2 个 5'-GMP，这其中 PDE-A 酶的作用是关键步骤。PDE-A 和 PDE-B 的活性依赖于 Mg^{2+}，同时 Ca^{2+} 高度选择性地抑制 PDE-A 的活性[74]。

表达产生 DGC 和 PDE-A 的相关基因位于 cdg1、cdg2 和 cdg3 这三个操纵子上，它们有明显区别，但又高度同源[75]。每个 cdg 操纵子中有一个 *PdeA* 基因位于一个 *cdg* 基因的上游。其中，cdg1 包含两个附加的侧翼基因（flanking genes），即 *cdg1a* 和 *cdg1d*。*cdg1a* 编码一种假定的转录激活因子（activating transcription factor）。研究发现 DGC 和 PDE-A 的 C 端有一个相同的氨基酸序列结构，这个结构由两个长的结构域组成。这些结构域也出现于许多功能未知的细菌蛋白质中。DGC 和 PDE-A 的 N 端包含对氧敏感的结构域（oxygen-sensing domain）。在这些 cdg 操纵子中，cdg1 对 DGC 和 PDE-A 的活性有 80% 的影响，而 cdg2 和 cdg3 仅分别占 15% 和 5%。

羧甲基纤维素酶（CMCax）是 *ORF1* 编码的胞外内切 *β*-1, 4-葡聚糖酶，其结构已得到确定，属于配糖水解酶 8 族[76]。CMCax 的表达可被培养基中的龙胆二糖诱导，并且羧甲基纤维素酶能促进纤维素的合成。尽管羧甲基纤维素酶在纤维素合成过程中所起作用并不明晰，但有研究表明它可黏附于细胞表面，并在细胞表面影响葡聚糖的聚集过程。

1.3.2　细菌纤维素的培养及影响因素

BC 的培养合成受多个因素的影响。首先是菌种的遗传特性对 BC 生产起着决定性作用，而培养基中碳源、氮源以及 pH 等对 BC 合成也具有重要影响。此外，培养方式则更会影响 BC 的产量和性质，培养过程中氧气供给、二氧化碳分压均会影响菌体增殖和代谢，从而影响 BC 的合成。

1. 菌种对 BC 合成的影响

BC 生产菌种主要来源于自然选育，少部分为菌种改造。研究发现，许多菌属中的细菌均能合成 BC。Karahan 等从土耳其 62 个醋样品中分离得到 1 株 BC 高产稳产菌 *Gluconacetobacter* sp. A06O2，用含 2%果糖的 HS 培养基，在 28℃下静态培养 7 d 后，BC 产量达 6.7 g/L（干重）[77]。Kongruang[78]在椰子汁和菠萝汁中分别比较了三种木葡糖醋杆菌 TISTR 998、TISTR 975 和 TISTR 893 在 5L 发酵罐中静态培养 BC 的产量。结果发现，TISTR 998 在椰子汁中有最高的产率。

在菌种改造方面，由于 BC 的合成途径还未研究透彻，因此目前多采用诱变育种。Watanabe 等[79]用亚硝基胍（NTG）对木葡糖醋杆菌亚种 *Sucrofermentans* BPR2001 进行诱变，成功获得变异菌株 BPR3001A，BC 产量比母菌提高了 65%，同时副产物 acetan 量减少了 83%。BC 产量的提高主要是因为突变后尿苷二磷酸葡萄糖的代谢流更多地流向 BC，从而减少了到达 acetan 的流量。东华大学洪枫团队分别采用氯化锂、溴化钠-溴酸钠、亚硝酸、紫外线照射、氯化锂结合紫外线照射、紫外线结合溴化钠-溴酸钠对木葡糖醋杆菌进行诱变，得到了多株高产纤维素的诱变菌株[80]。其中，经亚硝酸诱变处理获得的 3 株高产菌株的纤维素产量是原始菌株的 2.2～2.8 倍，而经氯化锂结合紫外线照射诱变处理得到的 2 株菌株的纤维素产量大约是原始菌株的 1.4 倍。Wu 等[81]采用高静水压技术诱变木葡糖醋杆菌，即将木葡糖醋杆菌置于 250 MPa/25℃条件下保压 15 min。发现 8 株诱变菌株的 BC 产量高于 130 g/L（湿重），最高产量达 158 g/L（湿重），且 5 次传代后产量基本不变。

由于动态培养中的传质传氧以及剪切力等与静态培养不同，因此适合静态发酵的菌种可能并不适宜动态发酵。Tsuchida 等[82]先从水果中分离出 2096 株菌，再从中分离出适合动态发酵的菌体，命名为 *Acetobacter* sp. BPR2001。分离方法如下：将天然样品的提取物接种到培养基中，若培养基中生长出纤维素膜，则将菌体从中分离；接着将分离得到的产 BC 菌体进行摇瓶或搅拌罐发酵，根据产量进行分离，结果发现一个新的亚种——*Acetobacter xylinum* subsp. *sucrofeimentas* subsp. nov；而后对所得亚种进行化学诱变，得到了新菌种 BPR3001E，BC 产量提升了 40%。在此研究过程中，研究人员还在 BPR2001 中找到了质粒 pAH4，并将其制成穿梭质粒 pSA19，再导入 BPR2001 内，结果发现 pSA19 稳定，导入后 BC 产量得到了提升[83]。Bae 等[84]则比较了 *Acetobacter xylinum* BPR2001 与其不产 acetan 的变异株 EP1 的发酵情况，发现 EP1 的 BC 产量比 BPR2001 少了 28%，且 EP1 的发酵液黏度较低。

2. 培养基组分对 BC 合成的影响

培养基组分除了水，还包括碳源、氮源、无机盐、添加物等。在 BC 生产中用过的碳源包括单糖、双糖及醇。自 1886 年 Brown 首次用果糖、蔗糖、甘露醇和甘油生产 BC 至今，已有众多有关碳源用于生产 BC 的报道。其中，葡萄糖是应用最广泛的碳源，将其作为碳源时通常 BC 合成速率较快，但在此过程中会产生大量的葡萄糖酸、2-酮基-葡萄糖酸、5-酮基-葡萄糖酸和 2, 5-二酮基葡萄糖酸[85]。这些糖酸的合成经常需要消耗过半的葡萄糖。木糖是另一种碳源，其含量可占木质纤维素总量的 30%。但是由于木葡糖醋杆菌中缺少木糖异构酶，木糖在其中的代谢还有待进一步研究[86]。果糖和甘露醇一般被认为是最适宜的 BC 合成碳源，这两种碳源首先被转化成 6-磷酸葡萄糖，接着转化成 BC，此过程中仅有极少的碳源被转化成葡萄糖酸等[87]，但这两种碳源的价格较高，用于常规 BC 产品时不够经济。蔗糖也是一种常用的 BC 生产碳源，通常产量较高。另外，甘油也可作为碳源生产 BC，其可取自廉价且量大的生物柴油副产品——粗甘油。但是从甘油到 BC 的代谢路径相对较长，综合而言 BC 产量并不具有竞争力[88]。

除了有关碳源的研究外，也有氮源和产物促进剂的相关研究报道。Coban 和 Biyik[89]比较了酵母膏、干酪素水解物、硫酸铵对 BC 生产的影响，发现酵母膏是最优氮源。通过分析各种氮源对 *Acetobacter xylinum* subsp. *sucrofeimentas* subsp. nov. 发酵的影响，发现玉米浆是最适氮源[82]。Yunoki 等[90]利用 ^{13}C 核磁共振法分析了乙醇促进 BC 合成的原因。结果发现，乙醇一方面充当了木葡糖醋杆菌的碳源，使更多的葡萄糖用于合成纤维素；另一方面抑制了恩特纳-杜多罗夫途径。尽管已将清乙醇促进 BC 合成的机理，Lu 等[91]还是比较了不同醇对 BC 合成的刺激作用，发现 1.0%的 *n*-丁醇对 BC 合成有最大的促进作用。

3. 培养基 pH 对 BC 合成的影响

发酵初始 pH 对 BC 产量的影响很大。Masaoka 等[92]研究了初始 pH 为 2.5～7.7 对 BC 产量的影响，培养 3 d，发现 pH 在 4.0～6.0 时 BC 的产量较高。

一般而言，合成 BC 的最优 pH 为 4～7[93]。对于葡萄糖为碳源的培养基，由于木葡糖醋杆菌会合成许多糖酸而导致 pH 快速下降至小于 3.5，因此调控 pH 十分必要。Jagannath 等[94]研究了 pH 对 BC 厚度的影响。发现如果将 pH 控制在 3.5，即使培养 20 d，也无 BC 生成；若将 pH 控制在 4.0，BC 膜厚则可达到 10.2 mm。Hwang 等[95]研究了 pH 为 4.0、5.0 及 6.0 时 BC 发酵生产情况，发现延滞期随 pH 的提高而延长，但在培养基 pH 为 5.0 时 BC 获得最大得率（0.205 g/g）和最大生产速率 [0.095 g/(L·h)（干重）]。

4. 培养方式对 BC 合成的影响

木葡糖醋杆菌培养方式一般可分为静态和动态两种。培养方式的不同不但会影响 BC 的产量，更关键的是会影响 BC 的结构与性质[17, 96, 97]。Watanabe 等[17]研究发现，静置培养时 BC 为膜状且生成于气液界面；而采用振荡培养时，BC 呈絮状均匀分散于培养基中。微观形貌结果表明，静态培养所得 BC 纤维能较好地延展，而振荡培养所得 BC 纤维更为弯曲且更为杂乱的相互缠绕状态，形貌结果还显示前者的纤维直径大于后者。此外，静态培养生产的 BC 结晶度及晶体尺寸均大于振荡培养生产的 BC。纤维素 I_α 含量及聚合度显示前者大于后者，且静态培养的 BC 的杨氏模量大于振荡培养的 BC，但乳液稳定指数却是前者小于后者。Czaja 等[96]也进行了类似的研究，除了与 Watanabe 等的结果相似外，他们发现静置培养 BC 的产量高于振荡培养。

静态培养产生的 BC 膜和动态培养产生的分散型 BC 虽然在微观结构上有所差异，但化学性质却完全相同。动态法产生的 BC 表现为聚合度和结晶度低，纤维素 I_α 的含量也相对较低。相对静态法而言，动态法产生的 BC 有较低的杨氏模量和较高的持水能力，在分散的悬浮液中有更高的黏度。摇瓶培养的纤维素是以球形或星形存在的，而且摇瓶培养生产的纤维素产量低于静态培养[98]。在气升式反应器中，纤维素呈现单一的椭圆形微团，不同于在机械搅拌罐中形成的丝状和微团状纤维素。实验发现，在 50 L 内环流式气升式反应器中，BC 团状悬浮液比丝状悬浮液具有更高的体积氧传递系数。静态法和动态法培养产生的 BC 性能比较结果如表 1-1 所示[99]。

表 1-1　静态法和动态法培养产生的 BC 性能比较[99]

项目	静态培养	动态培养
宏观外形	白色膜状	白色片状、球状或絮状
微观构型	层状重叠	网格形，向空间发展
结晶性	结晶度高，Ⅰ型含量高	结晶度低，Ⅱ型含量相对高
聚合度	高	偏低
发酵时间	10～14 d	7 d 左右
生物量	相对较小	相对较大
氧的影响	对氧不敏感	对氧敏感
持水性	低	高
乳化性	强	较强
受剪切力的影响	小	大
微纤维直径/μm	0.01～0.05	0.05～0.1

动态培养经常会有不产纤维素的菌体产生[99]，而由于这种菌体大量存在，培养基就会变浑浊。与那些能产纤维素的菌体在琼脂培养基表面形成粗糙菌落相比，这种菌体产生的却是光滑菌落。尽管也能产生少量的纤维素Ⅱ型，并且含有与野生株相似的纤维素合成酶[100]，但这类菌体一般被称为 BC 合成自发负突变菌株。要识别菌体是否已负突变，可从是否夹杂在纤维素基质中来区分，因为一般突变后菌体存在于纤维素基质外[101]。对于能产纤维素的菌体而言，静态培养方式对其有选择性的优势，这主要是因为它们能存在于纤维素膜中并浮于气液界面；而对于纤维素合成负突变菌株而言，由于只能产生少量纤维素而未能被裹挟于纤维素中以漂浮于气液界面，因此负突变菌株一般沉入供氧不足的培养基底部。

5. 氧和二氧化碳对 BC 合成的影响

静态培养时，气氛中的氧分压对 BC 的产量以及 BC 膜的物理特性均有很大影响。Kouda 等[102]揭示了在不同氧分压条件下，氧分压对于细胞生长的影响机制。研究人员测定了不同氧分压下二氧化碳的浓度，发现氧分压越大，二氧化碳的浓度越高。这说明氧分压增大时，细胞呼吸作用加强，从而使 TCA 循环加速，促使葡萄糖转向 TCA 循环；氧分压过大，葡萄糖过多地转向 TCA 循环，因而产生的 BC 相对减少。研究还发现当氧分压增大时，纤维素膜的韧性增强；而氧分压为大气压的 10%~15% 时，通常得到较为柔软的膜。进一步研究发现，虽然在氧分压不同时微纤维的宽度无明显变化，但在微纤维两个分支点之间的距离则有所差异，这可解释在不同氧分压下纤维素膜的韧性有所差异的现象。

动态培养时，溶解氧浓度对木葡糖醋杆菌代谢、BC 产量和性质有很大影响。一般而言，发酵开始后，培养基溶解氧浓度快速下降，溶解氧浓度可通过补充纯氧或在液体深层搅拌发酵时提高转速来调节[95, 101]。Hwang 等[95]通过补充纯氧来调控培养过程中的溶解氧浓度，发现溶解氧浓度在 2%~15% 范围内，细胞浓度、BC 干重产量和转化率均随着溶解氧浓度升高而升高，并在溶解氧浓度为 10% 时达到峰值，分别为 4.68 g/L、15.3 g/L 和 0.26 g/g 葡萄糖。但是溶解氧浓度过高时 BC 的产量则呈下降状态，这与葡萄糖酸等糖酸的快速合成有关。Tantratian 等[101]则通过控制摇床中的转速来控制培养基中溶解氧浓度，结果发现，在转速为 50 r/min 和 100 r/min 时，经过一段时间发酵后溶解氧浓度降至零，而当转速为 150 r/min 时，溶解氧浓度变化不大。但 BC 产量在转速为 100 r/min 时达到最大值，其原因可能是转速为 50 r/min 时溶解氧不足，导致 BC 产量降低，而在 150 r/min 时更多的葡萄糖转化成葡萄糖酸，从而导致 BC 产量降低。

BC 的发酵是一种非牛顿型高黏度性质的发酵，采用增加罐压的办法提高溶解氧浓度会使气相的 CO_2 分压（p_{CO_2}）也同时增大，从而降低 BC 的生产速率。这可能是细菌生长或呼吸受到抑制所致，而 BC 的生产速率又取决于耗氧速率，

BC 的生产需消耗 ATP,而 ATP 在胞内的含量也会受高 p_{CO_2} 的抑制。Kouda 等[102]发现 CO_2 对 BC 的生成具有抑制作用。在 50 L 发酵罐中研究通入含 10%(体积分数)CO_2 的空气对 BC 生产摄氧率、细胞生长速率、ATP 含量的影响。实验结果表明,较高的 p_{CO_2} [0.15~0.20atm(1 atm = 1.01325×10^{5}Pa)] 降低了体积氧消耗速率和活菌浓度,并降低了 BC 生产速率与产率。当提高摄氧率与活细胞的 ATP 含量时,BC 的比生长速率则得到提高。这说明 BC 的生产速率降低原因是高 p_{CO_2} 减弱了细胞的生长而非抑制 BC 的生物合成,这可能是过多的营养基质消耗在了 ATP 的生成上。

6. 其他因素对 BC 合成的影响

Kim 等[103]研究了因黏度不同造成的氧传质差异对 BC 生产的影响,发现 BC 产量与体积氧传质系数具有指数负相关性,同样由琼脂导致的黏度变化也与体积氧传质系数呈指数负相关,而由琼脂导致的黏度增加大于生成的 BC 导致的黏度增加。在琼脂添加量为 0.4%时,BC 产量最高,这也说明黏度变化对 BC 的生产存在极大影响。当在变异株 EP1 发酵液中加 0.4%的琼脂后,BC 产量明显提升,与母菌 BPR2001 的产量相近[84]。

Park 等[104]研究了木葡糖醋杆菌在动态发酵时转变成不产纤维素的退化菌株(Cel⁻)的条件。研究人员用带有倾斜挡板的摇瓶促进 Cel⁻的产生,并通过观察菌落大小确定菌体是否转化为 Cel⁻。研究结果发现谷氨酸及乙酸会促进 Cel⁻的产生,乙醇对 Cel⁻生成的影响随反应器结构而异。此外,研究人员还发现在六平叶涡轮桨搅拌罐中,随着搅拌转速的升高,Cel⁻的产率变小,但搅拌转速过大使得剪切力过大。因此,在设计实验过程中需要选择合适的转速才能更大限度地提高 BC 产量,并且随着乙醇的加入转速也需要相应地提高。研究人员在研究过程中还发现,发酵产生的水溶性多糖与 Cel⁻的生成也存在一定联系[105]。

加入黄原胶等其他多糖能影响 BC 产量。研究发现在气升式反应器中添加黄原胶至 0.1%时,BC 产量达到 8.7 g/L(干重),大于搅拌罐发酵得到的 6.9 g/L(干重)。这是因为气升式反应器中加入多糖后抑制了 BC 聚集成团的过程,高通气量时氧传质速率增加[106]。此外,研究人员还发现加入琼脂也可增加 BC 的产量[107]。Son 等[108]对培养基进行了优化,发现对于菌体 *Acetobacter* sp. V6,最优合成培养基(*W/V*)为 1.5%葡萄糖、0.2% $(NH_4)_2SO_4$、0.3% KH_2PO_4、0.3% $Na_2HPO_4 \cdot 12H_2O$、0.08% $MgSO_4 \cdot 7H_2O$、0.0005% $FeSO_4 \cdot 7H_2O$、0.0003% H_3BO_3、0.00005%维生素 PP、0.6%乙醇。采用该培养基,并在转速为 200 r/min 的条件下,发酵 8 d 后 BC 产量达到 4.16 g/L(干重);而同等条件下,培养基为 HS 时,BC 产量仅为 1.58 g/L(干重)。Mohite 等[109]发现对于菌株 *Gluconacetobacter hansenii* NCIM 2529,当培养基(*W/V*)为 2%蔗糖、0.5%硝酸钾、0.4%磷酸氢二钠、0.04%硫酸镁、0.8%氯化钙，在 pH 5.0、培养温度为 25℃、转速为 170 r/min 的条件下，培养 6 d 后 BC 的产量最高，达到了 5.0 g/L（干重），为 HS 培养基的 1.67 倍。

7. 添加纤维素酶等其他因子对 BC 合成的影响

Tonouchi 等[110]发现，添加少量的葡糖苷酶，可以在早期提高纤维素的产量，且能降低其他胞外多糖尤其是 acetan 的产量，但是对最终纤维素的产量提高不大。其中的可能机制是葡糖苷酶可使细胞的增殖时间缩短一半。

Tonouchi 等还发现，在 *K. xylinus* 发酵培养基中加入少量的纤维素酶可提高 BC 的产量，减少副产物 acetan 的生成量。纤维素酶是由内切葡聚糖酶、外切葡聚糖酶和 β-葡糖苷酶构成的一种多酶复合体，但在纤维素合成中起重要作用的是内切葡聚糖酶的酶活性。*K. xylinus* 合成纤维素时，在培养体系中加入从 *Bacillus subtilis* 中获得的内切葡聚糖酶，发现其能够提高 BC 产量，并且可降低 BC 生成过程中副产物 acetan 的生成量；而酶活性位点发生变异的内切葡聚糖酶（无酶活性）虽然仍具有与纤维素连接的能力，但对纤维素的生物合成无影响。由此可推测，在纤维素合成中起重要作用的是内切葡聚糖酶本身的酶活性，而不是与纤维素的连接能力。研究发现，这种在添加酶影响下生成的 BC 与原有方法合成的 BC 无实质差异。

Fontana 等[111]将咖啡因和黄嘌呤添加至培养基中，发现 BC 产量有所提高。咖啡因抑制了磷酸二酯酶的活性，使 c-di-GMP 的量增加，进而使得纤维素合成酶保持较高活性，从而提高 BC 的合成速率。研究发现，添加含有咖啡因和黄嘌呤的茶叶提取物的 BC 产量几乎是未添加的 3～9 倍。

Toda 等[112]在葡萄糖培养基（葡萄糖 20 g/L、蛋白胨 5 g/L、柠檬酸 1.15 g/L、NaH_2PO_4 2.7 g/L）中加入乙酸 20 g/L，静态培养，发现 BC 产量相对于不具乙酸抗性的菌株提高了 4 倍。研究发现，BC 产量的提高不是由 pH 的下降引起的，而是与加入的有机酸有关。有机酸的主要作用并不是作为底物生产 BC，而是作为能量物质在反应过程中起作用。

1.4　细菌纤维素的制备新方法

BC 具有广阔的工业应用前景，但至今由于其生产方式还停留在静态发酵阶段，以及发酵原料昂贵等原因，生产规模受到了限制。本节总结了 BC 及其复合材料制备方法的最新研究进展，主要涉及生物炼制技术在 BC 发酵中的应用、反应器的设计及其流体力学研究、相关过程控制研究以及膜液界面培养法等。

1.4.1　细菌纤维素的低成本生物炼制技术

2001 年 Thompson 等[113]开始研究 BC 廉价原料，尝试利用低固体含量马铃薯废水、高固体含量马铃薯废水、奶酪乳清渗出液、甜菜废液等发酵生产 BC，发现当用木葡糖醋杆菌 ATCC 23770 及低固体含量马铃薯废水时，纤维素的产量比甘露醇作碳源时提高了 17%。该结果说明 BC 培养基可用低价原料代替。2006 年东华大学洪枫课题组率先提出了低成本生物炼制 BC 的技术思路[114]，随后世界各地涌现出更多的研究团队投入该领域的研究。

1. 生物炼制 BC 相关原料的开发

生物炼制 BC 相关原料包括糖质原料、低值淀粉类原料、纤维素类原料以及其他原料等，也包含一些廉价氮源。

糖质原料中的糖蜜是低成本生物炼制 BC 的第一选择。研究发现，用糖蜜作为碳源可提高 BC 产量[115, 116]。尽管糖蜜作为发酵碳源优势较为明显，但其存在着培养基中有色物质难以去除等问题。Kongruang[78]选用椰子汁和菠萝汁作为发酵原料，比较研究了 BC 产量，发现当采用菠萝汁时，BC 湿重产量可达 576.66 g/L。由于水果汁仅在某些地区较为廉价，因此尽管 BC 产量较高，其也不可能广泛作为低成本生物炼制 BC 的大宗原料。而后，出现了更多利用水果汁为原料生产 BC 以降低生产成本的尝试，但是大多仅停留在实验室阶段，未能真正降低 BC 成本[33, 117, 118]。Zeng 等[119]选用枫糖（糖枫树的树汁）来生产 BC，并利用响应面法对发酵进行了优化，发现枫糖的浓度、种龄、接种量、发酵罐转速等均是影响 BC 产量的关键参数，经优化，BC 干重产量达到了 1.51 g/L。

与各种糖质原料相比，淀粉类原料不仅量大且更易获得。东华大学洪枫课题组于 2006 年率先以魔芋粉（主要成分是葡甘露聚糖）为原料，魔芋粉和稀酸液的固液比为（1∶30）～（1∶100），在 50～121℃条件下水解 0.5～8 h，通过 NaOH、石灰或 $Ca(OH)_2$ 对水解液进行脱毒后，配制培养基生产 BC。发现当采用先加 $Ca(OH)_2$ 调 pH 至 10.0，在 30℃下放置 12 h，然后调 pH 至 5.0，再加 2%活性炭的脱毒方式可以获得最好的发酵结果，BC 干重产量达到 2.12 g/L；而对照组以葡萄糖或者甘露糖为碳源时，BC 干重产量仅为 0.69 g/L 及 0.33 g/L[114, 120]。Moon 等[121]尝试以废弃食物为发酵原料，利用酶水解技术处理废弃食物后，以静置、摇瓶以及搅动的方式进行培养，通过评价 BC 聚合度、结晶度、杨氏模量、抗张强度，发现所获得的 BC 的物理性能和以 HS 培养基所得到的 BC 相似。

Goelzer 等[122]用含有内切 α-1, 4-木聚糖酶、内切 α-1, 3-葡聚糖酶、α-淀粉酶、枯草杆菌蛋白酶和多聚半乳糖醛酸酶的 Avizyme® 处理米糠 96 h 后发酵生产 BC，发现除了结晶度由于含有纤维素Ⅱ型而下降外，BC 的其余性能基本不变。Hyun 等[123]发现以酒糟废液配制培养基或者部分代替 HS 培养基来发酵制备 BC 的产量均能得到提高，分析其中的成分后发现酒糟废液中含有的乙醇及一些有机酸在合适浓度下均能促进 BC 的合成。Wu 和 Liu[124, 125]也采用酒糟废水代替部分 HS 培养基来生产 BC，发现代替 50%时，BC 产量得到明显提升，研究人员认为这是因为酒糟废水中含有大量促进 BC 合成的琥珀酸等物质。酒糟废水廉价易得，不仅显著提升了 BC 产量，而且培养基价格降低了 67%。Hong 等[126]也以酒糟作为培养基并开展相关研究，得到了类似结果。

采用纤维素废料炼制 BC，具有原料来源广的显著优势，发展潜力巨大，目前已经研究过的原料有废弃棉织物、麦秆、稻秆等。Kuo 等[127]分别采用 1-丁基-3-甲基咪唑氯盐（[BMIM]Cl）、85%的磷酸、4-甲基吗啉-N-氧化物以及 NaOH/尿素体系对废弃棉织物进行溶解处理，以降低棉纤维素的结晶度，促进糖化，接着用 10 FPU/g 纤维素酶水解再生棉纤维素，最后脱色后制备培养基，发酵生产 BC。结果发现，再生织物的糖化效率提高了 4 倍以上，未脱色与脱色的织物水解糖发酵获得的 BC 干重产量分别为 1.59 g/L 和 1.88 g/L，而葡萄糖碳源对照组的 BC 干重产量只有 1.14 g/L。洪枫课题组采用溶解性更好的离子液体 1-烯丙基-3-甲基咪唑氯盐（[AMIM]Cl）溶解再生废弃棉织物，糖化效率和 BC 产量提升明显。该研究还同时分析了离子液体对纤维素酶活性及木葡糖醋杆菌的影响，发现当 [AMIM]Cl 浓度为 0.02 g/mL 时，纤维素酶活性下降了 25%；当[AMIM]Cl 浓度为 0.0005 g/mL 时，BC 产量会受到负面影响[128]。实际上，为实现大规模低成本生物炼制 BC，应该选择更大宗且更易得的原料，如各种农作物秸秆。为此，东华大学洪枫团队尝试以麦秆等农作物秸秆为原料，采用两步法稀酸高温水解农作物秸秆来制备可发酵糖，水解液脱毒后配成液体培养基，首次在国际上用秸秆成功制备了 BC。结果发现，经 Ca(OH)$_2$ + 活性炭脱毒的水解液制备的 BC 产量最高，甚至比葡萄糖碳源组高 70%[129]。该方法技术简单，具有较大的工业生产潜力。随后，洪枫团队又分别利用离子液体[AMIM]Cl 预处理稻秆和麦秆后，再经纤维素酶水解得到可发酵糖[128, 130]。发现经[AMIM]Cl 于 115℃处理 1.5 h 后再酶解的麦秆可得到 71.2%的可发酵糖，水解速率是未处理组的 3.6 倍。除了利用农作物秸秆，该团队还探索了纤维废弃物的利用可行性。例如，利用纤维素酶来水解纸厂废弃纤维浆后，配制培养基生产 BC[22]，或以离子液体预处理废弃棉织物后酶水解获得可发酵糖，再配制培养基制备 BC[131]，而 BC 发酵残液可经真菌发酵生产获得纤维素酶，再用于前期的酶水解工序，以达到厂内无废物排放和降低用酶成本，实现厂内高效循环利用的目的[132]。除此之外，研究人员还对其他纤维素废料进行了探索。例如，Yang 等[133]用象草作为原料，通过用 2.5%的硫酸在 135℃下处理 1 h 得到水解糖液，再通过石灰及活性炭吸附脱毒，最后进行发酵；Gomes 等[134]则选用橄榄加工厂剩余物为原料，利用稀酸水解预处理后发酵；Rani 和 Appaiah[135]以咖啡壳为碳源进行了可行性研究。

除了上述原料，还有人研究了其他原料，如粗甘油等。粗甘油一般是废弃油脂和地沟油制备生物柴油的副产物，产量巨大，是一种有潜力的碳源。Carreira 等[136]比较了亚硫酸盐纸浆废液、葡萄皮、牛乳清、粗甘油作为培养基时的 BC 合成情况，发现粗甘油的 BC 产量仅为 0.1 g/L（干重），当增补酵母膏、KH_2PO_4 和 $(NH_4)_2SO_4$ 后，BC 产量为 0.3 g/L（干重）。研究人员发现纯甘油发酵能产生 2.07 g/L（干重）的 BC，远大于粗甘油时的 0.1 g/L（干重），这说明粗甘油中含有发酵抑制物，需要脱毒以增加 BC 产量。Kose 等[137]也用甘油发酵生产 BC，在 10 L 搅拌罐中 BC 的产量达 3.4 g/L（干重）。Vazquez 等[138]发现木葡糖醋杆菌 NRRL B-42 以粗甘油为碳源时的 BC 产量比葡萄糖碳源高得多。

2. 原料组分的影响及抑制剂的脱除

木质纤维素原料主要由纤维素、半纤维素、木质素组成。在高温预处理和酸水解过程中，除了产生葡萄糖、木糖外，还会产生阿拉伯糖、半乳糖、甘露糖等，同时产生低分子酸、呋喃衍生物和芳香环类物质。为深入研究 BC 的生物炼制机制，这些水解组分的影响机制值得深入研究。

首先针对各种糖类，除了木葡糖醋杆菌对葡萄糖代谢过程影响的研究已经较为全面外，其他糖类代谢研究还处于起步阶段，而对木糖的代谢研究还未真正开始。由于 1.3 节已对葡萄糖代谢合成 BC 的途径进行了介绍，故在此对葡萄糖的研究不再赘述。木葡糖醋杆菌很难利用木糖，但能代谢木酮糖，因此 Ishihara 等[86]首先采用木糖异构酶将木糖催化转化成木酮糖，再进行发酵，发现 BC 的产量超过了 3.0 g/L（干重）。但由于该异构酶价格昂贵，规模化应用目前尚无经济可行性。改善木葡糖醋杆菌对木糖的利用还可以选择其他方法，如菌种的基因工程改造。除了木糖以外，其他糖类对 BC 的合成也存在很大影响。Dahman 等[139]发现水解糖中各种单糖在合成 BC 时有一定的协同作用，但未阐明是何种协同机制。此外，酶水解不完全产生的各种纤维寡糖也可能对 BC 的合成存在较大的负面影响，有待进一步研究。

木质纤维素水解糖中除了各种糖类，还含有多种多样的低分子酸、呋喃衍生物和芳香类化合物。迄今，国际上仅东华大学洪枫团队对此开展了一些研究。该团队选择了较常见的三种有机酸和两种呋喃醛（甲酸、乙酸、乙酰丙酸、糠醛、5-羟甲基糠醛）进行了研究，结果发现，甲酸对于菌体的抑制作用最强，且这三种有机酸对于木葡糖醋杆菌的抑制作用从大到小的排序为甲酸＞乙酸＞乙酰丙酸。木葡糖醋杆菌能够耐受培养基中 25 mmol/L 的甲酸，当甲酸浓度高于 100 mmol/L 时，菌体的生长受到明显抑制，且无法测得 BC 的产量。乙酸对于菌体的抑制作用不明显，添加乙酸的培养基的 BC 产量与空白培养基的无明显差异。当培养基中乙酸的初始浓度低于 175 mmol/L 时，木葡糖醋杆菌能够代谢乙酸。研究发现菌体无法代谢利用乙酰丙酸，低浓度的乙酰丙酸能够促进木葡糖醋杆菌的生长，并有利于 BC 的生产。在含有初始浓度为 100 mmol/L 的乙酰丙酸的培养基中，所得 BC 产量为 5 g/L（干重），高于空白培养基的 3.5 g/L（干重）。当乙酰丙酸浓度达 250 mmol/L 时，BC 依然能够顺利合成[140]。

水解液中，糠醛比 5-羟甲基糠醛的抑制作用更大。20 mmol/L 的糠醛可明显抑制木葡糖醋杆菌，而 5-羟甲基糠醛需达到 30 mmol/L 的浓度才会产生相同的抑制作用。木葡糖醋杆菌能够将低浓度糠醛转化为糠酸。当糠醛初始浓度为 10 mmol/L 时，糠醛的转化效率最高，可达到 88%。低浓度的 5-羟甲基糠醛可提升 BC 的产量。木葡糖醋杆菌可将 5-羟甲基糠醛转化为 5-羟甲基-2-糠酸；当 5-羟甲基糠醛的初始浓度为 10 mmol/L 时，5-羟甲基-2-糠酸的产率最高，可达 76%[140]。该研究指出木葡糖醋杆菌对于呋喃醛进行的生物氧化还原反应可视为一种生物脱毒过程。

洪枫团队发现芳香族化合物对 BC 合成的影响极为显著，并选择了其中四种主要化合物（松柏醛、阿魏酸、香草醛以及 4-羟基苯甲酸）开展研究。结果发现，松柏醛对 BC 合成的影响最大，当其浓度达到 2 mmol/L 时，可完全抑制 BC 合成；其次是香草醛，当其浓度为 2.5 mmol/L 时，BC 产量仅有无抑制剂对照组的 40%。此外发现，发酵结束后，初始浓度低于 1.5 mmol/L 的松柏醛有 81%被氧化成阿魏酸，初始浓度低于 2.5 mmol/L 的香草醛有 80%被还原为香草醇[140]；而与松柏醛有着相似分子结构的阿魏酸，在添加相同浓度（0～2 mmol/L）下对于菌体的生长具有一定促进作用，但是未显著影响 BC 的产量。木葡糖醋杆菌不能代谢 4-羟基苯甲酸，该酚酸对菌体的增殖和葡萄糖的消耗速率均无显著负面影响，但是对于 BC 的合成具有一定的抑制作用。研究结果表明，酚醛类物质比酚酸类物质具有更大的抑制作用。

由上可知，水解液中的芳香族化合物对于木葡糖醋杆菌的抑制作用明显大于有机酸和呋喃醛。木葡糖醋杆菌对于有机酸有较高的耐受性，对于低浓度的酚醛类和呋喃醛类化合物能够通过细胞体内的氧化还原反应对其进行脱毒转化，以降低其毒性。该研究结果为探索模拟真实水解液中的混合碳源和混合抑制物对菌体生产 BC 的影响做了铺垫，为以农林生物质为原料、规模化工业生产 BC 提供了重要的理论依据。

洪枫团队还探索了去除抑制剂的方法，研究比较了 10 种方法[活性炭、NaOH、Ca(OH)$_2$、NH$_4$OH、pH 为 10 的阳离子交换剂、pH 为 5.5 的阳离子交换剂、pH 为 10 的阴离子交换剂、pH 为 5.5 的阴离子交换剂、亚硫酸钠、连二亚硫酸钠]的抑制物去除情况，发现活性炭吸附和阳离子交换剂处理的脱毒效果最好。经活性炭吸附和 pH 为 10 的阳离子交换剂脱毒后，水解糖液发酵获得 BC 的产量分别达到了 8.2 g/L（干重）和 7.9 g/L（干重），大于无抑制剂的对照组。同时发现，BC 的产量与培养基中的酚含量存在反比关系，因此分别尝试用两种酚氧化酶：漆酸及过氧化物酶进行单一脱毒处理后，BC 产量达到了 5.0～5.5 g/L（干重）[141]。该结果说明，在木质纤维素水解液发酵制备 BC 的过程中，酚类化合物是重要的抑制物，今后在选择脱毒方法时，应尽可能选择去除酚类抑制物效率高的方法。

1.4.2　生物反应器的改进及研发

迄今，生产 BC 的方法依旧是传统的静态浅盘培养，需要 2～4 周，存在耗时长、劳动强度大、难以规模化生产等不足。研究发现，液体深层搅拌罐中发酵时间可缩短至 2～4 d，且易于在一般发酵企业中推广，但是 BC 产量通常比静态培养的低[142]。自从搅拌罐被尝试研究用于生产 BC 后，研究人员开始不断尝试改进生物反应器结构、研究生物反应器中影响 BC 合成的因素、优化生物反应器中 BC 的合成条件以及研发新型反应器，如转盘反应器和转鼓反应器等。

1. 传统生物反应器的改进和优化

Kouda 等[143]首先研究了静置和搅拌培养非牛顿流体中 BC 的混合情况，发现在搅拌转速小于 15 r/min 时发酵液不能很好地混合均匀。接着以木葡糖醋杆菌亚种 *Sucrofermentans* BPR3001A 为生产菌种，研究了 5 种样式的搅拌桨[图 1-11（a）～（e）]对 BC 发酵的影响，通过测量混合延迟时间、1% BC 悬浮液的体积氧传质系数，发现最大混型和涡轮门型搅拌桨最适合于 BC 发酵。这是因为该条件使发酵液混合良好且有高体积氧传质系数，BC 产量及生产速率依赖于体积氧传质系数及氧的消耗速率。Kouda 等[144]还设计了两种门式涡轮式组合桨[图 1-11（f）和（g）]，可使体积氧传质系数达到 25～50 h^{-1}。Jung 等则在搅拌罐内加入一圈不锈钢网[图 1-12（a）]，结果发现在未调节 pH 的情况下，发酵 140 h 后 BC 产量和细胞浓

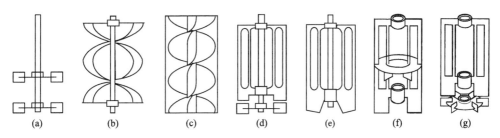

图 1-11　五种搅拌桨 [（a）～（e）][143]及两种门式涡轮式组合桨 [（f）和（g）][144]

五种搅拌桨分别是涡轮型、螺带型、导流管型、涡轮门型和最大混型

度分别达到 3.07 g/L（干重）和 5.65 g/L（干重），高于不加不锈钢网的 1.50 g/L（干重）和 2.81 g/L（干重）。调控 pH 为 5 并培养 140 h 后，BC 产量和细胞浓度分别达 4.57 g/L（干重）和 11.52 g/L（干重）。BC 的产量是不加不锈钢网的 3 倍，在发酵 68 h 后，BC 的合成速率提高到了 0.44 g/(L·h)[145]。另外，还有在反应器中加入各种塑料膜作为支撑，以提高 BC 产量的报道[146]。

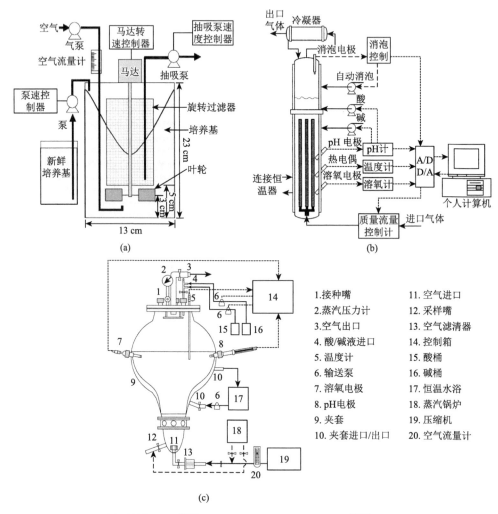

图 1-12　改进后的搅拌罐（a）[145]**、改进的气升式反应器（b）**[147]**及重新设计的气升式反应器（c）**[148]

除了搅拌罐，另一种被广泛研究的反应器是气升式反应器。Chao 等[149]认为搅拌罐需要快速搅拌才能保证足够的溶解氧和培养基混合均匀，这不可避免地将消耗大量能源，因此尝试采用气升式反应器发酵生产 BC。但是，当通入普通空气来提供氧时，BC 的产量很低，发酵 80 h 后 BC 产量仅为 2.3 g/L（干重）；改为通入富氧空气发酵 28 h 后，BC 的产量则可达到 5.63 g/L（干重），与利用搅拌罐发酵时的产量相当。也有研究发现，当采用 50 L 气升式反应器时产量略低于 10 L 搅拌罐，且气升式反应器发酵得到的 BC 为小球状的，不同于搅拌罐中的絮状[106]。Cheng 等[147]也对气升式反应器进行了研究，他们在气升式反应器中加入了 3 根金属丝网通气管［图 1-12（b）］，结果发现丝网使气泡分散，促进了氧传质及分散，进而增加了 BC 的产量。在发酵 72 h 时，BC 的产量为 7.72 g/L（干重）。除了改进气升式反应器，研究人员还给气升式反应器生产 BC 建立了基于水力学及生物学的模型，水力学部分模型参数根据示踪响应法得到，生物学部分的参数通过人工神经网络法确定。通过实验发现，所建立的掺杂模型与实际比较吻合[150]。Song 等[148]则重新设计了气升式反应器［图 1-12（c）］，研究发现在 10 L 该类反应器中，通气量 1.2 m³/(m³·min)（6 L/min）为最佳；在 50 L 该类反应器中，通气量 1.0 m³/(m³·min) 为最佳。

2. 新生物反应器的研发

Bungay 等[151]设计了一种转盘反应器［图 1-13（a）］，该反应器产生的 BC 含水量可达到约 200 倍自身质量，厚度能达到 20~30 mm，同样培养时长下比静态培养的（3~5 mm）更厚。该转盘反应器还被尝试用于制备纤维素复合材料，即在发酵过程中不断加入待复合物颗粒，或者在培养基中一次性全部加入待复合物再发酵[152]。Kim 等[153]也研究用转盘反应器生产 BC，发现在 3.5 L 的反应器中装 1 L 培养基的情况下，转盘的最优数目为 8，BC 的产量及细胞浓度分别为 5.52 g/L（干重）及 4.98 g/L（干重）；在通气量为 1.25 m³/(m³·min)时，BC 最高产量为 5.67 g/L（干重）；转盘的最优转速为 15 r/min。将各种参数都优化后，BC 的最高产量及菌体浓度分别达到了 6.17 g/L（干重）及 5.58 g/L（干重）。Lin 等[154]则在转盘反应器中采用半连续发酵工艺生产 BC，发现在 900 mL 培养基体系中，当转盘为 3 个、转速为 5 r/min、温度为 28℃时，BC 的合成速率为 0.24 g/(L·d)，每个发酵周期至少为 5 d。扫描电镜观察发现，木葡糖醋杆菌能粘于转盘上，无需再次接种。此外，BC 的结晶度为 66.9%（静态培养合成的 BC 为 88.7%），杨氏模量为 372.5 MPa（静态培养的 BC 为 3955.6 MPa），含水率为 98.66%，热稳定温度为 346℃。Krystynowicz 等[155]则发现搅拌罐中剪切力太大，加上通风，会导致 BC 产生菌转化成不产 BC 的菌体，基于此发现设计了一种转盘反应器，最低转速同样也是个位数。东华大学洪枫团队为了解决上述转盘反应器上 BC 分布不均以及无法制备膜状材料的问题，设计了一种转鼓反应器［图 1-13（b）］[156-158]，BC 的合成速率不但可从传统静态培养的 0.15 g/(L·d)提高至 0.54 g/(L·d)，还可原位合成抗菌复合膜（如壳聚糖/BC 膜）以用于制备敷料[156,157]。

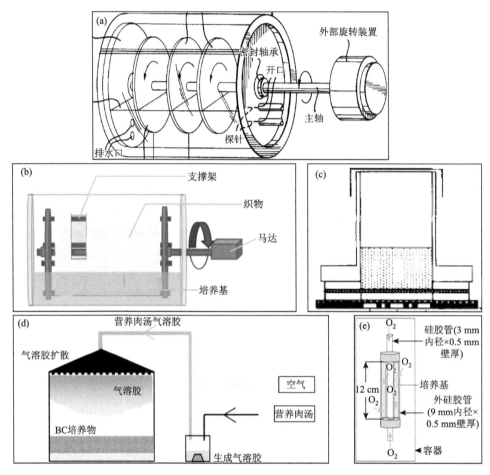

图 1-13　各类用于 BC 生产的新型反应器，分别是：转盘反应器（a）[151]、水平转鼓反应器（b）[156-158]、硅胶膜反应器（c）[159]、喷淋反应器（d）[83]、硅胶管反应器（e）[35, 160, 161]

　　Yoshino 等[159]设计了一种硅胶膜反应器［图 1-13（c）］。由于在透气的硅胶膜表面及培养基表面能同时生成 BC，故 BC 的产量增加了 1 倍。研究人员发现硅胶膜表面的形态对 BC 的产量具有较大的影响，即光亮型表面条件下 BC 的产量比凹凸型时 BC 的产量高了 5 倍。通过扫描电子显微镜（SEM）观察后发现，凹凸型硅胶膜表面含有大量裂口，1μm 长的细菌可能会陷进去，但生成的 BC 不能穿过硅胶，故 BC 产量下降，而且不产纤维素的变异细菌可能更容易在凹凸型硅胶表面生长，也导致了 BC 产量下降。为了克服营养成分扩散的限制及器壁效应，Hornung 等[162]设计了一种喷淋反应器［图 1-13（d）］。利用静态培养活菌总在 BC 最上层的特性，通过在上方喷淋富氧的培养基促进 BC 合成，相比传统静态培养生成的 BC，该种 BC 有更高的力学强度，纤维网络更为致密，聚合度略低。Lu 和 Jiang[163]则采用流动床反应器生产 BC，发现所产生的 BC 与静态及动态发酵所产生的 BC 有很大的差异。Onodera 等[161]、Ciechańska 等[162]，以及东华大学洪枫团队[35]采用硅胶管反应器 [图 1-13 (e)] 制备 BC，这种方式多用于制备高附加值的生物医用材料。

1.4.3 总结与展望

BC 是一种受到广泛关注的工业原料，由于大规模生产技术还未成熟，其在开展更为广泛的应用方面受到了很大限制。相关研究表明目前主要集中在引进 BC 生产新方法，这主要包括生物炼制技术在 BC 生产上的应用、新发酵方式的应用以及新反应器的设计优化。BC 生产领域的研究日趋活跃，特别是更多研究在关注生产新方法对 BC 产量影响的同时，开始注重开展 BC 结构性质的影响研究，这将有望在降低 BC 生产成本的同时研发出具有某些特定性质的 BC。

参 考 文 献

[1]   Brown A J. XLIIL-on an acetic ferment which form cellulose. Journal of the Chemical Society Transactions，1886，
       49：432-439.

[2]   Jahn C E，Selimi D A，Barak J D，et al. The *Dickeya dadantii* biofilm matrix consists of cellulose nanofibres，and is an
       emergent property dependent upon the type Ⅲ secretion system and the cellulose synthesis operon. Microbiology，2011，
       157（10）：2733-2744.

[3]   Brown R M. The biosynthesis of cellulose. Journal of Macromolecular Science Part A，1996，33（10）：1345-1373.

[4]   Chen G Q，Chen L，Wang W，et al. Manufacture of a novel anisotropic bacterial nanocellulose hydrogel membrane
       by using a rotary drum bioreactor. Carbohydrate Polymers，2019，211：281-288.

[5]   Perez S，Mazeau K. Conformations，structures，and morphologies of celluloses//Dumitriu S. Polysaccharides：
       Structural Diversity and Functional Versatility. 2nd ed. New York：Marcel Dekker，Inc.，2005：41-68.

[6]   Rao V S R，Sundararajan P R，Ramakrishnan C，et al. Conformational studies of amylose. Conformation of
       Biopolymers，1967：721-737.

[7]   Popa V. Polysaccharides in medicinal and pharmaceutical applications. Cellulose Chemistry and Technology，
       2012，46（9-10）：649-650.

[8]   George J，Ramana K，Sabapathy S，et al. Characterization of chemically treated bacterial (*Acetobacter xylinum*)
       biopolymer：some thermo-mechanical properties. International Journal of Biological Macromolecules，2005，37（4）：
       189-194.

[9]   Tang W H，Jia S R，Jia Y Y，et al. The influence of fermentation conditions and post-treatment methods on porosity
       of bacterial cellulose membrane. World Journal of Microbiology and Biotechnology，2009，26（1）：125-131.

[10]   Jonas R，Farah L F. Production and application of microbial cellulose. Polymer Degradation and Stability，1998，
       59（1）：101-106.

[11]   张硕. 木质纤维素水解组分对细菌纤维素合成的影响. 上海：东华大学，2015.

[12]   李瑞. 细菌纤维素的物性研究. 咸阳：西北农林科技大学，2014.

[13]   Moon R J，Martini A，Nairn J，et al. Cellulose nanomaterials review：structure，properties and nanocomposites.

Chemical Society Reviews，2011，40（7）：3941-3994.

[14] Ishikawa A，Okano T，Sugiyama J. Fine structure and tensile properties of ramie fibres in the crystalline form of cellulose Ⅰ，Ⅱ，Ⅲ₁ and Ⅳ₁. Polymer，1997，38（2）：463-468.

[15] Huang Y，Zhu C C，Yang J Z，et al. Recent advances in bacterial cellulose. Cellulose，2014，21（1）：1-30.

[16] Nishi Y，Uryu M，Yamanaka S，et al. The structure and mechanical properties of sheets prepared from bacterial cellulose. Journal of Materials Science，1990，25（6）：2997-3001.

[17] Watanabe K，Tabuchi M，Morinaga Y，et al. Structural features and properties of bacterial cellulose produced in agitated culture. Cellulose，1998，5（3）：187-200.

[18] 张少瑞. 多株木葡糖酸醋杆菌发酵产细菌纤维素的研究. 上海：东华大学，2016.

[19] 杨淑蕙. 植物纤维化学. 北京：中国轻工业出版社，2010.

[20] 胡玉洁，何春菊，张瑞军. 天然高分子材料. 北京：化学工业出版社，2012.

[21] Brown R M. Cellulose and Other Natural Polymer Systems：Biogenesis，Structure，and Degradation. New York：Plenum Press，1982.

[22] Ul-Islam M，Khan T，Park J K. Water holding and release properties of bacterial cellulose obtained by *in situ* and *ex situ* modification. Carbohydrate Polymers，2012，88（2）：596-603.

[23] Khandelwal M，Windle A H. Hierarchical organisation in the most abundant biopolymer-cellulose. MRS Proceedings，2013，1504：1-6.

[24] 马承铸. 生物有机纳米材料：细菌纤维素. 精细与专用化学品，2001，9（18）：16-18.

[25] Gardner D J，Oporto G S，Mills R，et al. Adhesion and surface issues in cellulose and nanocellulose. Journal of Adhesion Science and Technology，2008，22（5-6）：545-567.

[26] Iguchi M，Yamanaka S，Budhiono A. Bacterial cellulose：a masterpiece of nature's arts. Journal of Materials Science，2000，35（2）：261-270.

[27] Vitta S，Thiruvengadam V. Multifunctional bacterial cellulose and nanoparticle-embedded composites. Current Science，2012，102（10）：1398-1405.

[28] Pecoraro É，Manzani D，Messaddeq Y，et al. Bacterial cellulose from *Glucanacetobacter xylinus*：preparation，properties and applications//Belgacem M N，Gandini A. Monomers，Polymers and Composites from Renewable Resources. Amsterdam：Elsevier，2007：369-383.

[29] Yano H，Sugiyama J，Nakagaito A N，et al. Optically transparent composites reinforced with networks of bacterial nanofibers. Advanced Materials，2010，17（2）：153-155.

[30] Lavoine N，Desloges I，Dufresne A，et al. Microfibrillated cellulose：its barrier properties and applications in cellulosic materials：a review. Carbohydrate Polymers，2012，90（2）：735-764.

[31] Klemm D，Schumann D，Kramer F，et al. Nanocelluloses as innovative polymers in research and application. Advances in Polymer Science，2006，205（1）：49-96.

[32] Nogi M，Yano H. Transparent nanocomposites based on cellulose produced by bacteria offer potential innovation in the electronics device industry. Advanced Materials，2010，20（10）：1849-1852.

[33] Castro C，Zuluaga R，Putaux J L，et al. Structural characterization of bacterial cellulose produced by *Gluconacetobacter swingsii* sp. from Colombian agroindustrial wastes. Carbohydrate Polymers，2011，84（1）：96-102.

[34] Bielecki E S，Krystynowicz E A，Turkiewicz M，et al. Bacterial cellulose//Steinbüchel A. Biopolymers. Weinheim：Wiley-VCH，2005：40-85.

[35] Tang J Y，Li X，Bao L H，et al. Comparison of two types of bioreactors for synthesis of bacterial nanocellulose

tubes as potential medical prostheses including artificial blood vessels. Journal of Chemical Technology and Biotechnology, 2017, 92 (6): 1218-1228.

[36] Tang J Y, Bao L H, Li X, et al. Potential of PVA-doped bacterial nano-cellulose tubular composites for artificial blood vessels. Journal of Materials Chemistry B, 2015, 3 (43): 8537-8547.

[37] Gatenholm P, Klemm D. Bacterial nanocellulose as a renewable material for biomedical applications. MRS Bulletin, 2010, 35 (3): 208-213.

[38] Gelin K, Bodin A, Gatenholm P, et al. Characterization of water in bacterial cellulose using dielectric spectroscopy and electron microscopy. Polymer, 2007, 48 (26): 7623-7631.

[39] 贺连萍, 胡开堂. 天然纤维素的溶解技术及其进展. 天津化工, 2006, 20 (1): 7-10.

[40] 谭玉静. 细菌纤维素的发酵生产及其物理化学性质初探. 上海: 东华大学, 2007.

[41] 王敏. 细菌纤维素的溶解、成形工艺与性能研究. 青岛: 青岛大学, 2009.

[42] Torres F G, Commeaux S, Troncoso O P. Biocompatibility of bacterial cellulose based biomaterials. Journal of Functional Biomaterials, 2012, 3 (4): 864-878.

[43] Petersen N, Gatenholm P. Bacterial cellulose-based materials and medical devices: current state and perspectives. Applied Microbiology and Biotechnology, 2011, 91 (5): 1277-1286.

[44] Farah X, Luiz F. Process for the preparation of cellulose film, cellulose film produced thereby, artificial skin graft and its use: US4912049. 1990-03-27.

[45] Zhu C L, Li F, Zhou X Y, et al. Kombucha-synthesized bacterial cellulose: preparation, characterization, and biocompatibility evaluation. Journal of Biomedical Materials Research Part A, 2014, 102 (5): 1548-1557.

[46] Chen Y M, Xi T F, Zheng Y D, et al. In vitro cytotoxicity of bacterial cellulose scaffolds used for tissue-engineered bone. Journal of Bioactive and Compatible Polymers, 2009, 24 (1): 137-145.

[47] Hu Y, Catchmark J M, Vogler E A. Factors impacting the formation of sphere-like bacterial cellulose particles and their biocompatibility for human osteoblast growth. Biomacromolecules, 2013, 14 (10): 3444-3452.

[48] 马霞, 陈世文, 王瑞明, 等. 纳米材料细菌纤维素对大鼠皮肤创伤的促愈作用. 中国组织工程研究, 2006, 10 (37): 45-47.

[49] Andrade F K, Alexandre N, Amorim I, et al. Studies on the biocompatibility of bacterial cellulose. Journal of Bioactive and Compatible Polymers, 2013, 28 (1): 97-112.

[50] Park S U, Lee B K, Kim M S, et al. The possibility of microbial cellulose for dressing and scaffold materials. International Wound Journal, 2014, 11 (1): 35-43.

[51] Ross P, Mayer R, Benziman M. Cellulose biosynthesis and function in bacteria. Microbiological Reviews, 1991, 55 (1): 35-58.

[52] Hestrin S. Synthesis of polymeric homopolysaccharides//Gunsalus I C, Stanier R Y. The Bacteria. New York: Academic Press, Inc., 1962.

[53] Iyer P R, Geib S M, Catchmark J, et al. Genome sequence of a cellulose-producing bacterium, Gluconacetobacter hansenii ATCC 23769. Journal of Bacteriology, 2010, 192 (16): 4256-4257.

[54] Ogino H, Azuma Y, Hosoyama A, et al. Complete genome sequence of NBRC 3288, a unique cellulose-nonproducing strain of Gluconacetobacter xylinus isolated from vinegar. Journal of Bacteriology, 2011, 193 (24): 6997-6998.

[55] Brown R M, Willison J H, Richardson C L. Cellulose biosynthesis in Acetobacter xylinum: visualization of the site of synthesis and direct measurement of the in vivo process. Proceedings of the National Academy of Sciences of the United States of America, 1976, 73 (12): 4565-4569.

[56] Zaar K. Visualization of pores (export sites) correlated with cellulose production in the envelope of the

gram-negative bacterium *Acetobacter xylinum*. The Journal of Cell Biology, 1979, 80 (3): 773-777.

[57] Hirai A, Tsuji M, Yamamoto H, et al. *In situ* crystallization of bacterial cellulose III. Influences of different polymeric additives on the formation of microfibrils as revealed by transmission electron microscopy. Cellulose, 1998, 5 (3): 201-213.

[58] Benziman M, Haigler C H, Brown R M, et al. Cellulose biogenesis: polymerization and crystallization are coupled processes in *Acetobacter xylinum*. Proceedings of the National Academy of Sciences of the United States of America, 1980, 77 (11): 6678-6682.

[59] Cousins S K, Brown R M. Cellulose I microfibril assembly: computational molecular mechanics energy analysis favours bonding by van der Waals forces as the initial step in crystallization. Polymer, 1995, 36 (20): 3885-3888.

[60] Cousins S K, Brown R M. Photoisomerization of a dye-altered β-1, 4 glucan sheet induces the crystallization of a cellulose-composite. Polymer, 1997, 38 (4): 903-912.

[61] Cousins S K, Brown R M. X-ray diffraction and ultrastructural analyses of dye-altered celluloses support van der Waals forces as the initial step in cellulose crystallization. Polymer, 1997, 38 (4): 897-902.

[62] Tahara N, Yano H, Yoshinaga F. Subsite structure of exo-1, 4-β-glucosidase from *Acetobacter xylinum* BPR2001. Journal of Fermentation and Bioengineering, 1998, 85 (6): 595-597.

[63] Nakai T, Nishiyama Y, Kuga S, et al. ORF2 gene involves in the construction of high-order structure of bacterial cellulose. Biochemical and Biophysical Research Communications, 2002, 295 (2): 458-462.

[64] Saxena I M, Kudlicka K, Okuda K, et al. Characterization of genes in the cellulose-synthesizing operon (acs operon) of *Acetobacter xylinum*: implications for cellulose crystallization. Journal of Bacteriology, 1994, 176 (18): 5735-5752.

[65] Saxena I M, Brown R M. Identification of a second cellulose synthase gene (*acsA II*) in *Acetobacter xylinum*. Journal of Bacteriology, 1995, 177 (18): 5276-5283.

[66] Umeda Y, Hirano A, Ishibashi M, et al. Cloning of cellulose synthase genes from *Acetobacter xylinum* JCM 7664: implication of a novel set of cellulose synthase genes. DNA Research: An International Journal for Rapid Publication of Reports on Genes and Genomes, 1999, 6 (2): 109-115.

[67] Nakai T, Moriya A, Tonouchi N, et al. Control of expression by the cellulose synthase (*bcsA*) promoter region from *Acetobacter xylinum* BPR2001. Gene, 1998, 213 (1): 93-100.

[68] Boisset C, Fraschini C, Schulein M, et al. Imaging the enzymatic digestion of bacterial cellulose ribbons reveals the endo character of the cellobiohydrolase Cel6A from *Humicola insolens* and its mode of synergy with cellobiohydrolase Cel7A. Applied and Environmental Microbiology, 2000, 66 (4): 1444-1452.

[69] Koyama M, Helbert W, Imai T, et al. Parallel-up structure evidences the molecular directionality during biosynthesis of bacterial cellulose. Proceedings of the National Academy of Sciences of the United States of America, 1997, 94 (17): 9091-9095.

[70] Väljamäe P, Pettersson G, Johansson G. Mechanism of substrate inhibition in cellulose synergistic degradation. European Journal of Biochemistry, 2001, 268 (16): 4520-4526.

[71] Lin F C, Brown R M, Drake R R, et al. Identification of the uridine 5'-diphosphoglucose (UDP-Glc) binding subunit of cellulose synthase in *Acetobacter xylinum* using the photoaffinity probe 5-azido-UDP-Glc. Journal of Biological Chemistry, 1990, 265 (9): 4782-4784.

[72] Ross P, Mayer R, Weinhouse H, et al. The cyclic diguanylic acid regulatory system of cellulose synthesis in *Acetobacter xylinum*. Chemical synthesis and biological activity of cyclic nucleotide dimer, trimer, and phosphothioate derivatives. Journal of Biological Chemistry, 1990, 265 (31): 18933-18943.

[73]　Chang A L，Tuckerman J R，Gonzalez G，et al. Phosphodiesterase A1，a regulator of cellulose synthesis in *Acetobacter xylinum*，is a heme-based sensor. Biochemistry，2001，40（12）：3420-3426.

[74]　Ohana P，Delmer D P，Volman G，et al. Glycosylated triterpenoid saponin：a specific inhibitor of diguanylate cyclase from *Acetobacter xylinum*. Biological activity and distribution. Plant and Cell Physiology，1998，39（2）：153-159.

[75]　Tal R，Wong H C，Calhoon R，et al. Three cdg operons control cellular turnover of cyclic di-GMP in *Acetobacter xylinum*：genetic organization and occurrence of conserved domains in isoenzymes. Journal of Bacteriology，1998，180（17）：4416-4425.

[76]　Yasutake Y，Kawano S，Tajima K，et al. Structural characterization of the *Acetobacter xylinum* endo-*β*-1,4-glucanase CMCax required for cellulose biosynthesis. Proteins：Structure Function and Bioinformatics，2006，64（4）：1069-1077.

[77]　Karahan A，Akoğlu A，Çakır İ，et al. Some properties of bacterial cellulose produced by new native strain *Gluconacetobacter* sp. A06O2 obtained from Turkish vinegar. Journal of Applied Polymer Science，2011，121（3）：1823-1831.

[78]　Kongruang S. Bacterial cellulose production by *Acetobacter xylinum* strains from agricultural waste products. Applied Microbiology and Biotechnology，2008，148（1-3）：245-256.

[79]　Watanabe K，Tabuchi M，Ishikawa A，et al. *Acetobacter xylinum* mutant with high cellulose productivity and an ordered structure. Bioscience Biotechnology and Biochemistry，1998，62（7）：1290-1292.

[80]　邱开颜，洪枫. 诱变选育木醋杆菌以提高细菌纤维素产量. 东华大学学报（自然科学版），2008，34（2）：181-185.

[81]　Wu R Q，Li Z X，Yang J P, et al. Mutagenesis induced by high hydrostatic pressure treatment：a useful method to improve the bacterial cellulose yield of a *Gluconoacetobacter xylinus* strain. Cellulose，2010，17（2）：399-405.

[82]　Tsuchida T，Yoshinaga F. Production of bacterial cellulose by agitation culture systems. Pure and Applied Chemistry，1997，69（11）：2453-2458.

[83]　Tonouchi N，Horinouchi S，Tsuchida T，et al. Increased cellulose production from sucrose by *Acetobacter* after introducing the sucrose phosphorylase gene. Bioscience，Biotechnology，and Biochemistry，1998，62（9）：1778-1780.

[84]　Bae S，Sugano Y，Shoda M. Comparison of bacterial cellulose production in a jar fermentor between *Acetobacter xylinum* BPR2001 and its mutant，acetan-nonproducing strain EP1. Journal of Microbiology and Biotechnology，2005，15（2）：247-253.

[85]　De Wulf P，Joris K，Vandamme E J. Improved cellulose formation by an *Acetobacter xylinum* mutant limited in（keto）gluconate synthesis. Journal of Chemical Technology and Biotechnology，1996，67（4）：376-380.

[86]　Ishihara M，Matsunaga M，Hayashi N，et al. Utilization of D-xylose as carbon source for production of bacterial cellulose. Enzyme and Microbial Technology，2002，31（7）：986-991.

[87]　Zhong C，Zhang G C，Liu M，et al. Metabolic flux analysis of *Gluconacetobacter xylinus* for bacterial cellulose production. Applied Microbiology and Biotechnology，2013，97（14）：6189-6199.

[88]　Tsouko E，Kourmentza C，Ladakis D，et al. Bacterial cellulose production from industrial waste and by-product streams. International Journal of Molecular Sciences，2015，16（7）：14832.

[89]　Coban E P，Biyik H. Effect of various carbon and nitrogen sources on cellulose synthesis by *Acetobacter lovaniensis* HBB5. African Journal of Biotechnology，2011，10（27）：5346-5354.

[90]　Yunoki S，Osada Y，Kono H，et al. Role of ethanol in improvement of bacterial cellulose production：analysis using ^{13}C-labeled carbon sources. Food Science and Technology Research，2004，10（3）：307-313.

[91] Lu Z G, Zhang Y Y, Chi Y J, et al. Effects of alcohols on bacterial cellulose production by *Acetobacter xylinum* 186. World Journal of Microbiology and Biotechnology, 2011, 27 (10): 2281-2285.

[92] Masaoka S, Ohe T, Sakota N. Production of cellulose from glucose by *Acetobacter xylinum*. Journal of Fermentation and Bioengineering, 1993, 75 (1): 18-22.

[93] Lee K Y, Buldum G, Mantalaris A, et al. More than meets the eye in bacterial cellulose: biosynthesis, bioprocessing, and applications in advanced fiber composites. Macromolecular Bioscience, 2014, 14 (1): 10-32.

[94] Jagannath A, Kalaiselvan A, Manjunatha S S, et al. The effect of pH, sucrose and ammonium sulphate concentrations on the production of bacterial cellulose (*Nata-de-coco*) by *Acetobacter xylinum*. World Journal of Microbiology and Biotechnology, 2008, 24 (11): 2593.

[95] Hwang J W, Yang Y K, Hwang J K, et al. Effects of pH and dissolved oxygen on cellulose production by *Acetobacter xylinum* BRC5 in agitated culture. Journal of Bioscience and Bioengineering, 1999, 88 (2): 183-188.

[96] Czaja W, Romanovicz D, Brown R M. Structural investigations of microbial cellulose produced in stationary and agitated culture. Cellulose, 2004, 11 (3): 403-411.

[97] Singhsa P, Narain R, Manuspiya H. Physical structure variations of bacterial cellulose produced by different *Komagataeibacter xylinus* strains and carbon sources in static and agitated conditions. Cellulose, 2018, 25 (3): 1571-1581.

[98] Hao C M, Luo Y. Bacterial cellulose: a new biological material. Journal of Cellulose Science and Technology, 2002, 10 (2): 56-61.

[99] Valla S, Ertesvaag H, Tonouchi N, et al. Bacterial cellulose production: biosynthesis and applications//Rehm B H A. Microbial Production of Biopolymers and Polymer Precursors: Applications and Perspectives. Norfolk: Caister Academic Press, 2009: 43-77.

[100] Roberts E M, Saxena I M, Brown R M. Biosynthesis of cellulose Ⅱ in *Acetobacter xylinum*//Schuerch C, Sarko A. Cellulose and Wood-Chemistry and Technology: Biogenesis and Structure of Cellulose-Water System Chemistry of Cellulose and Wood Surface Chemistry of Wood and Paper Cellulose Membranes: Proceedings of the Tenth Cellulose Conference. New York: John Wiley & Sons, 1989: 689-704.

[101] Tantratian S, Tammarate P, Krusong W, et al. Effect of dissolved oxygen on cellulose production by *Acetobacter* sp. Arab Gulf Journal of Scientific Research, 2005, 30 (2): 179-186.

[102] Kouda T, Naritomi T, Yano H, et al. Inhibitory effect of carbon dioxide on bacterial cellulose production by *Acetobacter* in agitated culture. Journal of Fermentation and Bioengineering, 1998, 85 (3): 318-321.

[103] Kim S, Li H, Oh I, et al. Effect of viscosity-inducing factors on oxygen transfer in production culture of bacterial cellulose. Korean Journal of Chemical Engineering, 2012, 29 (6): 792-797.

[104] Park J K, Hyun S H, Jung J Y. Conversion of *G. hansenii* PJK into non-cellulose-producing mutants according to the culture condition. Biotechnology and Bioprocess Engineering, 2004, 9 (5): 383-388.

[105] Jung J Y, Park J K, Chang H N. Bacterial cellulose production by *Gluconacetobacter hansenii* in an agitated culture without living non-cellulose producing cells. Enzyme and Microbial Technology, 2005, 37 (3): 347-354.

[106] Chao Y, Mitarai M, Sugano Y, et al. Effect of addition of water-soluble polysaccharides on bacterial cellulose production in a 50 L airlift reactor. Biotechnology Progress, 2001, 17 (4): 781-785.

[107] Choi C N, Song H J, Kim M J, et al. Properties of bacterial cellulose produced in a pilot-scale spherical type bubble column bioreactor. Korean Journal of Chemical Engineering, 2009, 26 (1): 136-140.

[108] Son H J, Heo M S, Kim Y G, et al. Optimization of fermentation conditions for the production of bacterial cellulose by a newly isolated *Acetobacter*. Biotechnology and Applied Biochemistry, 2001, 33 (1): 1-5.

[109] Mohite B V, Salunke B K, Patil S V. Enhanced production of bacterial cellulose by using *Gluconacetobacter hansenii* NCIM 2529 strain under shaking conditions. Applied Biochemistry and Biotechnology, 2013, 169 (5): 1497-1511.

[110] Tonouchi N, Tsuchida T, Yoshinaga F, et al. Characterization of the biosynthetic pathway of cellulose from glucose and fructose in *Acetobacter xylinum*. Bioscience Biotechnology and Biochemistry, 1996, 60 (8): 1377-1379.

[111] Fontana J D, Joerke C G, Baron M, et al. *Acetobacter* cellulosic biofilms search for new modulators of cellulogenesis and native membrane treatments. Applied Biochemistry and Biotechnology, 1997, 63 (1): 327.

[112] Toda K, Asakura T, Fukaya M, et al. Cellulose production by acetic acid-resistant *Acetobacter xylinum*. Journal of Fermentation and Bioengineering, 1997, 84 (3): 228-231.

[113] Thompson D N, Hamilton M A. Production of bacterial cellulose from alternate feedstocks//Davison B H, McMillan J, Finkelstein M, et al. Twenty-Second Symposium on Biotechnology for Fuels and Chemicals. Totowa: Humana Press, 2001: 503-513.

[114] 洪枫, 邱开颜. 一种用于生产细菌纤维素的培养基碳源的制备方法: CN200610118925.1. 2006-11-30.

[115] Keshk S, Sameshima K. The utilization of sugar cane molasses with/without the presence of lignosulfonate for the production of bacterial cellulose. Applied Microbiology and Biotechnology, 2006, 72 (2): 291-296.

[116] Jung H I, Lee O M, Jeong J H, et al. Production and characterization of cellulose by *Acetobacter* sp. V6 using a cost-effective molasses-corn steep liquor medium. Applied Biochemistry and Biotechnology, 2010, 162 (2): 486-497.

[117] Moosavi-Nasab M, Yousefi A. Biotechnological production of cellulose by *Gluconacetobacter xylinus* from agricultural waste. Iranian Journal of Biotechnology, 2011, 9 (2): 94-101.

[118] Hungund B. Production of bacterial cellulose from *Gluconacetobacter persimmonis* GH-2 using dual and cheaper carbon sources. Journal of Microbial and Biochemical Technology, 2013, 5 (2): 31-33.

[119] Zeng X, Small D P, Wan W. Statistical optimization of culture conditions for bacterial cellulose production by *Acetobacter xylinum* BPR2001 from maple syrup. Carbohydrate Polymers, 2011, 85 (3): 506-513.

[120] Hong F, Qiu K Y. An alternative carbon source from konjac powder for enhancing production of bacterial cellulose in static cultures by a model strain *Acetobacter aceti* subsp. *xylinus* ATCC 23770. Carbohydrate Polymers, 2008, 72 (3): 545-549.

[121] Moon S H, Park J M, Chun H Y, et al. Comparisons of physical properties of bacterial celluloses produced in different culture conditions using saccharified food wastes. Biotechnology and Bioprocess Engineering, 2006, 11 (1): 26-31.

[122] Goelzer F D E, Faria-Tischer P C S, Vitorino J C, et al. Production and characterization of nanospheres of bacterial cellulose from *Acetobacter xylinum* from processed rice bark. Materials Science and Engineering: C, 2009, 29 (2): 546-551.

[123] Hyun J Y, Mahanty B, Kim C G. Utilization of makgeolli sludge filtrate (MSF) as low-cost substrate for bacterial cellulose production by *Gluconacetobacter xylinus*. Applied Biochemistry and Biotechnology, 2014, 172 (8): 3748-3760.

[124] Wu J M, Liu R H. Thin stillage supplementation greatly enhances bacterial cellulose production by *Gluconacetobacter xylinus*. Carbohydrate Polymers, 2012, 90 (1): 116-121.

[125] Wu J M, Liu R H. Cost-effective production of bacterial cellulose in static cultures using distillery wastewater. Journal of Bioscience and Bioengineering, 2013, 115 (3): 284-290.

[126] Hong F, Guo X, Zhang S, et al. Bacterial cellulose production from cotton-based waste textiles: enzymatic saccharification enhanced by ionic liquid pretreatment. Bioresource Technology, 2012, 104: 503-508.

[127] Kuo C H, Lin P J, Lee C K. Enzymatic saccharification of dissolution pretreated waste cellulosic fabrics for bacterial cellulose production by *Gluconacetobacter xylinus*. Journal of Chemical Technology and Biotechnology, 2010, 85 (10): 1346-1352.

[128] Chen L, Hong F, Yang X X, et al. Biotransformation of wheat straw to bacterial cellulose and its mechanism. Bioresource Technology, 2013, 135: 464-468.

[129] Hong F, Zhu Y X, Yang G, et al. Wheat straw acid hydrolysate as a potential cost-effective feedstock for production of bacterial cellulose. Journal of Chemical Technology and Biotechnology, 2011, 86 (5): 675-680.

[130] Hong F, Han S. Biorefinery of bacterial cellulose from rice straw: enhanced enzymatic saccharification by ionic liquid pretreatment. Engineering Sciences, 2011, 9 (4): 23-26.

[131] Guo X, Chen L, Tang J Y, et al. Production of bacterial nanocellulose and enzyme from [AMIM]Cl-pretreated waste cotton fabrics: effects of dyes on enzymatic saccharification and nanocellulose production. Journal of Chemical Technology and Biotechnology, 2016, 91 (5): 1413-1421.

[132] Cavka A, Guo X, Tang S J, et al. Production of bacterial cellulose and enzyme from waste fiber sludge. Biotechnology for Biofuels, 2013, 6: 25.

[133] Yang X Y, Huang C, Guo H J, et al. Bioconversion of elephant grass (*Pennisetum purpureum*) acid hydrolysate to bacterial cellulose by *Gluconacetobacter xylinus*. Journal of Applied Microbiology, 2013, 115 (4): 995-1002.

[134] Gomes F P, Silva N H C S, Trovatti E, et al. Production of bacterial cellulose by *Gluconacetobacter sacchari* using dry olive mill residue. Biomass and Bioenergy, 2013, 55: 205-211.

[135] Rani M U, Appaiah K A. Production of bacterial cellulose by *Gluconacetobacter* hansenii UAC09 using coffee cherry husk. Journal of Food Science and Technology Mysore, 2013, 50 (4): 755-762.

[136] Carreira P, Mendes J A, Trovatti E, et al. Utilization of residues from agro-forest industries in the production of high value bacterial cellulose. Bioresource Technology, 2011, 102 (15): 7354-7360.

[137] Kose R, Sunagawa N, Yoshida M, et al. One-step production of nanofibrillated bacterial cellulose (NFBC) from waste glycerol using *Gluconacetobacter intermedius* NEDO-01. Cellulose, 2013, 20 (6): 2971-2979.

[138] Vazquez A, Foresti M L, Cerrutti P, et al. Bacterial cellulose from simple and low cost production media by *Gluconacetobacter xylinus*. Journal of Polymers and the Environment, 2012, 21 (2): 545-554.

[139] Dahman Y, Jayasuriya K E, Kalis M. Potential of biocellulose nanofibers production from agricultural renewable resources: preliminary study. Applied Biochemistry and Biotechnology, 2010, 162 (6): 1647-1659.

[140] Zhang S, Winestrand S, Chen L, et al. Tolerance of the nanocellulose-producing bacterium *Gluconacetobacter xylinus* to lignocellulose-derived acids and aldehydes. Journal of Agricultural and Food Chemistry, 2014, 62(40): 9792-9799.

[141] Guo X, Cavka A, Jönsson L J, et al. Comparison of methods for detoxification of spruce hydrolysate for bacterial cellulose production. Microbial Cell Factories, 2013, 12: 93.

[142] Dudman W. Cellulose production by *Acetobacter* strains in submerged culture. Journal of General Microbiology, 1960, 22 (1): 25-39.

[143] Kouda T, Yano H, Yoshinaga F. Effect of agitator configuration on bacterial cellulose productivity in aerated and agitated culture. Journal of Fermentation and Bioengineering, 1997, 83 (4): 371-376.

[144] Kouda T, Nagata Y, Yano H, et al. Method for cultivating apparatus for the production of bacterial cellulose in an aerated and agitated culture: US6013490. 2020-01-11.

[145] Jung J Y, Khan T, Park J K, et al. Production of bacterial cellulose by *Gluconacetobacter hansenii* using a novel bioreactor equipped with a spin filter. Korean Journal of Chemical Engineering, 2007, 24 (2): 265-271.

[146] Cheng K C, Catchmark J M, Demirci A. Enhanced production of bacterial cellulose by using a biofilm reactor and its material property analysis. Journal of Biological Engineering, 2009, 3 (1): 12.

[147] Cheng H P, Wang P M, Chen J W, et al. Cultivation of *Acetobacter xylinum* for bacterial cellulose production in a modified airlift reactor. Biotechnology and Applied Biochemistry, 2002, 35 (2): 125-132.

[148] Song H J, Li H, Seo J H, et al. Pilot-scale production of bacterial cellulose by a spherical type bubble column bioreactor using saccharified food wastes. Korean Journal of Chemical Engineering, 2009, 26 (1): 141-146.

[149] Chao Y P, Sugano Y, Kouda T, et al. Production of bacterial cellulose by *Acetobacter xylinum* with an air-lift reactor. Biotechnology Techniques, 1997, 11 (11): 829-832.

[150] Zuo K, Cheng H P, Wu S C, et al. A hybrid model combining hydrodynamic and biological effects for production of bacterial cellulose with a pilot scale airlift reactor. Biochemical Engineering Journal, 2006, 29 (1-2): 81-90.

[151] Bungay H R, Serafica G C. Production of microbial cellulose: US6071727. 2000-06-06.

[152] Mormino R, Bungay H. Composites of bacterial cellulose and paper made with a rotating disk bioreactor. Applied Microbiology and Biotechnology, 2003, 62 (5-6): 503-506.

[153] Kim Y J, Kim J N, Wee Y J, et al. Bacterial cellulose production by *Gluconacetobacter* sp. PKY5 in a rotary biofilm contactor. Applied Biochemistry and Biotechnology, 2007, 137 (1): 529-537.

[154] Lin S P, Hsieh S C, Chen K I, et al. Semi-continuous bacterial cellulose production in a rotating disk bioreactor and its materials properties analysis. Cellulose, 2013, 21 (1): 835-844.

[155] Krystynowicz A, Czaja W, Wiktorowska-Jezierska A, et al. Factors affecting the yield and properties of bacterial cellulose. Journal of Industrial Microbiology and Biotechnology, 2002, 29 (4): 189-195.

[156] Zhang P, Tang S J, Hong F. Production of a bacterial cellulose-cotton gauze blended composite film in a horizontal rotating bioreactor. Abstracts of Papers of the American Chemical Society, 2013, 245.

[157] Zhang P, Chen L, Zhang Q S, et al. Using *in situ* dynamic cultures to rapidly biofabricate fabric-reinforced composites of chitosan/bacterial nanocellulose for antibacterial wound dressings. Frontiers in Microbiology, 2016, 7: 260.

[158] Zhang P, Chen L, Zhang Q S, et al. Using *in situ* nanocellulose-coating technology based on dynamic bacterial cultures for upgrading conventional biomedical materials and reinforcing nanocellulose hydrogels. Biotechnology Progress, 2016, 32 (4): 1077-1084.

[159] Yoshino T, Asakura T, Toda K. Cellulose production by *Acetobacter pasteurianus* on silicone membrane. Journal of Fermentation and Bioengineering, 1996, 81 (1): 32-36.

[160] Onodera M, Harashima I, Toda K, et al. Silicone rubber membrane bioreactors for bacterial cellulose production. Biotechnology and Bioprocess Engineering, 2002, 7 (5): 289-294.

[161] Ciechańska D, Wietecha J, Kaźmierczak D, et al. Biosynthesis of modified bacterial cellulose in a tubular form. Fibres and Textiles in Eastern Europe, 2010, 18 (5): 98-104.

[162] Tonouchi N, Horinouchi S, Tsuchida T, et al. Increased cellulose production from sucrose by *Acetobacter* after introducing the sucrose phosphorylase gene. Bioscience Biotechnology and Biochemistry, 1998, 62 (9): 1778-1780.

[163] Lu H, Jiang X. Structure and properties of bacterial cellulose produced using a trickling bed reactor. Applied Biochemistry and Biotechnology, 2014, 172 (8): 3844-3861.

第2章

\>\>

细菌纤维素在组织工程支架领域的应用

前已述及，BC 是一种天然生物材料，是由微纤维（3～4 nm）组合而成的直径小于 100 nm 的纤维束相互交织而形成的超精细三维网络结构。与植物纤维素相比，BC 纯度高，具有理想的力学强度和高持水量，可在生物合成的过程中任意塑形，具有良好的生物相容性，因此在组织工程领域的应用潜力巨大。近些年在组织工程领域（如骨骼系统、皮肤组织以及血管组织修复和重建等）显示出非常广阔的应用前景。本章将详细介绍 BC 支架材料在组织工程领域的发展现状以及所面临的挑战。

组织工程包括三大要素：支架、种子细胞、信息因子。其基本原理是将种子细胞在体外进行培养扩增，然后将其与具有良好生物活性、可降解吸收的生物材料（支架）进行混合黏附形成细胞-材料复合物，植入人体病损组织/器官，随着种子细胞在体内或体外不断增殖并分泌细胞外基质（ECM），生物材料被逐渐降解吸收，最终形成与相应组织/器官形态和功能相一致的组织/器官，从而达到修复病损组织/器官和重建功能的目的[1, 2]。

作为组织工程的重要组成部分，支架材料可为细胞黏附、生长、繁殖、新陈代谢及形成新组织提供支持，是组织工程技术的基础。理想的组织工程支架材料应该具有良好的生物相容性、合适的生物降解性能、合适的孔隙、高的比表面积、易于塑形、合适的力学性能以及易于消毒和保存等性能。简而言之，理想组织工程支架应具有仿生结构与功能，即结构和功能仿生，其中结构仿生是功能仿生的前提和基础。需要指出的是，天然组织大多由纳米纤维组成，因此，从仿生角度出发，以 BC 为代表的纳米纤维具有无可比拟的优势。

2.1 骨组织工程支架

骨组织是一种坚硬的结缔组织，由细胞、纤维和基质构成。纤维为骨胶纤维，基质含有大量的固体无机盐。骨的最大特点是细胞基质中有大量的钙盐沉积从而成为十分坚硬的组织，担负着支持躯体、保护体内重要器官、供肌肉附着和作为运动杠杆等作用，部分骨骼还有造血、维持矿物质平衡的功能。

全球每年有数百万人需要骨移植，仅我国因肿瘤切除需要进行骨缺损修复的患者每年就多达 25 万例左右，但许多患者由于缺乏理想的替代材料而无法得到有效的治疗。因此，研发理想的人工骨修复材料及其技术具有重要的临床与社会意义。虽然现行骨缺损的治疗方法较多，但均存在弊端。

骨组织工程被认为是最有发展前途的骨缺损治疗技术，它是指将分离的自体高浓度成骨细胞、骨髓基质干细胞，经体外培养扩增后种植于一种天然或人工合成的、具有良好生物相容性、可被人体逐步降解吸收的细胞支架上，然后将其植入骨缺损部位，在生物材料逐步降解的同时，种植的骨细胞不断增殖，从而达到修复骨组织缺损的目的。显然，受损骨组织的再生与修复需要组织工程三大要素（支架、种子细胞及信息因子）间的巧妙配合，其中支架是组织工程的基础，是组织工程成败的关键。

骨组织工程支架的设计依据植入部位的不同需要具备相应的骨组织的物理性质，主要需要考虑骨组织的力学强度、孔隙尺寸、孔隙率、硬度和整体三维结构等方面的性质[3]。理想的骨组织工程支架的要求和特性见表 2-1[4]。

表 2-1　骨组织工程支架的要求和特性[4]

要求	简要说明
生物相容性	避免产生免疫反应或异物反应
骨传导性、骨诱导性	骨沿支架生长，支架逐步降解；支架释放生长因子，诱导间质细胞分化为成骨细胞，形成骨组织
可降解性	理想的材料应该有与组织生长速率一致的降解性能；一些不可降解的材料可以提供更为持久的力学性能和更稳定的化学性能，同样有广泛应用
孔径和孔隙率	材料需要理想的孔径和孔隙率
可塑性和力学强度	制作成要求的形状尺寸，为新生骨组织提供支撑
表面微环境	材料表面可以进行修饰，便于细胞的黏附

BC 由于具有独特的类 ECM 三维纤维网络结构、生物亲和性、生物相容性、生物适应性和无过敏反应，以及高的结晶度、高的强度，尤其是良好的机械韧性，因此在骨组织工程支架方面具有广阔的应用前景，是国际生物医用材料研究的热点之一[5-7]。

2.1.1　细菌纤维素骨组织工程支架

对于骨组织工程的支架材料，一般认为孔隙尺寸在 100～350 μm，孔隙率大于 90% 的支架更利于细胞和组织向支架内生长，能够促进骨组织再生[8]。BC 的天然纳米纤维网状结构对于动物细胞而言可能过于致密，不利于细胞向支架内部渗入生长，这一特性限制了该材料在组织工程支架领域的应用[9]。

为了弥补这一不足，Zaborowska 等[10]采用石蜡作为致孔剂，进行原位培养得到 BC 管状物，切片后进行生物相容性研究。微观组织结构显示所制备的微孔 BC 上分布着 300～500 μm 相互连通的大孔，且大孔之间通过 100 μm 左右的通道相连。相比之下，作为对照组的 BC 较为致密，孔隙为纳米级别。在二者表面接种小鼠胚胎成骨细胞前体细胞 MC3T3-E1 进行生物学研究发现，两种材料上均有骨原细胞生长汇合，但微孔 BC 上细胞生长更为紧密，且多聚集于微孔区域。相差显微镜组织形态观察结果进一步显示，微孔 BC 接近表面 2/3 处孔隙仍有细胞生长，而对照组 BC 上细胞只生长在表面，未向内迁移。茜素红染色结果显示，培养两周的微孔 BC 材料上可观察到明显的矿化钙结节生成，明显优于对照组。

BC 的孔隙率大小与力学强度成反比，因此，在设计骨组织工程支架时需要兼顾孔隙率和力学强度的要求[11]。当前，骨组织已被细分为低、中、高载荷材料，所需的杨氏模量从 0.05 MPa 到 30 GPa 不等[12]。在 BC 材料应用于骨组织工程支架的前期研究中，力学强度较低是该材料的一个弱点，限制了 BC 的实际应用。Zaborowska 等[10]制备的 BC 多孔材料，其最大杨氏模量仅为（1.58 ± 0.78）MPa，这一模量比人骨低 4～5 个数量级，只能用于载荷小的面部及颅骨等板骨组织的修复。

综上，骨组织工程支架除了需要满足常规性能要求（如优异的生物相容性、可控的降解特性、具有三维纳米网络结构、合格的孔结构等）之外，还要求具有足够的力学强度，这在设计骨组织工程支架时需要进行全局考虑。

除此之外，骨组织工程支架还需要具有骨诱导功能，以满足骨细胞在支架上的黏附和繁殖。但是，同植物纤维素相似，BC 缺乏骨诱导功能[13]。因此，有必要将 BC 与具有极好生物活性、骨诱导作用和骨结合能力的磷灰石制成纤维状复合材料支架。

2.1.2　细菌纤维素骨组织工程支架仿生矿化

骨组织的 ECM 本质上是由无机和有机成分组成的复合材料，其中有机成分根据实际骨组织类型而异，但主要由胶原组成，而无机成分则主要为羟基磷灰石（HAp）纳米晶。有机成分为骨组织提供机械弹性，无机成分 HAp 晶体则赋予骨以韧性和强度[8]。

显然，如果能将 HAp 通过某种方式复合进 BC 支架中则可以大大提高 BC 支架的骨诱导性能。万怡灶团队[14]对此开展了大量的研究工作。首次将 BC 进行磷酸化或氧化等预处理(详见第 3 章),进而仿生沉积制备了 HAp/BC 复合材料支架,提出了 HAp/BC 复合材料的形成机制,并进行了相应的细胞学实验。扫描电子显微镜(SEM)观察结果显示,磷酸化的 BC 纳米纤维表面形成了规则的 HAp 结晶,优于未经处理的 BC 材料。图 2-1(a)为未经矿化处理的 BC 支架微观形貌,在其上培养人骨髓间充质干细胞(hBMSC)2 d 后,可以观察到细胞在 BC 支架上黏附并伸出伪足与 BC 支架牢固结合[图 2-1(b)]。图 2-1(c)是 HAp/BC 支架的微观形貌,从图中可见 HAp 颗粒均匀分布在 BC 纳米纤维支架表面。从图 2-1(d)可以看出,人骨髓间充质干细胞在 HAp/BC 支架上可以很好地黏附和生长,并且其伪足已深入支架的孔隙之中,与材料发生更加紧密的结合。细胞实验发现,在培养初期(60 h 之前),细胞在 HAp/BC 支架上的生长增殖略高于 BC 支架,但二者并无显著差异。当培养 60 h 之后,复合材料上的细胞增殖明显高于 BC 支架。这说明复合支架材料中 HAp 相的引入促进了人骨髓间充质干细胞的生长和增殖。通过比较成骨细胞中特征蛋白碱性磷酸酶(ALP)在 BC 和 HAp/BC 支架材料上培养 4 d 和 7 d 后的表达情况后发现,复合材料上细胞的 ALP 活性在所有的时间

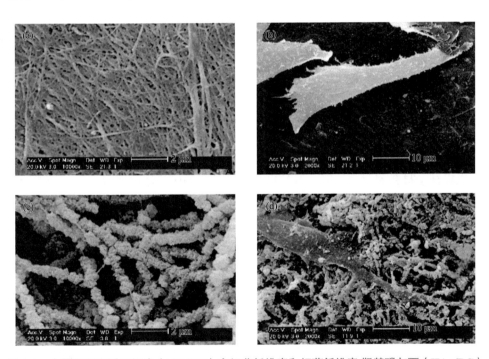

图 2-1　人骨髓间充质干细胞(hBMSC)在细菌纤维素和细菌纤维素/羟基磷灰石(HAp/BC)纳米支架表面生长 2 d 的 SEM 照片对比

(a)和(b)分别为细菌纤维素支架及 hBMSC 在其上生长 2 d 的 SEM 图片;(c)和(d)分别为 HAp/BC 纳米支架及 hBMSC 在其上生长 2 d 的 SEM 照片

点均显著高于 BC 支架材料上的细胞，并且在成骨诱导培养基中细胞的 ALP 活性高于普通培养基中的细胞，这说明 HAp 的引入确实有利于人骨髓间充质干细胞的生长增殖。

除此之外，多种手段被用于改进 BC 表面性能，以促进 HAp 在纤维表面的沉积。例如，Yin 等[15]通过吸附 PVP（聚乙烯吡咯烷酮）使 BC 纳米纤维表面带有负电荷，然后用 Ca^{2+}预处理以促进 HAp 成核。将预处理的 BC 浸泡于模拟体液中，观察到 HAp 在 BC 表面成核并长大。通常情况下，当材料的 Ca/P 值（质量比）低于 1.67 时，该材料比较适合作为骨骼替代材料；而在该工作中，BC 浸泡 14 d 后，HAp/BC 复合材料的 Ca/P 值（质量比）分布在 1.48～1.59，均低于 1.67。进一步研究发现，成骨细胞在 HAp/BC 支架中能更好地黏附、增殖和矿化，从而促进骨组织快速再生。因此，HAp/BC 复合材料在骨修复材料方面具有巨大的应用前景。

Park 等[16]将 BC 进行 2, 2, 6, 6-四甲基哌啶-1-氧化物自由基（TEMPO）氧化处理使其带有负电荷，促进 HAp 在其上吸附成核。Zimmermann 等[17]在 BC 材料表面吸附羧甲基纤维素，同样使材料表面带负电荷，诱发 HAp 成核和吸附，进而促进人骨髓间充质细胞吸附和分化。除了在 BC 表面带上负电荷促进 HAp 吸附成核外，在 BC 表面涂覆多聚赖氨酸也可以明显地促进 HAp 吸附[18]。

HAp/BC 支架具有良好的生物相容性。Grande 等[19]制备了 HAp/BC 支架，并对其进行表征。结果显示，HAp 晶体部分被碳酸盐取代，类似天然骨骼。细胞实验表明，HAp/BC 支架具有很好的生物相容性。Saska 等[20]评估了 HAp/BC 纳米复合材料在大鼠胫骨缺损骨再生方面的生物学性能。结果显示，HAp/BC 可以有效地促进骨再生，并加速新骨的形成。

HAp/BC 复合材料可以有效模拟骨组织的结构，具有诸多优良特性，与此同时也提高了材料的力学性能，但是仍然无法满足临床应用的要求，这一缺点限制了其在骨组织工程中的广泛应用。为进一步提高其力学性能，Ran 等[21]制备了细菌纤维素-明胶/羟基磷灰石（BC-Gel/HAp）复合材料，这种材料具有 BC/明胶双网络（DN）结构，从而进一步提高了支架材料的力学性能。

目前，BC 骨组织工程支架的研究方兴未艾，但是如何将其真正应用于临床造福广大患者是本领域研究人员今后需要努力的重要方向之一。

2.2　软骨组织工程支架

软骨是人体内的一种结缔组织。在胚胎初期，人的大部分骨骼由软骨组成，在成长过程中逐渐被骨组织代替。成年人体内软骨主要存在于关节面、肋软骨、气管、耳廓、鼻尖、椎间盘等处。软骨组织是由胶原、少许细胞以及 60%～80%

的水分等成分所构成，成人的软骨组织中并无血管或神经，因此软骨组织受伤后自行修补的能力有限。软骨组织工程的常用材料分为天然高分子材料、人工合成材料、生物活性陶瓷以及新型复合材料等[22]。理想的软骨组织工程材料应当具备足够大的孔隙率和适当的孔隙尺寸、适当的弹性和力学强度、良好的生物相容性等特点[23]。作为一种具有结构可控、高含水率、良好力学性能和优良生物相容性的生物材料，BC 组织工程支架在软骨组织工程领域受到了研究者的广泛关注[6, 24]。

2.2.1　关节软骨

在软骨组织中，关节软骨是发生损伤概率最大的软骨组织。关节软骨主要由分散的圆形或椭圆形的软骨细胞和浓密的细胞外基质组成，是一种无血管、神经和淋巴结的组织，其表面光滑，可以减少摩擦，使运动灵活，与此同时可以减缓运动时产生的冲击，保护人体。老年化、肥胖、过度运动等都会造成关节软骨损伤，但是其结构特点使得损伤的软骨组织自修复能力十分有限，导致软骨缺损的修复面临着巨大挑战。

BC 是软骨组织工程的优良材料，本身具备优良的生物相容性[24-26]，可以支持软骨细胞的生长[27]。Svensson 等[28]将软骨细胞接种在 BC 支架材料上，观察到细胞增殖和 II 型胶原生成，表明 BC 适合作为替代软骨的生物支架。Svensson 等[28]还用牛软骨细胞评价 BC 的生物相容性，结果显示，与组织培养用塑料和海藻酸钙相比，未经修饰的 BC 显现出明显更高的软骨细胞增殖速率，软骨细胞向支架内部增长。Kumbhar 等[29]研究表明以 BC 为基础的组织支架经过皮下包埋实验，组织向内部生长，未发生不良免疫反应。除此之外，Andersson 等[30]将年轻患者以及新生儿的关节软骨细胞植入多孔 BC 支架上。DNA 分析结果表明，软骨细胞在多孔 BC 内表现出良好的增殖和分化，进一步表明这种新型生物材料可用于软骨再生工程。Lopes 等[31]发现，BC 具有和软骨相似的力学性能，他们通过研究 BC 薄膜支架对牛关节软骨的摩擦磨损，发现 BC 生物材料具有较低的摩擦系数值（约 0.05），这对于软骨组织是十分利好的一个参数。BC 的拉伸杨氏模量和关节软骨比较接近，但是压缩杨氏模量却远远低于天然软骨组织[28]。因此有必要开发 BC 基复合支架以满足人工软骨的力学性能要求。Millon 等[32]将 BC（低于 1%）添加到聚乙烯醇中，获得了细菌纤维素/聚乙烯醇（BC/PVA）纳米复合材料。该复合材料具有可控的压缩力学性能（图 2-2），BC/PVA 纳米复合材料弹性模量分布在 4～8 MPa，这与天然软骨的弹性模量（0.4～10 MPa）十分相近，表明 BC/PVA 纳米复合材料具有修复局部关节软骨损伤和其他骨科问题（如椎间盘损伤）的应用前景。

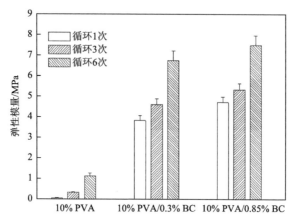

图 2-2　细菌纤维素基复合材料的弹性模量[32]

此外，万怡灶团队将激光打孔的 BC，经过仿生矿化处理后，得到了激光打孔的矿化 BC（LP-HAp/BC），然后探讨了该材料作为软骨支架的可行性。LP-HAp/BC 的 SEM 照片以及 Ca、P 元素的面分布如图 2-3 所示。经过仿生矿化处理后，LP-HAp/BC 的微米孔道阵列结构未被破坏 [图 2-3（a）]。从孔壁的放大图 [图 2-3（b）] 可以看出，微米孔道的孔壁上的 BC 纳米纤维已经完全被层片状的 HAp 所包覆；Ca [图 2-3（c）]、P [图 2-3（d）] 元素的面分布表明，HAp 在 LP-BC 表面的分布十分均匀。

图 2-4 是软骨细胞与 LP-HAp/BC 共培养 14 d 的荧光照片。从图 2-4（a）中可以看出，细胞在材料表面生长和增殖情况良好。从对单孔的放大图 [图 2-4（b）] 可以看出，细胞沿着微米孔道向材料内部爬行，并且可以贴附于孔壁生长、增殖。上述结果表明，LP-HAp/BC 可以作为软骨组织工程支架材料。

2.2.2　半月板软骨

半月板是人体内另一种受损概率较大的软骨组织，因其形状为月牙形而得名，位于胫骨平台内侧和外侧的关节面。半月板的功能主要是承受载荷、吸收震荡、润滑关节和感受本体等。由外伤或退行性疾病引起的半月板病变是临床上最常见的问题，切除部分或全部的半月板可能引起患处的退行性改变，这种病变经常恶化为骨关节炎，因此，通过植入新的功能和结构相似的半月板有望解决这一问题。

Bodin 等[33]将 BC 水凝胶的力学性能与传统胶原半月板植入材料、猪半月板组织进行对比，发现 BC 水凝胶的杨氏模量与猪的半月板相当，比胶原材料高 5

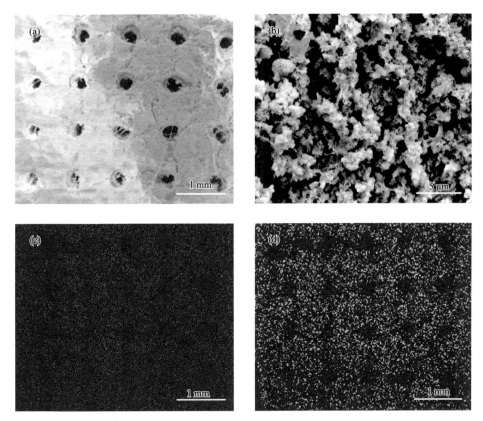

图 2-3　LP-HAp/BC 支架表面的低倍 SEM 照片（a）、孔壁高倍 SEM 照片（b）以及材料表面
Ca（c）和 P（d）的面分布图

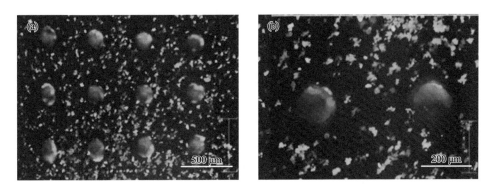

图 2-4　软骨细胞与 LP-HAp/BC 共培养 14 d 的荧光照片

倍。BC 生物相容性较好，能够促进细胞迁移，并具有可控的半月板形状，因此其
作为半月板植入材料具有良好的应用前景。

虽然 BC 水凝胶有很多优点，但是其具有的小孔径以及孔径不均一缺点限制了该水凝胶作为组织工程材料的应用。为此，人们考虑在 BC 生物合成过程中原位制孔，或是在获得 BC 材料后进行后处理，以改善 BC 材料的性质。Martínez 等[34]以尼龙柱为制孔剂，制成具有微米级贯通孔道的材料用于制成半月板材料。SEM 观察显示，微米级孔道的直径为 600～700 μm，与小鼠胚胎成纤维细胞3T6-Swiss Albino cells ATCC CCL-96 共同培养后，微米孔道支架上生长的细胞数是无孔道材料上的 2 倍，表明这些微米孔道为细胞提供了更好的生长环境。

2.2.3 耳软骨

软骨组织工程支架的形态特征需符合缺损区的形态特征，并能够为其提供良好的机械支撑[23]，BC 的物理结构可以在宏观、微观乃至纳米尺度进行调控[35]。通过改变培养条件和生产菌种类型，BC 可生成膜状、颗粒状、纸浆状等不同形状[27]。BC 具备形态可塑的特征，因此有利于特定形态支架的制备。Nimeskern 等[36]曾报道通过原位塑形培养制造出符合患者耳朵形状的 BC 耳形替代物。研究人员先用 3D 数字技术对一个志愿者的耳廓进行扫描，做成一个耳形硅胶基模板，通过 BC 的原位发酵培养，让 BC 在模板上成膜。这种方法制备的 BC 材料具有与人的耳软骨非常相近的力学性能，其模量为（2.4±0.4）MPa，与耳软骨[（3.3±1.3）MPa] 接近。

Ávila 等[37]评估了用于耳软骨置换的 BC 的生物相容性，发现该材料具有类似于人类耳廓软骨的力学性能，并具有类似的组织学响应，有望用于耳廓等其他软骨组织的修复。体外和体内实验均证明，BC 支架可促进软骨组织生长，是一种极具发展前景的软骨支架材料[28, 36, 38]。不仅如此，与可降解材料相比，BC 极佳的化学稳定性使之具有更好的结构整合性。基于此，Ávila 等[38]报道了一种具有上下两层结构的 BC 软骨支架。

目前，关于软骨组织工程支架材料的研究仍面临以下问题：材料孔隙率与力学强度的兼顾，材料植入体内后如何与软骨组织有效结合等[39]。在 BC 骨组织工程支架的研究中，研究者更多地将其与一种或多种材料复合[40, 41]，这些新型生物材料在保留 BC 优点的基础上提高了力学强度、生物相容性等性能。相信这种材料在软骨组织工程材料领域将会发挥更大的作用。

2.3　人工真皮与敷料

皮肤是人体最大的器官，它的主要功能是保护其下的肌肉、骨骼、韧带和内脏器官等以防止外部不利因素对人体的侵害[42, 43]。此外，皮肤还起到体温调控、感知、免疫监控、保水和合成维生素的作用[44]。但是，除了先天性畸形等原因外，皮肤的结构和功能还很容易受到割伤、烧伤、外科手术以及疾病的影响而遭到破坏。皮肤受损可造成身体功能失去平衡，脏器严重失调，甚至造成死亡，所以需要采用伤口敷料或者人工皮肤来修复和治疗皮肤缺损与异常。

2.3.1　伤口敷料

对于较轻的皮肤组织损伤，皮肤本身的再生功能就能对各种损伤进行修复（伤口愈合）。在伤口愈合过程中，伤口长时间暴露会使伤口感染的风险大大提高，伤口愈合过程延长。因此，通常会采用伤口敷料作为创面覆盖物，替代受损皮肤起暂时性屏障作用，并吸收渗出液及有毒物质，保持均匀的水分和气体交换环境，避免或控制伤口感染，为创面提供良好的愈合环境。

敷料是人们治愈皮肤创伤最主要的医疗产品。长期以来，传统敷料（纱布、绷带等）的主要功能包括保持创面干燥、吸收渗出液、阻止细菌入侵等，被认为是治愈创伤过程的关键。然而，这个观点在过去的数十年中已悄然改变。敷料不再仅仅起到被动治愈创伤的作用，而是在创伤治愈过程中能主动控制感染，并能提供一个合适的治愈微环境。温暖湿润的环境现在被认为是促进创伤愈合最有利的条件，尤其对于一些慢性伤口尤为重要[45, 46]。理想的敷料应该具备以下功能：

（1）能提供湿润的环境、隔热并且能允许氧气流通；

（2）能确保液体排出以及上皮迁移；

（3）能吸收创伤部位渗出液；

（4）能防止细菌感染；

（5）便于应用且移除无痛苦；

（6）具备良好的生物相容性，不引起过敏反应[47, 48]。

敷料所具备的这些独特的物理化学特征会对伤口的愈合产生直接影响，但是创伤愈合的复杂过程也受许多其他因素的影响，如伤口的类型（急性、慢性、弥漫性、干燥等）、患者的健康状况（糖尿病、贫血等）以及社会环境等。由于到目前为止，还未有一种材料能具备以上理想敷料的所有特征，因此，根据实际情况选择一款合适的敷料对创伤的治愈就显得尤为重要[49]。

与传统敷料相比，BC 具有更加优越的性能，如优异的湿态力学强度、高持水力、高结晶度、高纯度、三维纳米网络结构，以及良好的生物相容性等[50]。这些优异的性能使得 BC 成为制备创伤敷料的理想材料，并且更值得关注的是，BC 结构与人类皮肤的细胞外基质非常类似，在医用敷料产业具有广阔的应用前景。研究表明，BC 的物理及力学性质可以满足其作为皮肤烧伤修复的生物医用材料的要求[51, 52]。

BC 作为皮肤组织修复材料的优点在于其不但具有良好的生物相容性、多孔透气性、弹性、易于吸收渗出物等特性，而且能够提供最佳的湿度，这对于伤口的快速愈合非常重要。另外，它还能够保护伤口免于二次感染及机械损伤，不会黏附到新生组织上。Finkenstadt 等[53]最早将 BC 用于皮肤伤口敷料，该敷料可治疗压力疮、皮肤撕裂、静脉淤积、缺血性和糖尿病性创伤、二级烧伤及外伤性擦伤等。目前，市场上已有一些 BC 敷料产品，如 Biofill®、Bioprocess® 和 XCell® 等[54]，这些敷料产品可减小对伤口的刺激，有效缓解疼痛，能有效治愈烧伤和慢性溃疡创面，比其他敷料产品能更有效地促进创面愈合。Portal 等[55]用 BC 创面敷料治疗慢性伤口，上皮化时间从 315 d 减少到使用 BC 膜后的 81 d。

尽管 BC 用于伤口敷料有诸多优点，但是纯 BC 敷料本身并不能满足复杂多样的创伤环境的要求。BC 作为敷料存在或者需要改善的问题如下：

1）抗菌性问题

创面的主要并发症是分泌大量含有坏死组织的蛋白质渗出液，这很容易引起细菌感染并导致免疫反应[56]。临床上超过 50% 的糖尿病慢性溃疡患者最终会引起细菌感染。创口感染是导致病情恶化和延缓伤口愈合的主要因素[57]。BC 用于创伤敷料的缺点之一是其本身并无抗菌性能[58]，这使得其难以应用于具有高感染风险的大面积深度烧伤创面、慢性难愈性创面，以及老年或小儿复杂创面[59]。

2）生物相容性问题

开发任何一种生物医用材料首先考虑的就是其生物相容性。广义的生物相容性指材料对机体在任何情况下都有适宜的宿主反应，并且对机体无毒害作用。BC 的生物相容性与其特有的三维纤维网络结构息息相关，这种结构能够支持细胞的黏附和增殖。大量的研究结果均证实了 BC 具有良好的生物相容性[60]。但是，作为创伤敷料，这种生物相容性还远远不够[61]，并且 BC 本身不含促进创面表皮细胞增殖和迁移的因子或成分，这些都限制了 BC 敷料主动促进创伤愈合的能力。

3）持水性和透水率问题

伤口敷料若能为伤口提供适当湿润的环境，可防止细菌感染和镇痛，加快伤口愈合过程，避免换药时对患者造成二次伤害[62, 63]。BC 的含水率可高达 99%，并且所含水分中，约 90% 的水分与纤维素分子链中的羟基牢固地结合在一起[64]。但是，BC 的水分蒸发速率较快，导致干燥时间仅仅比棉纤维延长了 33%[65]。理想的敷料应为伤口提供持续稳定的湿润环境，过快的水分蒸发速率将增加敷料的换药次数，增加使用成本，这也限制了 BC 的实际应用。

因此有必要对 BC 进行修饰改性，以设计出适合临床应用的各种功能型皮肤敷料。针对上述问题，BC 改性的一个重要方向就是赋予其抗菌性能，这将显著提高其治愈高感染风险伤口（慢性伤口、糖尿病溃疡和烧伤等）的能力[66]；另一个改性方向是提高 BC 的生物相容性，使其支持上皮细胞增殖和迁移，加快缺损皮肤组织的修复[67]。此外，为创伤部位提供持续适度湿润的环境不仅在实际应用中显得尤为重要，也为负载液体药物和生物活性物质提供了可能[68]。总体而言，改性的方法主要包括在 BC 合成过程中的结构调控，以及合成后的进一步表面化学改性或者复合其他功能材料等[69]。

1. 伤口敷料抗菌改性研究

BC 本身并不具有抗菌性能，无法防止细菌侵染伤口，仅仅起到隔离细菌的物理屏障作用。为解决这一问题，研究人员采用多种手段开发出了具有抗菌性能的 BC 基伤口敷料。其中，浸渍法因易于在 BC 结构中引入其他物质，是当前首选的简便技术。BC 的大比表面积和分子间氢键相互作用使其同时具备负载生物大分子（如蛋白质或多糖）和小分子（季铵盐或纳米粒子）的能力[70, 71]，因此，可以在BC 表面方便地载入具有抗菌功能的银、铜、壳聚糖及其衍生物等材料，从而获得具有抗菌能力的 BC 基复合材料。除此之外，对 BC 进行化学修饰是另外一种赋予其抗菌性能的方法，例如，在 BC 上接枝季铵盐就能获得良好的抗菌效果[72]。也可以在 BC 中引入细菌黏附功能位点，这样当细菌侵染时就会不可逆地黏附于敷料上并伴随着换药而被排出[73]，这种除菌的替代方法在抑制细菌侵染伤口的同时也不会因死细菌碎片引起免疫反应，是一种很有潜力的方法，获得了研究者的高度关注。

1）金属/无机化合物

无机纳米材料在抗菌剂应用方面扮演着重要角色，取得了显著的抗菌效果。纳米银（Ag）是一种广泛应用的抗菌剂，其抗菌机理可能是 Ag 粒子与细菌细胞壁中带负电荷的肽聚糖相互作用，导致蛋白质错误折叠和酶活性丧失；也可能是Ag 粒子与细菌细胞壁结合，改变了细菌细胞膜的功能。Ag 还可以扩散透过细胞膜与 DNA 和酶的巯基相互作用，所以 Ag 对革兰氏阳性菌和革兰氏阴性菌都具有广谱抗菌活性[74]。Maneerung 等[75]利用 BC 的还原性制备了含纳米银颗粒的 BC膜，并证明该膜具有较好的灭菌能力[75]。Dobre 等[76]将 Ag 作为抗菌剂加入细菌纤维素/聚乙烯醇（BC/PVA）膜中，所得的细菌纤维素/银/聚乙烯醇（BC/Ag/PVA）膜对大肠杆菌（K12-MG1655）具有抗菌活性。Jung 等[77]通过硼氢化钠还原硝酸银，将 Ag 原位沉淀到 BC 表面。结果表明，该材料对金黄色葡萄球菌和大肠杆菌的抗菌活性大于 99.99%。Pinto 等[78]也发现冻干的细菌纤维素/银（BC/Ag）复合膜对革兰氏阴性菌（大肠杆菌）和革兰氏阳性菌（金黄色葡萄球菌）具有类似的抗菌作用。与此同时，研究人员还发现，这种纳米复合材料即使在 Ag 纳米颗粒的浓度低至 5.0×10^{-4}（质量分数）时，仍然能够有效抵抗病原体（肺炎克雷伯菌、金黄色葡萄球菌和枯草芽孢杆菌等）。此外，Sureshkumar 等[79]还研发了磁性 Ag 纳米复合材料，对枯草芽孢杆菌和大肠杆菌具有显著的抗菌活性，并且具有较为温和的杀菌能力,可直接添加在发酵培养基中使用。

除了直接负载 Ag 到 BC 表面,另一种引入银抗菌剂的途径是复合含有银离子的物质。Luan 等[80]将磺胺银颗粒加入 BC 中制成细菌纤维素/磺胺银复合膜。该复合膜不仅对金黄色葡萄球菌、铜绿假单胞菌和大肠杆菌有体外抗菌活性,而且能够促进上皮组织的形成,加速伤口愈合,同时还具有良好的体外表皮细胞生物相容性。尽管银离子拥有显著的抗菌性能,但是近年来的研究表明银离子可能造成银离子沉着病和银中毒,并且高浓度的银离子对哺乳动物细胞具有毒害作用[81],这也引起了人们对含银敷料安全性的担忧。

除了纳米银以外,Cu 纳米颗粒同样具有杀菌性能,Pinto 等[82]的工作表明,含 Cu 的 BC 对金黄色葡萄球菌和肺炎链球菌的抗菌率达到 100%,而通过浸渍法将二氧化钛引入 BC 纤维三维网络结构中,获得的细菌纤维素/二氧化钛复合材料也具有良好的抗菌性能,其在生物医学领域具有广阔的应用前景[83]。研究人员发现一些金属氧化物纳米颗粒也具有良好的抗菌性能。例如,Katepetch 等[84]通过超声辅助原位聚合的方法在 BC 表面复合了氧化锌纳米颗粒,所得材料具有良好的抗菌性能。

一些非金属纳米颗粒也被证实具有抗菌功能。Ul-Islam 等[85]研究发现,不同种类的蒙脱土纳米颗粒具有良好的广谱抗菌性,将蒙脱土与 BC 复合制备出的 BC 基复合材料具有作为创伤敷料的潜力。Shao 等[86]将氧化石墨烯与 BC 进行复合,所得材料对大肠杆菌和金黄色葡萄球菌具有显著的抑制作用。

2)抗菌生物和合成高分子

一些天然高分子因为具有抗菌功能,从而能够促进创伤的愈合。若将这些生物活性物质整合到 BC 的微纳结构中,将会得到具有良好抗菌性能的复合材料。壳聚糖因为含有多聚阳离子和氨基,而具有良好的广谱抗菌性:它在溶菌酶作用下缓释出来的单糖和寡糖对革兰氏阳性和革兰氏阴性菌有很强的抑菌活性。这种特性可以使细菌纤维素/壳聚糖复合材料成为治疗各种溃疡、烧伤和创伤理想的抗菌型修复材料。此外,它还能刺激伤口区域胶原的产生,促进成纤维细胞的迁移和增殖,加快创伤的愈合[87]。Khan 等[88]发现,用细菌纤维素/壳聚糖复合材料处理的伤口比用 BC 处理的伤口更早上皮化和再生。另有报道称,使用该材料处理的伤口比商业可用的敷料处理的伤口愈合更快[89]。壳聚糖及其衍生物含量对抗菌性能影响较大,复合材料的抗菌能力会随着壳聚糖及其衍生物含量的增加而增强[90]。

王静[91]采用原位吸附法,将 BC 浸渍在不同浓度的姜黄素乙醇溶液中,经超声振荡,使 BC 对姜黄素达到饱和吸附,从而获得不同浓度下的细菌纤维素/姜黄素复合材料,这种材料能够有效地抑制霉菌的生长。Figueiredo 等[92]在纯化后的 BC 纤维三维网络结构中原位聚合甲基丙烯酸-2-氨基乙酯获得了复合材料,这种携带氨基的聚合物赋予了复合材料良好的抗菌性能。此外,为了达到杀菌目的,山梨酸[76]、蜂胶[93]、苯扎氯铵[94]等均被引入 BC 中，抗菌实验表明所得 BC 基材料均具有高的抗菌活性，可以用于皮肤组织修复。

3）阳离子抗菌剂

阳离子抗菌剂（如季铵类化合物和双胍类化合物）已作为常规抗菌剂和消毒剂在医疗和日常生活中广泛使用。聚六亚甲基双胍盐酸盐（PHMB）就是一种广泛使用的阳离子抗菌剂，已有专利将 BC 与 PHMB 复合用于治疗慢性和烧伤创口[95]。然而，阳离子抗菌剂对革兰氏阴性菌的抑菌效果并不显著，这是因为革兰氏阴性菌的细胞膜周围有额外的外膜结构，这层外膜含有限制性通道，阻碍外来分子与细菌细胞膜结合[96]。

除了 PHMB 之外，其他阳离子抗菌剂也被引入 BC 基伤口敷料中。洪枫团队[97]采用浸渍技术，将冻干 BC 膜浸渍在苯扎氯铵溶液中制备出了含有苯扎氯铵的 BC 膜，结果表明这种复合材料对金黄色葡萄球菌和枯草芽孢杆菌具有较好的抑菌效果（图 2-5）。Moritz 等[98]将奥替尼啶双盐酸盐浸渍引入 BC 基质中，所得材料在储存 6 个月后依然对金黄色葡萄球菌表现出极强的抑菌效果。

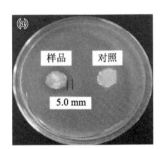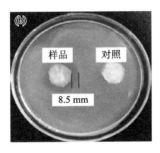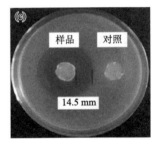

图 2-5　负载苯扎氯铵的细菌纤维素对不同细菌的抑菌效果图：（a）大肠杆菌；（b）金黄色葡萄球菌；（c）枯草芽孢杆菌；对照组为纯细菌纤维素

4）抗菌肽

抗菌肽是一种新型的生物抗菌剂，能有效抑制耐药菌的感染，其抑菌机理是破坏细胞膜的完整性，且几乎不引起菌体耐药性[99]。Basmaji 等[100]利用一种新型抗菌肽与 BC 进行复合，制备出具有治疗慢性创伤潜力的生物抗菌材料。Daniel 等[101]通过浸渍-交联法（EDC/NHS 作为交联剂），将 ε-聚赖氨酸与 BC 进行复合，所得材料不仅具有 BC 原有的力学性能和纤维结构，而且对金黄色葡萄球菌具有显著的抑制作用。

5）抗生素

BC 同样可以与一些广谱抗生素进行复合。氯霉素是治疗多种细菌感染的首选药物，它的抗菌作用机理与阳离子物质不同，是与核糖体亚基结合，阻断了一些基本的核糖体功能而起到抑菌作用[102]。Laçin 等[103]通过浸渍吸附法将氯霉素负载到 BC 基质中，发现其对大肠杆菌和金黄色葡萄球菌的生长具有长效抑制作用。

6）表面接枝改性

上述抗菌物质的引入均使得 BC 获得了较好的抗菌效果，但是，由于抗菌物质与 BC 基体之间多是通过非共价键连接的，因此在使用过程中易流失从而导致抗菌效果变差以及浸出物对环境易产生污染等，限制了其应用。为了克服这一问题，一种可行的策略是通过对 BC 表面进行化学改性，将具有抗菌效果的分子通过化学键引入 BC 表面，从而形成具有永久抗菌效果的 BC 基伤口敷料。

Shao 等[104]将氨基烷基硅烷通过烷氧基硅烷缩聚化学接枝到 BC 表面（图 2-6），获得了具有永久抗菌效果的 BC 基伤口敷料。抗菌实验表明，该敷料对革兰氏阴性大肠杆菌，革兰氏阳性金黄色葡萄球菌、枯草芽孢杆菌，以及真菌白色念珠菌均有显著的抗菌效果。如前所述，一些聚合物（如壳聚糖）因其分子链中含有氨基而具有天然抗菌功能，因此，可以模拟这种机制将含氮基团引入 BC 表面，使其获得抗菌性能。Fernandes 等[105]通过硅烷化反应将 3-氨基丙基三甲氧基硅烷接枝到 BC 表面，所得材料具有良好的抗菌性，并且对人体无毒害作用。类似的研究是将精氨酸-甘氨酸-天冬氨酸-半胱氨酸（RGDC）多肽和庆大霉素通过硅烷化接枝到 BC 表面，同样也获得了良好的抗菌性能[106]。另外，β-环糊精是一种环状低聚糖，很容易与各种小分子相结合形成寄主复合物，包括抗生素和抗菌剂。Dong 等[107]将 β-环糊精与环丙沙星进行复合，最后接枝到 BC 表面，获得了具有长久抗菌能力的复合材料。

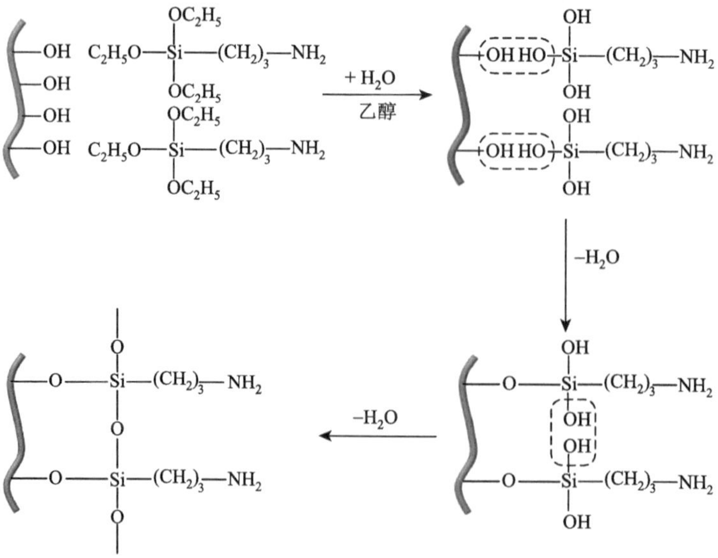

图 2-6 在细菌纤维素纤维表面接枝氨基烷基硅烷示意图[104]

2. 伤口敷料生物相容性改性研究

尽管体外和体内研究证实了 BC 具有良好的生物相容性，但是生物相容性与其物理化学性质息息相关，如孔径分布、纤维形态以及化学改性所引入的新官能团等。许多方法都可以促进 BC 与细胞的相互作用，增加其生物相容性[108]，主要包括：①改变 BC 的物理性质，如孔隙率、纤维直径、湿润度等；②化学衍生法改变 BC 的表面性质，如电荷性和新官能团等；③在 BC 基质中引入细胞黏附因子，如蛋白质和多肽等；④与其他生物相容性好的材料进行复合，制备复合材料等。

1）改变物理性质

细胞的黏附和增殖需要可渗透的基质材料，低纤维密度和高孔隙率能促进细胞的渗透，并且能调节代谢物和氧的传递，从而对组织再生产生积极的促进作用[109]。BC 的三维网络结构为细胞黏附提供了有利条件，但是其非均匀分布的孔径（20～100 nm）与哺乳动物细胞的物理尺寸不匹配，因此细胞很难渗透和迁移至 BC 内部[110]。BC 的形态学研究表明，在静态培养条件下制备的 BC 会形成不对称结构，其上表面更为致密而下表面较为疏松[9]。生物学研究表明，疏松的下表面比致密的上表面能更好地支持细胞黏附和增殖，从而更好地促进创伤愈合[111]。

基于此，有必要对 BC 的孔径进行可控的调节。一种方法是在 BC 生物合成过程中往培养基中加入不同尺寸的造孔剂，如淀粉、琼脂糖、固体石蜡等，能调控其孔结构。BC 的后期纯化处理工艺也会影响其孔径结构，使用不同的碱液处理容易形成不同尺寸的孔径[112]。除此之外，更为精密可控的造孔方法还包括使用发泡剂[113]、γ 射线[114]、激光造孔[62]等。例如，万怡灶团队采用原位填隙法、相分离法和激光消融法等制备了含有微米孔隙的 BC 材料。图 2-7 是他们采用激光消融法获得的具有微孔阵列的 BC 水凝胶材料（简称 LP-BC）的宏观照片。图 2-8 是

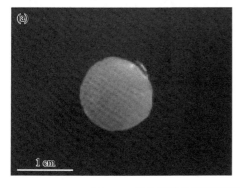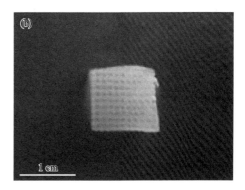

图 2-7　具有微孔阵列的圆形（a）和方形（b）PL-BC 样品

LP-BC 的生物光镜低倍放大图和采用 SEM 观察得到的单孔微观结构放大图。通过图 2-8 [(a₁)、(b₁)、(c₁)] 可以看出，利用 AutoCAD 软件编程控制激光发射枪的移动路径，可以在 BC 中构建具有不同孔间距的微孔阵列（LP-BC-Ⅰ、LP-BC-Ⅱ和 LP-BC-Ⅲ的孔间距分别为 1 mm、1.5 mm 和 1.5 mm），并且还可以看出 BC 经过激光消融处理后整体结构保持完好，未出现大面积被烧灼的现象。从低倍生物光镜照片也可以看出，LP-BC-Ⅲ的孔径比 LP-BC-Ⅰ 和 LP-BC-Ⅱ的孔径有所增大，LP-BC-Ⅰ、LP-BC-Ⅱ和 LP-BC-Ⅲ的孔径分别约为 170 μm、169 μm 和 315 μm。

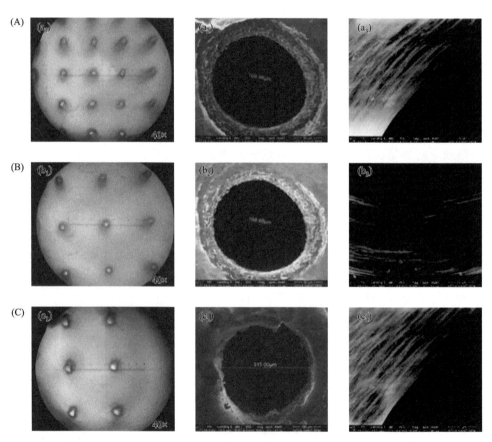

图 2-8　LP-BC-Ⅰ（A）、LP-BC-Ⅱ（B）和 LP-BC-Ⅲ（C）的生物光镜照片 [(a₁)、(b₁)、(c₁)]、单孔 SEM 照片 [(a₂)、(b₂)、(c₂)] 和孔壁 SEM 照片 [(a₃)、(b₃)、(c₃)]

2）表面改性

细胞可以通过激活特定的受体来感知外部化学信号，若外部环境条件适宜，细胞就会黏附并增殖。因此，通过化学方法在材料表面引入细胞刺激响应因子将会促进细胞的黏附和增殖。

等离子体处理技术是材料表面改性常用的方法。通过改变等离子体处理过程的参数（如气体类型、时间、功率等）可以调整材料表面性质，进而调控材料的生物相容性。Pertile 等[115]用含氮气的等离子体处理 BC，在 BC 表面生成了含氮的官能团，促进了内皮细胞和神经细胞的黏附。

表面化学改性也是一种材料表面改性的常用方法。许多应用于植物纤维素改性的方法都可以运用于对 BC 的表面进行化学改性，如乙酰化、羧基化和磷酸化等。Taokaew 等[116]通过嫁接含甲基末端的八甲基三氯硅烷和含氨基末端的 3-氨基丙氧基硅烷对 BC 进行表面改性，在 BC 表面生成甲基和氨基，使得材料与细胞之间产生了静电相互作用，促进了细胞的黏附与增殖。

3）引入细胞黏附因子

细胞黏附因子是细胞与细胞外基质以及细胞之间相互作用的中间体。在材料中引入细胞黏附因子将能够提高材料对所需细胞株的生物相容性。含有精氨酸-甘氨酸-天冬氨酸（RGD）多肽的蛋白质就是一种细胞黏附因子。Andrade 等[117]将含 RGD 多肽的蛋白质黏附在一个纤维素结合模块上，并用它来覆盖 BC 纤维，结果显示，这种改性的 BC 表面能显著地促进成纤维细胞的黏附，以绵羊为动物模型的体内实验证实这种改性能显著促进伤口愈合。

其他一些细胞黏附因子还包括丝素蛋白和巨噬细胞刺激蛋白等。丝素蛋白是一种由两种多肽链组成的天然聚合物，是一种广泛应用于各种医学领域的材料。Oliveira 等[111]研究表明，将丝素蛋白引入 BC 中会促进多种细胞的黏附与增殖，而巨噬细胞刺激蛋白能够在创伤愈合中促进角化细胞的增殖并预防上皮细胞的凋亡。Zhao 等[118]发现引入巨噬细胞刺激蛋白的 BC 能够促进成纤维细胞的增殖与迁移，并且以大鼠为模型的体内实验证实其能刺激胶原的合成，促进伤口愈合。

4）复合改性

在天然聚合物中，胶原是在医学领域中应用最为广泛的物质，它与活组织有较好的亲和性，并且能够促进细胞的黏附和增殖。Cai 等[119]将湿 BC 片浸渍在胶原溶液中，然后通过冷冻干燥制备出具有海绵状结构的细菌纤维素/胶原（BC/Col）复合膜。通过这种方法，胶原分子不仅被涂覆于 BC 纳米纤维的表面，还充斥于 BC 三维网络结构中。使用 3T3 成纤维细胞对 BC/Col 复合膜的生物相容性进行评估，结果表明其生物相容性要明显优于纯 BC。明胶也是一种提高 BC 生物相容性常用的材料，它是胶原的热变性产物，具有生物相容性高、致敏性低以及廉价的特点。Wang 等[120]通过交联法制备出了细菌纤维素/明胶（BC/Gel）复合材料，发现明胶的引入能够促进成纤维细胞的黏附和增殖。壳聚糖是另一种提高 BC 生物相容性常用的材料，大量研究表明细菌纤维素/壳聚糖复合材料比纯 BC 有更好的生物相容性[89]。此外，透明质酸（HA）有良好的生物相容性，有助于促进细胞黏附、迁移和分化，可明显促进伤口皮肤组织愈合并减少疤痕。Li 等[121]通过溶液浸渍法将 HA 复合到

BC 中，获得了一系列细菌纤维素/透明质酸（BC/HA）复合膜。生物实验表明，BC/HA 复合膜促进了原代人成纤维细胞的生长，显示出它们的低毒性，并且含有 0.1% HA 的 BC/HA 复合膜比纯 BC 有着更高水平的细胞活力。体内实验进一步表明，具有 0.1% HA 的 BC/HA 具有最短的伤口愈合时间和最好的愈合效果（图 2-9）。

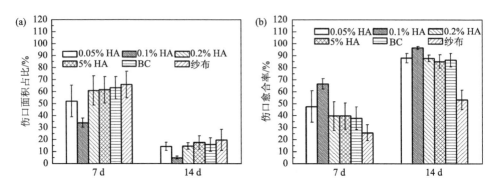

图 2-9　伤口在采用不同敷料处理后第 7 d 和 14 d 的伤口面积占比（a）以及伤口愈合率（b）[121]

许多人工合成的聚合物也被用于制备 BC 基复合材料以用于医疗领域。Kim 等[122]将 BC 浸渍在聚乙二醇溶液中，然后经冷冻干燥获得了一种细菌纤维素/聚乙二醇（BC/PVA）海绵，该海绵比纯 BC 具有更好地促进细胞黏附和增殖的能力。在另一项工作中，Figueiredo 等[123]以一系列不同含量的聚乙二醇二丙烯酸酯（PEGDA）作为交联剂，通过 2-羟乙基甲基丙烯酸酯（HEMA）原位自由基聚合制备了聚 2-羟乙基甲基丙烯酸酯修饰的细菌纤维素基纳米复合薄膜（BC/PHEMA）。该复合薄膜对人脂肪间充质干细胞无毒性、生物相容性好以及细胞黏附增殖能力强，并且具有良好的干细胞介导的生物医学组织再生能力。Wanna 等[124]将具有凝血功能的高岭土浆液通过加压过滤填充到 BC 三维网络结构中，然后在 80℃下干燥，得到具有凝血功能的细菌纤维素/高岭土（BC/K）复合材料，该材料在短期内能够促进伤口愈合。

3. 伤口敷料持水性和透水性改性研究

在治疗含大量渗出液的伤口时，敷料吸收液体的能力显得尤其重要。敷料的持水性和透水性需要维持平衡，否则会导致伤口水肿或者干燥，拖延愈合时间。BC 的持水性与透水性与其物理结构息息相关，尤其是其比表面积和孔径[125]。

致密的纤维网络不仅减小储存水分的空间[120]，还会导致因氢键结合水分增多，自由水相应减少[64]，同时也会阻碍水分的蒸发，降低 BC 的透水性。因此，BC 作为伤口敷料使用时需要增加孔隙率。研究表明，往培养基加入羧甲基纤维素能够使 BC 的结构更为疏松，持水性增强[126]。Yin 等[113]发现，使用发泡剂会显著增加 BC 的孔隙率，并且其吸水性能比纯 BC 提高了 7 倍。

孔隙率的增加往往意味着水分蒸发速率的增大。因此，更常用的方法是引入一种新的物质进入 BC 以获得合适的持水性和透水性。例如，细菌纤维素/壳聚糖复合材料，尽管其孔隙率比纯 BC 要低，但是由于壳聚糖的亲水性，因此比纯 BC 能吸收更多的水分。此外，孔隙率的降低减缓了水分散失速率，这对处理慢性伤口非常重要[125]。藻酸盐类是另一种用来改性 BC 持水性和透水性的亲水性材料。尽管藻酸盐的复合同样会降低 BC 的孔隙率，但是复合后材料的吸水能力比纯 BC 更强[127]。其他用来调控 BC 持水性和透水性的材料还有芦荟汁[128]和甘油[129]等。

2.3.2　人工皮肤

多数情况下，伤口敷料可以满足皮肤组织修复的要求。但是，对于三度以上烧伤、大面积皮肤损伤的各类创伤以及少数由各种原因所致的不能自愈的严重皮肤溃疡等则需要皮肤移植。目前，在临床中得到应用的皮肤修复材料可分为两大类：一类是天然的皮肤（包括自体皮、异体皮和异种皮）和动物组织（羊膜、胎盘、腹膜等）；另一类是人工皮肤，原料取自于天然高分子（胶原、甲壳素等）和合成高分子（尼龙、涤纶、硅橡胶等）。目前在皮肤损伤的临床治疗中，同种异体皮和异种皮（如猪皮、小牛皮等）占临床使用量的 70%以上，人工皮肤的使用量不足 30%，其原因在于，目前人工皮肤的主要缺点是透气性差、组织/生物相容性不佳等。虽然其性能有待于进一步改善，但是人工皮肤的研究仍将是今后该领域的热点。

当前已经研究的人工皮肤种类主要包括异种分层皮肤（冻结干燥猪皮）、结构经过改造的生物材料（胶原无纺布、甲壳质无纺布等）、合成高分子材料（甲醛化聚乙烯海绵、聚氨酯泡沫塑料、微孔性聚丙烯膜、尼龙编织物、硅橡胶膜、硅橡胶膜等）、复合材料（表面涂覆胶原的尼龙编织物/硅橡胶膜层复合材料、聚甲基丙烯酸羟乙酯与聚乙二醇复合凝胶、明胶/乙烯基树脂/聚氨酯复合材料、胶原/黏多糖/硅橡胶膜复合材料）、含抗菌剂的创伤敷料（含抗菌剂的纱布、浸注抗菌剂的猪皮、含抗菌剂的高分子凝胶、含抗菌剂的聚氨基酸海绵）等。与上述材料相比，BC 具有不可比拟的优点：它不仅可满足人工皮肤的物理力学性能要求，而且其结构（包括可调的孔隙率、孔分布及其孔径）可诱导细胞生长的特性以及可透气性等也可满足血管重建的需要。

BC 用于治疗烧伤最早由 Johnson & Johnson 公司研究开发，并成功用于治愈烧伤、烫伤及皮肤移植[130, 131]。Fontana 等[132, 133]的研究指出，BC 可作为暂时皮肤替代物治疗皮肤烧伤并吸收分泌物及含血组织。迄今为止，BC 的人工皮肤类商品很多，如 Biofill®、Gengiflex®等，主要用于烧伤皮肤的治疗。其中，BC 的医用商品 Biofill®是一种有效的皮肤移植物，已用于治疗皮肤烧伤及组织缺损。它由干燥的 BC 膜制成，允许气体渗入而不允许液体进入，在治疗三度烧伤、溃疡及褥疮时显示出良好的效果[134, 135]。

考虑到胶原（Col）是使用较为广泛的人工皮肤材料，具有低抗原性、生理活性等特点。万怡灶团队[136]探究了细菌纤维素/胶原（BC/Col）复合材料在组织工程人工皮肤支架方面的应用。采用生物纳米技术，通过静置培养以及修饰培养基的方法制备了 BC/Col 复合材料。他们观察了 BC/Col 的微观结构，测试了其应用于人工皮肤所要求的基本性质，包括孔径大小及分布、持水性、透湿性、力学性能、热稳定性、体外降解性能、生物相容性等，最终得出结论：BC/Col 复合材料的各项性能满足其作为人工皮肤的要求。

类似地，Wiegand 等[137]将 I 型胶原与 BC 进行原位复合，通过在 BC 膜中引入 I 型胶原，以改善 BC 在治疗慢性伤口方面的应用表现。研究结果表明，BC/Col 复合材料比纯 BC 更有效，并可以显著减少蛋白酶和白细胞素的量，进一步证明了 BC/Col 复合材料作为人工皮肤的潜力。

Lee 等[138]用超氧化物歧化酶浸渍 BC 制备了一种皮肤替代品，用于治疗三度烧伤。然而，由伤口或组织引起的 pH 的变化可能使这些酶失去高达 90% 的活性，因此这种方法在实际应用中面临挑战。为解决此问题，Hu 和 Catchmark[139]将缓冲液成分结合到 BC 中，以便为优选的酸性纤维素酶创建适宜的 pH 微环境。研究表明，该方法使纤维素酶的活性保持不变，而葡萄糖的释放量从 30% 增加到 97%。此外，材料在模拟体液（SBF）中的降解情况得到改善，其断裂应力和断裂伸长率如图 2-10 所示，未脱水样品在各种缓冲液中的断裂应力大于 18 MPa，断裂伸长率为 4%～8%。通常情况下，皮肤的断裂应力为 1.5～3.5 MPa，断裂伸长率为 5%～6%。他们的结果显示，所制备材料的力学性能接近或者优于人体皮肤，有望用作人工皮肤。

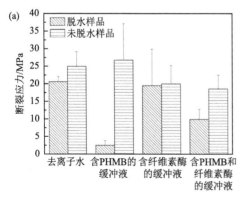
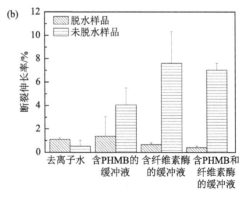

图 2-10　脱水和未脱水样品在去离子水、含有聚己亚甲基双胍盐酸盐（PHMB）的缓冲液、含有纤维素酶的缓冲液、含有 PHMB 和纤维素酶的缓冲液中断裂应力（a）和断裂伸长率（b）图[139]

毋庸置疑，BC 因其特有的物理化学性质而成为制备创伤敷料和人工皮肤的理想材料。而且，其性能还可通过结构调控、化学改性以及与其他材料复合等进行优化。目前，BC 应用于临床的产品还不多，而 BC 基人工皮肤缺乏相关的动物实验数据，尚需要系统而深入的研究。但是，随着研究的不断推进，相信具有更多功能的 BC 基敷料和人工皮肤将被开发并能够在未来应用于临床。

2.4 组织工程血管

众所周知，血管疾病是危及人类健康最常见的疾病之一，心血管疾病占人类死亡病因的首位。仅以心脏冠状动脉搭桥为例，在美国每年就有 55 万病例，并且呈逐年上升的趋势。其他的血管疾病（如动脉硬化，血栓栓塞性心、脑血管疾病等）使血管替代品一直处于急切和大量需求的状态[140]。因此，人工血管的研制具有极其重要的意义。目前主要的治疗手段是血管移植术，临床上应用的血管移植物主要有自体血管、异体血管和人工材料，但自体或异体的血管以及高分子材料人造血管因来源有限、免疫排斥反应、远期通畅率不佳、无生长能力等问题迫使人们努力寻找构建理想人工血管的新材料、新方法[141]。组织工程学的兴起为血管移植物的来源提供了一条有效的途径。血管组织工程是利用血管壁的正常细胞和生物可降解材料来制备、重建和再生血管替代材料的一门科学。组织工程技术可以实现在体外培植具有生物活性、结构和功能与自体血管相似的人工血管。

血管管壁结构一般可分为内膜、中膜和外膜。内膜最薄，主要由单层扁平上皮细胞构成。在内膜分界处有一层弹性纤维，对血管的舒缩有较好的作用。中膜最厚，主要由环形平滑肌组成。平滑肌细胞中间夹有弹性纤维，大动脉管壁内含较多弹性纤维。外膜主要由纤维结缔组织构成。大动脉外膜胶原纤维很多，有较好的抗张力功能，以防止血管过度扩张，使大动脉中的血压维持在一定范围。

目前，人工血管在替代大动脉血管方面已经取得满意的效果，临床应用的人工血管是内径大于 6 mm 的涤纶聚酯血管和膨体聚四氟乙烯（e-PTFE）血管。然而，小口径（＜6 mm）人工血管尚难满足临床需要，仍是人工血管替代品发展的瓶颈。

在组织学上，血管壁 ECM 主要由三层结构组成，其中中膜层有重要的生理意义，主要成分有胶原纤维和弹性蛋白，这种结构赋予血管良好的机械性能和顺应性。所以在设计和制造血管组织工程支架材料时，人们尽可能地模拟天然血管的 ECM 的成分、三维结构、生理功能及力学性能。近年来，血管顺应性逐渐受到重视，天然血管和人工血管之间顺应性的错配被认为是小口径血管移植失败的主要原因，致使小口径血管血栓形成及内膜增生，导致移植失败。天然血管和人工血管之间力学性质的不同，导致吻合口处血流动力学的改变，引起应力集中，增加了血栓的形成和新生内膜的增生。因此，理想的人工血管支架材料应该具有良好的生物相容性，以及与天然血管类似的化学与几何结构。

血管组织工程支架材料可以大致分为两大类，即天然材料和人工合成材料。天然材料与活体有着良好的相容性和顺应性，与细胞也有较强的黏附作用，免疫排斥弱，但天然材料的强度不够，不能很好地满足人工血管的强度要求。为了弥补天然材料的不足，人们也使用合成高分子材料作为血管组织工程支架材料，包括聚乳酸（PLA）、聚羟基乙酸（PGA）、聚乳酸基共聚物如聚乳酸-羟基乙酸共聚物（PLGA）等。但目前存在的最大问题是相容性较差，很容易发生栓塞，因而要通过各种方法改变支架的表面性质，如通过涂覆、改变带电性、嫁接基团及改善支架结构等。

可见，寻求新的血管组织工程支架材料仍然任重而道远。不过，近期被誉为自然赋予人类且被认为是下一个研究热点的 BC 天然生物纳米纤维很可能改变人工血管研究的现状。

2.4.1　细菌纤维素人工血管

BC 与天然纤维素有着相近的化学组成及结构，但 BC 却有着天然植物纤维素无法比拟的巨大优势。它有很多特殊的性质，包括适于制备人工血管的各种性质，主要包括纯度高、强度高、持水性高、血液相容性好、具有自主构建复杂结构的能力和独特的三维纳米网络结构等。

将 BC 应用于血管材料始于 20 世纪 90 年代初。Yamanaka 等[142]早在 1990 年申请的专利，阐述了制备 BC 管的方法，即通过改变培养条件获得了不同直径、厚度及长度的血管支架的雏形。2001 年，Klemm 等[50]利用 BC 制备出直径仅为 1 mm 的小口径血管支架，称其为 BASYC®，研究了该支架应用于显微外科手术的可能性，在未做任何修饰的情况下将其植入动物体内观察该血管支架周围组织的形成情况，取得了较好的实验结果。随后，他们又报道了 BASYC®在动物体内长期实验（1 年）的结果，进一步证实其完全符合显微外科中人工血管的物理和生物要求[143, 144]。在另一项为期 90 d 的生物学研究中，BASYC®在 8 个猪假肢的 7 个中保持了通畅，进一步研究表明假体上出现了上皮细胞，并形成了和天然血管一样的三种不同的分层结构，包括作为基底膜的内皮层、由胶原和平滑肌构成的中间层以及由纤维细胞构成的外层[145]。

2006 年，Bäckdahl 等[9]将平滑肌细胞种植于 BC 支架上，并与动脉血管及 e-PTFE 支架进行了对比，发现 BC 的应变性能与动脉血管具有相似性。他们还研究了平滑肌细胞种植在 BC 支架上的吸附、增殖和向内生长的情况。结果发现，在 BC 上吸附和增殖的平滑肌细胞在培养两周后可向内生长 40 μm。这个实验再次证明 BC 血管组织工程支架有利于细胞的黏附和生长。

纯 BC 由于致密的结构，往往会影响细胞向支架内部迁移，这是 BC 骨组织支架和皮肤支架上都存在的共性问题，解决这一问题的方式往往是采用致孔剂等手段来获得微孔结构。因此，BC 作为人工血管支架时仍需要考虑采用致孔剂等方法来改善其孔隙率。Bäckdahl 等[146]通过在 BC 培养基中加入不同尺寸的石蜡或淀粉颗粒（图 2-11），在除去致孔剂后得到了具有不同形态和相互连接的微孔 BC 支架。他们在得到的微孔支架上接种平滑肌细胞，发现平滑肌细胞不仅在表面扩散，还生长进入支架内部。

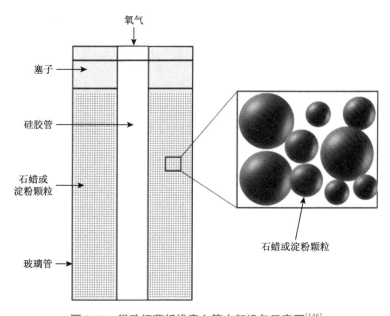

图 2-11　微孔细菌纤维素血管支架设备示意图[146]

此外，一些功能性物质被引入 BC 人工血管支架中以获得更加优异的性能。Zhu 等[147]将氧化石墨烯加入 BC 培养基中，原位培养形成细菌纤维素/氧化石墨烯（BC/GO）复合血管支架。研究结果发现，石墨烯通过氢键作用被固定在 BC 纤维网络中，这种复合材料显示出了比纯 BC 更好的生物相容性，且能刺激细胞增殖。因此，BC/GO 在人工血管领域有着很大的应用潜力。Andrade 等[148]将黏附多肽引入 BC 人工血管中发现，经修饰的 BC 能够增强内皮细胞黏附并刺激血管生成。万怡灶团队[149]首次将肝素复合进 BC 中，肝素中含有硫酸盐（图 2-12），使得 BC 人工血管具有抗凝血性能。

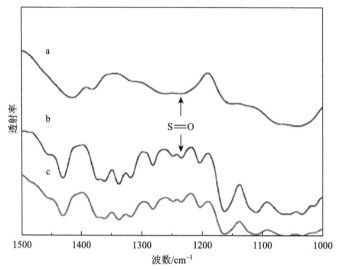

图 2-12 肝素（a）、细菌纤维素/肝素（b）和纯细菌纤维素（c）的红外光谱图[149]

人工血管应该具有和天然血管相似的力学性能。Putra 等[150]在内径小于 8 mm 的透氧性硅氧烷管中培养 BC，得到了具有理想长度、内径和厚度的管状 BC 水凝胶。该管状 BC 水凝胶具有单轴取向的原纤维，因而力学性能优异。但是纯的 BC 人工血管在弹性和顺应性方面尚存在不足。洪枫团队[151]采用热诱导相分离法将不同的 BC 管（S-BNC 管和 D-BNC 管）与聚乙烯醇（PVA）进行复合，得到多孔弹性复合管（S-BNC/PVA 管和 D-BNC/PVA 管）。试验结果表明，由于聚乙烯醇的引入，复合管的力学性能和水渗透性明显提高，是一种极具潜力的人工血管。除此之外，洪枫团队[152]还采用浸渍的方法复合得到细菌纤维素/壳聚糖复合管。壳聚糖的引入使得复合管在轴向和径向拉伸方面的力学性能均有所提高，但是弹性和延展性却有所降低，并且血液相容性稍有下降。通过进一步将 BC 管及其复合管通过化学交联的方法复合肝素，得到肝素化的细菌纤维素/壳聚糖复合管。研究结果表明，该复合管力学性能得到增强，血液相容性得到提高。此外，Brown 等[153]用交联剂戊二醛交联处理后制备的纤维蛋白/细菌纤维素（Fibrin/BC）复合材料与天然小口径血管的力学性能非常接近。纤维蛋白/细菌纤维素复合材料的时间依赖性、黏弹性行为与天然血管（牛冠状动脉）相似。这些复合材料还具有类似于天然小口径血管的拉伸强度、弹性模量、应力-应变响应等力学性能，但是其断裂伸长率却比天然血管低很多。

2.4.2 细菌纤维素人工血管制备方法

BC 人工血管通常采用特殊设计的设备进行原位发酵制得，目前常见的主要有四种装置。第一种装置是由垂直放置的管状玻璃管容器组成,其中心位置固定有玻璃管或者玻璃棒。通过 7～14 d 的静态培养后,中间的管状玻璃腔将被 BC 填满,从而获得 BC 人工血管。通过这种方式获得的人工血管一般长度不超过 20 mm。第二种装置是以具有特殊构造从而可以透过氧气的硅胶管为模板,在 BC 培养过程中通过硅胶管将氧气通入培养基中(图 2-11),静态培养数天后,在硅胶表面会形成一层 BC,从而获得 BC 人工血管。通过这种方式获得的人工血管一般很薄,力学性能较差。第三种装置是在中心有一个水平放置的玻璃棒,然后两个半管包围该玻璃棒形成一个水平的具有间隙的管状腔。将该装置放置在培养基表面,新形成的 BC 将会通过间隙生长到管状腔中并填满该管状腔,从而形成人工血管。这种方法可以得到不同厚度和尺寸的人工血管。但是以上三种装置都存在的一个问题是所培养形成的人工血管具有明显的多层结构。为了解决这一问题,洪枫团队[154]开发了一种双硅胶管系统来生产 BC 人工血管。这种装置[图 2-13(a)]由两个孔径不同的硅胶管组成,可同时通过内管壁和外管壁向中间的管状腔通氧气,从而获得了没有分层结构的 BC 人工血管[图 2-13(b)]。

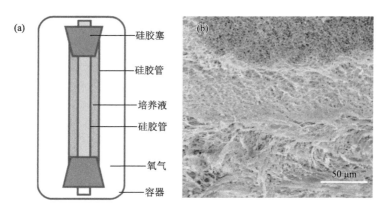

图 2-13 双硅胶管系统培养细菌纤维素血管示意图(a)以及通过这种装置培养的细菌纤维素血管横截面 SEM 照片(b)[154]

为了更快、更方便地制备符合要求的 BC 人工血管,研究人员发展了很多新的制备方法并取得了良好的效果。Zang 等[155]采用具有高氧渗透性的聚二甲基硅氧烷(PDMS)为管状模板培养 BC 人工血管,通过调整参数,得到了一系列长度为 100 mm、厚度为 1 mm、外径为 4 mm 或者 6 mm 的 BC 管。进一步的表征证明,该 BC 管具有作为血管支架合适的力学性能、高的热稳定性、精细的纳米纤维结构以及良好的生物相容性。Leitão 等[156]通过细针穿孔、成型、冷冻干燥等程序制备了具有良好的拉伸和缝合强度的 BC 基小口径血管。他们将 BC 基人工小血管通过手术植入家兔的后肢股动脉,结果显示所有 BC 基植入物都能良好地融入周围组织，无任何显著的纤维化或外部炎症。组织学分析发现，BC 三维网络结构在植入物的外膜侧和管腔侧上具有明显的细胞黏附和浸润。术后一个月，在管腔表面观察到 CD31 阳性细胞，这可能是从移植的股动脉游离过来的内皮细胞。新移植的血管保持了一个月的通畅。最近，Li 等[157]通过微流控技术将不同种类的细胞植入具有形状记忆功能的 BC 膜中，从而可以快速制备人工小血管。他们在展开的具有形状记忆功能的 BC 膜上通过微流控技术植入内皮细胞、平滑肌细胞和成纤维细胞，然后将膜重新卷成多层管，在管壁上具有多层的不同细胞，可以在体外模拟血管（图 2-14）。结果表明，BC 管（2 mm）无须细胞修饰，植入兔子的颈动脉后 21 d 保持无血栓通畅。这项研究为快速构建多层小直径 BC 管提供了一种新的策略。

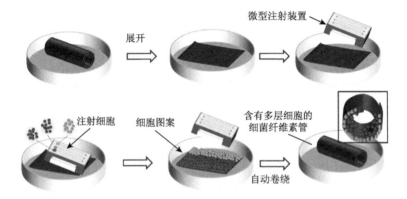

图 2-14　通过微流控技术在细菌纤维素膜植入三种细胞的示意图[157]

　　BC 人工血管已经取得了重要的进展，但是仍然存在诸多问题，如血管的再狭窄、长期使用性能无法保持等。因此，提高 BC 血管组织工程支架材料的血液相容性，尽快实现人工血管支架腔面完全内皮化，是今后需要解决的一个关键问题。此外，BC 血管的大批量生产以及生长过程的精细化控制也是一个需要解决的问题。

2.5　细菌纤维素人工角膜

　　眼角膜由无血管的结缔组织构成。它是眼球表面的一层透明组织，覆盖了虹膜、瞳孔以及前房等，它和虹膜一起对精细的眼球内部环境提供保护。角膜的厚度约占眼球外壁的 1/6，角膜对维持前房水的渗透压起到重要作用，同时还为眼睛提供大部分的屈光力，一旦角膜受到伤害，往往会直接导致患者视力的下降甚至失明。角膜疾病是造成视力丧失的主要原因之一。全球有超过百万的患者因角膜受损而失明，此外，每年仅因角膜外伤和溃疡就有约 20 万的新发病例成为角膜盲患者。在病理条件下，角膜会丧失透明性。为了扭转视力丧失，通过角膜移植术用人工角膜替代受损角膜是治疗角膜疾病的常用方法。然而，干眼症、移植排斥以及供体短缺等都使得角膜移植术的成功率大大下降。

随着组织工程的迅速发展，在体外构建人工角膜修复材料成为可能，但是其中最主要的难题之一是如何构建具有良好力学性能和光学性能以及良好生物活性的角膜修复材料。因此，构建人工角膜的核心是获得具有仿生结构和功能的角膜材料。目前，构建人工角膜的材料主要包括各种透明性高的人工合成材料，如聚乙烯醇、聚乳酸及其共聚物等；具有较好韧性和透明性的天然组织羊膜；各种天然高分子，包括胶原、丝素蛋白、壳聚糖、明胶、透明质酸等；脱细胞基质，主要包括各种异种生物的角膜组织，以及摒弃支架材料的细胞片工程材料。虽然应用于角膜的支架材料很多，但都存在着不同程度的缺陷，因此有必要开发新的人工角膜支架。

万怡灶团队研究发现，BC 具有极佳的透光性、生物相容性，且具有三维网络结构，改变培养条件可以获得和角膜相似的仿生结构，因此可作为一种新型的角膜支架材料（图 2-15）。初步的研究结果显示，上皮细胞和角膜基质细胞可以在 BC 支架上生长和增殖。此外，为了进一步提高 BC 的性能，使其更加适用于人工角膜材料，他们还通过冷冻熔融法制备了细菌纤维素/聚乙烯醇（BC/PVA）复合材料。研究结果表明，BC/PVA 复合材料的含水率仍然高达 73%，与天然角膜的含水率（78%）非常接近，其透光性可达 90%以上。他们还测试了这种复合材料的热稳定性和力学性能，发现其均满足人工角膜材料的要求。因此，BC 及其复合材料在角膜组织工程应用中具有巨大的应用前景。

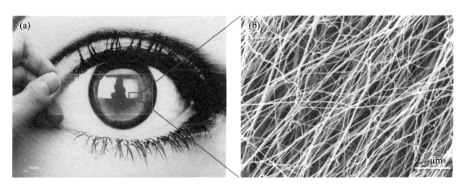

图 2-15　（a）具有高透光性的细菌纤维素膜数码照片；（b）扫描电子显微镜照片显示细菌纤维素膜由纳米纤维组成

尽管如此，作为角膜组织工程支架材料，BC 的水分挥发速率过快，这将会影响其作为角膜材料的使用，是今后 BC 角膜支架材料亟待解决的一个问题。但是我们相信，随着研究的不断深入，必将会出现能够应用于临床的 BC 人工角膜材料。

其他组织工程支架

事实上，BC 因为其优异的性能，已经越来越广泛地应用到各种组织工程支架上，虽然研究成果不多，但是初步的探索已经显示出 BC 在心脏假体、尿路导管修复、视网膜修复等领域具有巨大的潜力，也为 BC 支架的应用拓宽了思路和领域。

2.6.1　心脏假体

心脏病是一种常见的循环系统疾病。当心脏瓣膜病变严重而不能用瓣膜分离手术或修补手术恢复或改善瓣膜功能时，则需移植心脏假体。心脏假体是指用合适的人造瓣膜代替患病的心脏瓣膜，这种先进的手术疗法可以降低心脏病患者的发病率和死亡率。目前，多种心脏假体通过了测试，其中一些已经应用于临床。然而，现有的材料在长期使用中存在局限性，如钙化、与血液的氧化反应和严重的副作用等。因此，为了寻找新型材料用于制造人造心脏瓣膜，研究人员投入了大量的心血。

近年来，细菌纤维素/聚乙烯醇（BC/PVA）复合材料在生物医学方面的应用成为人们研究的热点。Leitão 等[158, 159]基于 Factor-XII激活、血浆再钙化、全血凝固时间、补体激活、溶血指数以及血小板黏附和活化等因素研究了 BC/PVA 纳米复合材料的血液相容性。结果表明，这些材料具有良好的血液相容性，并且 BC 和 BC/PVA 复合材料的血小板黏附和活化性能均优于 e-PTFE。因此，BC/PVA 复合材料在心脏假体应用中有巨大的潜力。

Castro 等[160]也做了类似的研究。他们用可生物降解的聚乙烯醇基纳米复合材料增强细菌纤维素。通过乙二醛将聚乙烯醇交联，以避免其在纯化过程中流失，得到的材料在水环境中具有出色的尺寸和热机械稳定性。Mohammadi 等[161]使用 BC/PVA 复合材料制造心脏瓣膜小叶；通过在受热循环（低温）的情况下对复合材料施加受控应变以研究其力学性能，结果表明这些复合材料具有与猪心脏瓣膜相似的力学性能。

同样地，Chen 等[162]将 BC 浸泡在碳酸钙（$CaCO_3$）和磷酸二钙脱水剂的碱性溶液中，制备细菌纤维素/羟基磷灰石（BC/HAp）复合材料，实验样品的抗压强度达到了 141.36 MPa。由于具有较高的耐压缩性能和较低的内毒素水平，所制备的生物复合材料可以作为人造心脏瓣膜的填充材料，因此在人造心脏瓣膜等领域具有广阔的应用前景。

2.6.2　尿路导管修复

根据美国癌症协会的报告，膀胱癌是美国第二大泌尿系统恶性肿瘤，仅次于前列腺癌。男性发生膀胱癌的概率约为 1/27，女性约为 1/85。为了治疗已经侵入膀胱肌肉的恶性肿瘤，在手术切除肿瘤后，经常使用小肠或大肠创建泌尿系统储液囊。膀胱癌患者在切除膀胱后，其尿流改道通常采用回肠管或植入人工膀胱。然而，这种改道易引起一些并发症，包括感染风险增加等。因此，将从患者收获的自体细胞种植在生物材料支架上用以再生尿路导管系统，是比较合理的选择。

Bodin 等[163]制备了微孔 BC 支架用于接种人尿源干细胞，以求形成用于尿流改道的组织工程导管。其结果分析显示，干细胞可以在 BC 支架上诱导分化成尿路上皮细胞和平滑肌细胞。Huang 等[164]利用原位复合法，将明胶（gelatin，Gel）海绵置于 BC 培养液中，使 BC 贯穿于三维网络的明胶海绵中，得到细菌纤维素/明胶（BC/Gel）多孔三维网络支架。兔子体内尿道重建的实验结果表明，BC/Gel 促进了尿道组织再生，并且在术后 3 个月尿道的宏观检查和逆行尿道图显示所有尿道均保持了较宽的口径，未发现炎症反应。这种组织工程支架在泌尿系统组织再生领域具有良好的应用前景，但是还面临着许多挑战。

2.6.3　视网膜色素上皮基质修复

年龄相关性黄斑变性（AMD）是不可逆性视力丧失的主要原因之一。视网膜色素上皮层容易受 AMD 影响，从而导致光受体损伤。移植的视网膜色素上皮层细胞可以修复光受体，因此将视网膜色素上皮层细胞种植于布鲁赫膜（BM）假体上是治疗 AMD 的重要方法。

BC 的独特性质使其能够成为新一代 BM 假体。Kharaghani 等[165]发现细菌纤维素/透明质酸/聚乙烯醇（BC/HA/PVA）复合材料可以明显促进视网膜色素上皮层细胞的增殖。Gonçalves 等[166]也证实，修饰后的 BC 作为 BM 底物具有可行性。在所有被修饰的 BC 底物中，发现乙酰化的 BC 基底在力学性能、细胞黏附和增殖以及内毒素含量等方面有很大的优势。与未修饰的 BC 相比，表面修饰后的 BC 细胞黏附更好，并且与其他修饰的 BC 基底相比，乙酰化的 BC 具有更好的细胞黏附和增殖性能。为了进一步研究视网膜色素上皮层的形态和功能，在乙酰化的 BC 基底表面涂覆膀胱基质（UBM）用于视网膜色素上皮层细胞的黏附和增殖检测。有趣的是，这些基底促进视网膜色素上皮层细胞的发育，并使其具有所需的表型，即表现为具有微绒毛的多角形细胞。这种表型表达了细胞骨架和代谢蛋白。膀胱基质涂覆的基底表现出适当的力学性能和优异的物理化学性能，如无残留的内毒素、低膨胀率和高力学强度、未发生水解降解的迹象等。因此，膀胱基质涂覆的乙酰化的 BC 基材拥有视网膜色素上皮层所需的大部分特性，这代表了眼科领域的巨大进步。

此外，BC 支架材料还可作为神经植入物促进神经再生[60, 167, 168]；用于韧带和肌腱修复，具有与天然肌腱和韧带接近的力学性能[169, 170]；修复鼓膜，显著增加了鼓膜愈合率，并且鼓膜功能的恢复比自发愈合效果更好[171]。随着对 BC 研究的不断深入，将会有更多种类的 BC 组织工程支架材料诞生，必将在组织工程和再生医学领域发挥越来越重要的作用。

参 考 文 献

[1] 何进，郭云珠，曹慧玲，等. 组织工程支架研究进展. 材料导报，2012，26（3）：73-77.

[2] Freed L E，Vunjak-Novakovic G，Biron R J，et al. Biodegradable polymer scaffolds for tissue engineering. Nature Biotechnology，1994，12（7）：689-693.

[3] Hutmacher D W. Scaffolds in tissue engineering bone and cartilage. Biomaterials，2000，21（24）：2529-2543.

[4] 郭文锦，潘巨利. 骨组织工程支架材料的研究进展. 北京口腔医学，2009，17（1）：55-57.

[5] Khan F，Dahman Y. A novel approach for the utilization of biocellulose nanofibres in polyurethane nanocomposites for potential applications in bone tissue implants. Designed Monomers and Polymers，2012，15（1）：1-29.

[6] Ullah H，Wahid F，Santos H A，et al. Advances in biomedical and pharmaceutical applications of functional bacterial cellulose-based nanocomposites. Carbohydrate Polymers，2016，150：330-352.

[7] Stumpf T R，Yang X，Zhang J，et al. *In situ* and *ex situ* modifications of bacterial cellulose for applications in tissue engineering. Materials Science and Engineering：C，2018，82：372-383.

[8] Ramalingam M，Ramakrishna S. Nanofiber Composites for Biomedical Applications. Cambridge：Woodhead Publishing，2017.

[9] Bäckdahl H，Helenius G，Bodin A，et al. Mechanical properties of bacterial cellulose and interactions with smooth muscle cells. Biomaterials，2006，27（9）：2141-2149.

[10] Zaborowska M，Bodin A，Baeckdahl H，et al. Microporous bacterial cellulose as a potential scaffold for bone regeneration. Acta Biomaterialia，2010，6（7）：2540-2547.

[11] Salgado A J，Coutinho O P，Reis R L. Bone tissue engineering：state of the art and future trends. Macromolecular Bioscience，2010，4（8）：743-765.

[12] Saiz E，Zimmermann E A，Lee J S，et al. Perspectives on the role of nanotechnology in bone tissue engineering. Dental Materials，2013，29（1）：103-115.

[13] Granja P L，Barbosa M A，Pouységu L，et al. Cellulose phosphates as biomaterials. Mineralization of chemically modified regenerated cellulose hydrogels. Journal of Materials Science，2001，36（9）：2163-2172.

[14] Wan Y Z，Huang Y，Yuan C D，et al. Biomimetic synthesis of hydroxyapatite/bacterial cellulose nanocomposites for biomedical applications. Materials Science and Engineering：C，2007，27（4）：855-864.

[15] Yin N，Chen S Y，Ouyang Y，et al. Biomimetic mineralization synthesis of hydroxyapatite bacterial cellulose nanocomposites. Progress in Natural Science：Materials International，2011，21（6）：472-477.

[16] Park M，Lee D，Shin S，et al. Effect of negatively charged cellulose nanofibers on the dispersion of hydroxyapatite nanoparticles for scaffolds in bone tissue engineering. Colloids and Surfaces B：Biointerfaces，2015，130：222-228.

[17] Zimmermann K A，Leblanc J M，Sheets K T，et al. Biomimetic design of a bacterial cellulose/hydroxyapatite nanocomposite for bone healing applications. Materials Science and Engineering：C，2011，31（1）：43-49.

[18] Gao C，Wan Y Z，Lei X W，et al. Polylysine coated bacterial cellulose nanofibers as novel templates for bone-like apatite deposition. Cellulose，2011，18（6）：1555-1561.

[19] Grande C J，Torres F G，Gomez C M，et al. Nanocomposites of bacterial cellulose/hydroxyapatite for biomedical applications. Acta Biomaterialia，2009，5（5）：1605-1615.

[20] Saska S，Teixeira L N，Oliveira P T D，et al. Bacterial cellulose-collagen nanocomposite for bone tissue engineering. Journal of Materials Chemistry，2012，22（41）：22102-22112.

[21] Ran J B，Jiang P，Liu S N，et al. Constructing multi-component organic/inorganic composite bacterial cellulose-gelatin/hydroxyapatite double-network scaffold platform for stem cell-mediated bone tissue engineering. Materials Science and Engineering：C，2017，78：130-140.

[22] 吴军成，霍然，吕仁荣. 软骨组织工程中支架材料的文献回顾. 中国组织工程研究，2012，16（3）：522-526.

[23] 刘清宇，王富友，杨柳. 关节软骨组织工程支架的研究进展. 中国修复重建外科杂志，2012（10）：1247-1250.

[24] Rajwade J M，Paknikar K M，Kumbhar J V. Applications of bacterial cellulose and its composites in biomedicine. Applied Microbiology and Biotechnology，2015，99（6）：2491-2511.

[25] Sulaeva I，Henniges U，Rosenau T，et al. Bacterial cellulose as a material for wound treatment：properties and modifications. A Review. Biotechnology Advances，2015，33（8）：1547-1571.

[26] Qiu K，Netravali A N. A Review of fabrication and applications of bacterial cellulose based nanocomposites. Polymer Reviews，2014，54（4）：598-626.

[27] Shah N，Ul-Islam M，Khattak W A，et al. Overview of bacterial cellulose composites：a multipurpose advanced material. Carbohydrate Polymers，2013，98（2）：1585-1598.

[28] Svensson A，Nicklasson E，Harrah T，et al. Bacterial cellulose as a potential scaffold for tissue engineering of cartilage. Biomaterials，2005，26（4）：419-431.

[29] Kumbhar J V，Bodas D S，Paknikar K M，et al. *In vitro* and *in vivo* studies of a novel bacterial cellulose-based acellular bilayer nanocomposite scaffold for the repair of osteochondral defects. International Journal of Nanomedicine，2017，12：6437-6459.

[30] Andersson J，Stenhamre H，Backdahl H，et al. Behavior of human chondrocytes in engineered porous bacterial cellulose scaffolds. Journal of Biomedical Materials Research Part A，2010，94（4）：1124-1132.

[31] Lopes J L，Machado J M，Castanheira L，et al. Friction and wear behaviour of bacterial cellulose against articular cartilage. Wear，2011，271（9）：2328-2333.

[32] Millon L E，Oates C J，Wan W. Compression properties of polyvinyl alcohol-bacterial cellulose nanocomposite. Journal of Biomedical Materials Research Part B，2010，90（2）：922-929.

[33] Bodin A，Concaro S，Brittberg M，et al. Bacterial cellulose as a potential meniscus implant. Journal of Tissue Engineering and Regenerative Medicine，2010，1（5）：406-408.

[34] Martínez H，Brackmann C，Enejder A，et al. Mechanical stimulation of fibroblasts in micro-channeled bacterial cellulose scaffolds enhances production of oriented collagen fibers. Journal of Biomedical Materials Research Part A，2012，100（4）：948-957.

[35] Ul-Islam M, Khan S, Ullah M W, et al. Bacterial cellulose composites: synthetic strategies and multiple applications in bio-medical and electro-conductive fields. Biotechnology Journal, 2015, 10 (12): 1847-1861.

[36] Nimeskern L, Ávila H M, Sundberg J, et al. Mechanical evaluation of bacterial nanocellulose as an implant material for ear cartilage replacement. Journal of the Mechanical Behavior of Biomedical Materials, 2013, 22 (3): 12-21.

[37] Ávila H M, Schwarz S, Feldmann E M, et al. Biocompatibility evaluation of densified bacterial nanocellulose hydrogel as an implant material for auricular cartilage regeneration. Applied Microbiology and Biotechnology, 2014, 98 (17): 7423-7435.

[38] Ávila H M, Feldmann E M, Pleumeekers M M, et al. Novel bilayer bacterial nanocellulose scaffold supports neocartilage formation *in vitro* and *in vivo*. Biomaterials, 2015, 44: 122-133.

[39] 徐伟力, 朱伟民, 黄江鸿, 等. 软骨组织工程支架材料研究进展. 国际骨科学杂志, 2014, 35 (4): 247-249.

[40] Wang Y S, Yuan X L, Yu K, et al. Fabrication of nanofibrous microcarriers mimicking extracellular matrix for functional microtissue formation and cartilage regeneration. Biomaterials, 2018, 171: 118-132.

[41] Akaraonye E, Filip J, Safarikova M, et al. Composite scaffolds for cartilage tissue engineering based on natural polymers of bacterial origin, thermoplastic poly (3-hydroxybutyrate) and micro-fibrillated bacterial cellulose. Polymer International, 2016, 65 (7): 780-791.

[42] Chua A W C, Tan B K, Chong S J, et al. Skin tissue engineering advances in severe burns: review and therapeutic applications. Burns and Trauma, 2016, 4 (3): 1-14.

[43] Sundaramurthi D, Krishnan U M, Sethuraman S. Electrospun nanofibers as scaffolds for skin tissue engineering. Polymer Reviews, 2014, 54 (2): 348-376.

[44] Simoes D, Miguel S P, Ribeiro M P, et al. Recent advances on antimicrobial wound dressing: a review. European Journal of Pharmaceutics and Biopharmaceutics, 2018, 127: 130-141.

[45] Bergstrom N, Horn S D, Smout R J, et al. The national pressure ulcer long-term care study: outcomes of pressure ulcer treatments in long-term care. Journal of the American Geriatrics Society, 2005, 53 (10): 1721-1729.

[46] Lee J C, Kandula S, Sherber N S. Beyond wet-to-dry: a rational approach to treating chronic wounds. Eplasty, 2009, 9: 131-137.

[47] Fonder M A, Lazarus G S, Cowan D A, et al. Treating the chronic wound: a practical approach to the care of nonhealing wounds and wound care dressings. Journal of the American Academy of Dermatology, 2008, 58 (2): 185-206.

[48] Watson N F S, Hodgkin W. Wound dressings. Surgery, 2005, 23 (2): 52-55.

[49] Lagana G, Anderson E H. Moisture dressings: the new standard in wound care. The Journal for Nurse Practitioners, 2010, 6 (5): 366-370.

[50] Klemm D, Schumann D, Udhardt U, et al. Bacterial synthesized cellulose-artificial blood vessels for microsurgery. Progress in Polymer Science, 2001, 26 (9): 1561-1603.

[51] Czaja W, Krystynowicz A, Bielecki S, et al. Microbial cellulose-the natural power to heal wounds. Biomaterials, 2006, 27 (2): 145-151.

[52] Czaja W K, Young D J, Kawecki M, et al. The future prospects of microbial cellulose in biomedical applications. Biomacromolecules, 2007, 8 (1): 1-12.

[53] Finkenstadt V L. Natural polysaccharides as electroactive polymers. Applied Microbiology and Biotechnology, 2005, 67 (6): 735-745.

[54] Petersen N, Gatenholm P. Bacterial cellulose-based materials and medical devices: current state and perspectives.

Applied Microbiology and Biotechnology，2011，91（5）：1277-1286.

[55] Portal O，Clark W A，Levinson D J. Microbial cellulose wound dressing in the treatment of nonhealing lower extremity ulcers. Wounds，2009，21（1）：1-3.

[56] Boateng J S，Matthews K H，Stevens H N E，et al. Wound healing dressings and drug delivery systems：a review. Journal of Pharmaceutical Sciences，2008，97（8）：2892-2923.

[57] Alavi A，Sibbald R G，Mayer D. Diabetic foot ulcers：part Ⅱ. Management. Journal of the American Academy of Dermatology，2014，1：21.e1-21.e24.

[58] Sharma C，Bhardwaj N K. Bacterial nanocellulose：present status，biomedical applications and future perspectives. Materials Science and Engineering：C，2019，104：109963.

[59] 罗争辉，张家平. 细菌纤维复合抗菌敷料的研究进展. 中华烧伤杂志，2018，34（5）：314-317.

[60] Zhu C G，Li F，Zhou X Y，et al. Kombucha-synthesized bacterial cellulose：preparation，characterization，and biocompatibility evaluation. Journal of Biomedical Materials Research Part A，2014，102（5）：1548-1557.

[61] Kucinska-Lipka J，Gubanska I，Janik H. Bacterial cellulose in the field of wound healing and regenerative medicine of skin：recent trends and future prospectives. Polymer Bulletin，2015，72（9）：2399-2419.

[62] Agarwal A，McAnulty J F，Schurr M J，et al. Polymeric materials for chronic wound and burn dressings//Farrar D. Advanced Wound Repair Therapies. Cambridge：Woodhead Publishing，2011：186-208.

[63] Ovington L G. Advances in wound dressings. Clinics in Dermatology，2007，25（1）：33-38.

[64] Gelin K，Bodin A，Gatenholm P，et al. Characterization of water in bacterial cellulose using dielectric spectroscopy and electron microscopy. Polymer，2007，48（26）：7623-7631.

[65] Meftahi A，Khajavi R，Rashidi A，et al. The effects of cotton gauze coating with microbial cellulose. Cellulose，2010，17（1）：199-204.

[66] Eberlein T，Haemmerle G，Signer M，et al. Comparison of PHMB-containing dressing and silver dressings in patients with critically colonised or locally infected wounds. Journal of Wound Care，2012，21（1）：12-20.

[67] Morgado P I，Aguiar-Ricardo A，Correia I J. Asymmetric membranes as ideal wound dressings：an overview on production methods，structure，properties and performance relationship. Journal of Membrane Science，2015，490：139-151.

[68] Carvalho T，Guedes G，Sousa F L，et al. Latest advances on bacterial cellulose-based materials for wound healing，delivery systems and tissue engineering. Biotechnology Journal，2019，14（12）：1900059.

[69] Hu W L，Chen S Y，Yang J X，et al. Functionalized bacterial cellulose derivatives and nanocomposites. Carbohydrate Polymers，2014，101：1043-1060.

[70] Chen S L，Huang Y J. Bacterial cellulose nanofibers decorated with phthalocyanine：preparation，characterization and dye removal performance. Materials Letters，2015，142：235-237.

[71] Zhang J，Chang P，Zhang C，et al. Immobilization of lecithin on bacterial cellulose nanofibers for improved biological functions. Reactive and Functional Polymers，2015，91-92：100-107.

[72] Förch R，Duque L，Lotz A. Antimicrobial bioactive polymer coatings//Hashmi S，Batalha G F，van Tyne C J，et al. Comprehensive Materials Processing. Oxford：Elsevier，2014：449-461.

[73] Cutting K F，Butcher M. DACC antimicrobial technology：a new paradigm in bioburden management. Journal of Wound Care，2011，20（5）：1-19.

[74] Guo L Y，Yuan W Y，Lu Z S，et al. Polymer/nanosilver composite coatings for antibacterial applications. Colloids and Surfaces A，2013，439：69-83.

[75] Maneerung T，Tokura S，Rujiravanit R. Impregnation of silver nanoparticles into bacterial cellulose for

antimicrobial wound dressing. Carbohydrate Polymers, 2008, 72 (1): 43-51.

[76] Dobre L M, Stroescu M, Jipa I M, et al. Modelling of sorbic acid diffusion through bacterial cellulose-based antimicrobial films. Chemical Papers, 2012, 66 (2): 144-151.

[77] Jung R, Kim Y, Kim H S, et al. Antimicrobial properties of hydrated cellulose membranes with silver nanoparticles. Journal of Biomaterials Science-Polymer Edition, 2009, 20 (3): 311-324.

[78] Pinto R J, Marques P A, Neto C P, et al. Antibacterial activity of nanocomposites of silver and bacterial or vegetable cellulosic fibers. Acta Biomaterialia, 2009, 5 (6): 2279-2289.

[79] Sureshkumar M, Siswanto D Y, Lee C K. Magnetic antimicrobial nanocomposite based on bacterial cellulose and silver nanoparticles. Journal of Materials Chemistry, 2010, 20 (33): 6948-6955.

[80] Luan J B, Wu J, Zheng Y D, et al. Impregnation of silver sulfadiazine into bacterial cellulose for antimicrobial and biocompatible wound dressing. Biomedical Materials, 2012, 7 (6): 065006.

[81] Rosenman K D, Moss A, Kon S. Argyria: clinical implications of exposure to silver nitrate and silver oxide. Journal of Occupational Medicine and Toxicology, 1979, 21 (6): 430-435.

[82] Pinto R J, Daina S, Sadocco P, et al. Antibacterial activity of nanocomposites of copper and cellulose. BioMed Research International, 2013, 2013 (1-2): 280512.

[83] Gutierrez J, Tercjak A, Algar I, et al. Conductive properties of TiO$_2$/bacterial cellulose hybrid fibres. Journal of Colloid and Interface Science, 2012, 377: 88-93.

[84] Katepetch C, Rujiravanit R, Tamura H. Formation of nanocrystalline ZnO particles into bacterial cellulose pellicle by ultrasonic-assisted in situ synthesis. Cellulose, 2013, 20 (3): 1275-1292.

[85] Ul-Islam M, Khan T, Khattak W A, et al. Bacterial cellulose-MMTs nanoreinforced composite films: novel wound dressing material with antibacterial properties. Cellulose, 2013, 20 (2): 589-596.

[86] Shao W, Liu H, Liu X F, et al. Anti-bacterial performances and biocompatibility of bacterial cellulose/graphene oxide composites. RSC Advances, 2015, 5 (7): 4795-4803.

[87] Jiang T, James R, Kumbar S G, et al. Chitosan as a biomaterial: structure, properties, and applications in tissue engineering and drug delivery//Kumbar S G, Laurencin C T, Deng M. Natural and Synthetic Biomedical Polymers. Oxford: Elsevier, 2014: 91-113.

[88] Khan T, Park J K, Kwon J H. Functional biopolymers produced by biochemical technology considering applications in food engineering. Korean Journal of Chemical Engineering, 2007, 24 (5): 816-826.

[89] Lin W C, Lien C C, Yeh H J, et al. Bacterial cellulose and bacterial cellulose-chitosan membranes for wound dressing applications. Carbohydrate Polymers, 2013, 94 (1): 603-611.

[90] Butchosa N, Brown C, Larsson P T, et al. Nanocomposites of bacterial cellulose nanofibers and chitin nanocrystals: fabrication, characterization and bactericidal activity. Green Chemistry, 2013, 15 (12): 3404-3413.

[91] 王静. 一种细菌纤维素/姜黄素复合材料的制备及表征. 复合材料学报, 2018, 35 (7): 1897-1902.

[92] Figueiredo A R P, Figueiredo A G P R, Silva N H C S, et al. Antimicrobial bacterial cellulose nanocomposites prepared by in situ polymerization of 2-aminoethyl methacrylate. Carbohydrate Polymers, 2015, 123: 443-453.

[93] Barud H D S, Saska S, Mestieri L B, et al. Antimicrobial brazilian propolis (EPP-AF) containing biocellulose membranes as promising biomaterial for skin wound healing. Evidence-Based Complementary and Alternative Medicine, 2013, 2013 (1-2): 703024.

[94] Yang G, Xie J J, Hong F, et al. Antimicrobial activity of silver nanoparticle impregnated bacterial cellulose membrane: effect of fermentation carbon sources of bacterial cellulose. Carbohydrate Polymers, 2012, 87 (1): 839-845.

[95] Serafica G，Mormino R，Oster G A，et al. Microbial cellulose wound dressing for treating chronic wounds：US7390499. 2008-06-24.

[96] Nikaido H. Prevention of drug access to bacterial targets：permeability barriers and active efflux. Science，1994，264（5157）：382-388.

[97] Wei B，Yang G，Hong F. Preparation and evaluation of a kind of bacterial cellulose dry films with antibacterial properties. Carbohydrate Polymers，2011，84（1）：533-538.

[98] Moritz S，Wiegand C，Wesarg F，et al. Active wound dressings based on bacterial nanocellulose as drug delivery system for octenidine. International Journal of Pharmaceutics，2014，471（1）：45-55.

[99] Van't Hof W，Veerman E C，Heimerhorst E J，et al. Antimicrobial peptides：properties and applicability. Biological Chemistry，2001，382（4）：597-619.

[100] Basmaji P，de Olyveira G M，dos Santos M L，et al. Novel antimicrobial peptides bacterial cellulose obtained by symbioses culture between polyhexanide biguanide（PHMB）and green tea. Journal of Biomaterials and Tissue Engineering，2014，4：59-64.

[101] Fursatz M，Skog M，Sivler P，et al. Functionalization of bacterial cellulose wound dressings with the antimicrobial peptide ε-poly-L-lysine. Biomedical Materials，2018，13（2）：025014.

[102] Xaplanteri M A，Andreou A，Dinos G P，et al. Effect of polyamines on the inhibition of peptidyltransferase by antibiotics：revisiting the mechanism of chloramphenicol action. Nucleic Acids Research，2003，31（17）：5074-5083.

[103] Laçin N T. Development of biodegradable antibacterial cellulose based hydrogel membranes for wound healing. International Journal of Biological Macromolecules，2014，67：22-27.

[104] Shao W，Wu J M，Liu H，et al. Novel bioactive surface functionalization of bacterial cellulose membrane. Carbohydrate Polymers，2017，178：270-276.

[105] Fernandes S C M，Sadocco P，Alonso-Varona A，et al. Bioinspired antimicrobial and biocompatible bacterial cellulose membranes obtained by surface functionalization with aminoalkyl groups. ACS Applied Materials and Interfaces，2013，5（8）：3290-3297.

[106] Rouabhia M，Asselin J，Tazi N，et al. Production of biocompatible and antimicrobial bacterial cellulose polymers functionalized by RGDC grafting groups and gentamicin. ACS Applied Materials and Interfaces，2014，6（3）：1439-1446.

[107] Dong C，Qian L Y，Zhao G L，et al. Preparation of antimicrobial cellulose fibers by grafting β-cyclodextrin and inclusion with antibiotics. Materials Letters，2014，124：181-183.

[108] Torres G F，Commeaux S，Troncoso P O. Biocompatibility of bacterial cellulose based biomaterials. Journal of Functional biomaterials，2012，3（4）：864-878.

[109] Buxboim A，Discher D E. Mechanical interactions between cells and tissues//Matyjaszewski K，Möller M. Polymer Science：A Comprehensive Reference. Amsterdam：Elsevier，2012：201-209.

[110] Yin N，Stilwell M D，Santos T M A，et al. Agarose particle-templated porous bacterial cellulose and its application in cartilage growth in vitro. Acta Biomaterialia，2015，12：129-138.

[111] Oliveira Barud H G，Barud H d S，Cavicchioli M，et al. Preparation and characterization of a bacterial cellulose/silk fibroin sponge scaffold for tissue regeneration. Carbohydrate Polymers，2015，128：41-51.

[112] Tang W H，Jia S R，Jia Y Y，et al. The influence of fermentation conditions and post-treatment methods on porosity of bacterial cellulose membrane. World Journal of Microbiology and Biotechnology，2010，26（1）：125-131.

[113] Yin N，Chen S Y，Li Z，et al. Porous bacterial cellulose prepared by a facile surfactant-assisted foaming method in

azodicarbonamide-NaOH aqueous solution. Materials Letters, 2012, 81: 131-134.

[114] de Olyveira G M, Costa L M M, Basmaji P. Physically modified bacterial cellulose as alternative routes for transdermal drug delivery. Journal of Biomaterials and Tissue Engineering, 2013, 3 (2): 227-232.

[115] Pertile R A N, Andrade F K, Alves C, et al. Surface modification of bacterial cellulose by nitrogen-containing plasma for improved interaction with cells. Carbohydrate Polymers, 2010, 82 (3): 692-698.

[116] Taokaew S, Phisalaphong M, Newby B m Z. Modification of bacterial cellulose with organosilanes to improve attachment and spreading of human fibroblasts. Cellulose, 2015, 22 (4): 2311-2324.

[117] Andrade F K, Alexandre N, Amorim I, et al. Studies on the biocompatibility of bacterial cellulose. Journal of Bioactive and Compatible Polymers, 2013, 28 (1): 97-112.

[118] Zhao J J, Hu L, Gong N Y, et al. The effects of macrophage-stimulating protein on the migration, proliferation, and collagen synthesis of skin fibroblasts in vitro and in vivo. Tissue Engineering Part A, 2014, 21 (5-6): 982-991.

[119] Cai Z J, Yang G. Bacterial cellulose/collagen composite: characterization and first evaluation of cytocompatibility. Journal of Applied Polymer Science, 2011, 120 (5): 2938-2944.

[120] Wang J, Wan Y Z, Luo H L, et al. Immobilization of gelatin on bacterial cellulose nanofibers surface via crosslinking technique. Materials Science and Engineering: C, 2012, 32 (3): 536-541.

[121] Li Y, Jiang H, Zheng W F, et al. Bacterial cellulose-hyaluronan nanocomposite biomaterials as wound dressings for severe skin injury repair. Journal of Materials Chemistry B, 2015, 3 (17): 3498-3507.

[122] Kim J, Cai Z J, Chen Y. Biocompatible bacterial cellulose composites for biomedical application. Journal of Nanotechnology in Engineering and Medicine, 2009, 1 (1): 011006.

[123] Figueiredo A G, Figueiredo A R, Alonsovarona A, et al. Biocompatible bacterial cellulose-poly (2-hydroxyethyl methacrylate) nanocomposite films. BioMed Research International, 2013, 2013 (3): 698141.

[124] Wanna D, Alam C, Toivola D M, et al. Bacterial cellulose-kaolin nanocomposites for application as biomedical wound healing materials. Advances in Natural Sciences: Nanoscience and Nanotechnology, 2013, 4 (4): 045002.

[125] Ul-Islam M, Khan T, Park J K. Water holding and release properties of bacterial cellulose obtained by in situ and ex situ modification. Carbohydrate Polymers, 2012, 88 (2): 596-603.

[126] Chen S Y, Zou Y, Yan Z Y, et al. Carboxymethylated-bacterial cellulose for copper and lead ion removal. Journal of Hazardous Materials, 2009, 161 (2): 1355-1359.

[127] Phisalaphong M, Suwanmajo T, Tammarate P. Synthesis and characterization of bacterial cellulose/alginate blend membranes. Journal of Applied Polymer Science, 2007, 107 (5): 3419-3424.

[128] Saibuatong O, Phisalaphong M. Novo aloe vera-bacterial cellulose composite film from biosynthesis. Carbohydrate Polymers, 2010, 79 (2): 455-460.

[129] Almeida I F, Pereira T, Silva N H C S, et al. Bacterial cellulose membranes as drug delivery systems: an in vivo skin compatibility study. European Journal of Pharmaceutics and Biopharmaceutics, 2014, 86 (3): 332-336.

[130] Ring D F, Nashed W, Dow T. Liquid loaded pad for medical applications: US 4588400. 1988-11-29.

[131] Ring D F, Nashed W, Dow T. Microbial polysaccharide articles and methods of production: US 4655758. 1987-04-07.

[132] Fontana J D, de Souza A M, Fontana C K, et al. Acetobacter cellulose pellicle as a temporary skin substitute. Applied Biochemistry and Biotechnology, 1990, 24-25 (1): 253-264.

[133] Fontana J D, Franco V C, de Souza S J, et al. Nature of plant stimulators in the production of Acetobacter xylinum ("tea fungus") biofilm used in skin therapy. Applied Biochemistry and Biotechnology, 1991, 28-29 (1): 341-351.

[134] Wouk F，Diniz J M，Círio S M，et al. Membrana biológica（Biofill®）. Estudo comparativo com outros agentes promotores da cicatrização da pele em suínos：aspectos clínicos，histopatológicos e morfométricos. Archives of Veterinary Science，1998，3（1）：31-37.

[135] Farah X，Luiz F. Process for the preparation of cellulose film，cellulose film produced thereby，artificial skin graft and its use：US 4912049. 1990-03-27.

[136] Luo H L，Xiong G Y，Yuan H，et al. Preparation and characterization of a novel COL/BC composite for potential tissue engineering scaffolds. Materials Chemistry and Physics，2008，110（2）：193-196.

[137] Wiegand C，Elsner P，Hipler U C，et al. Protease and ROS activities influenced by a composite of bacterial cellulose and collagen type I in vitro. Cellulose，2006，13（6）：689-696.

[138] Lee K Y，Buldum G，Mantalaris A，et al. More than meets the eye in bacterial cellulose：biosynthesis，bioprocessing，and applications in advanced fiber composites. Macromolecular Bioscience，2014，14（1）：10-32.

[139] Hu Y，Catchmark J M. In vitro biodegradability and mechanical properties of bioabsorbable bacterial cellulose incorporating cellulases. Acta Biomaterialia，2011，7（7）：2835-2845.

[140] 胡敏. 人体组织工程学. 北京：人民军医出版社，2006.

[141] 陶梅，张磊. 具有三层管壁结构组织工程血管支架的生物力学性能. 中国生物医学工程学报，2006，25（6）：728-732.

[142] Yamanaka S，One E，Wataabe K，et al. Hollow microbial cellulose，process for preparation thereof，and artificial blood vessel formed of said cellulose：EP 0396344. 1990-11-07.

[143] Klemm D，Udhardt U，Schumann D，et al. The moulded biomaterial BASYC（bacterial synthesized cellulose）：a promising artificial，blood vessel for microsurgical use. Abstract Paper of 227th ACS National Meeting，2004.

[144] Schumann D A，Marsch S E，Klemm D O，et al. New results about BASYC(R)（bacterial synthesized cellulose），the promising artificial blood vessel for microsurgery and further application of bacterial cellulose in medicine. Abstract Paper of 229th ACS National Meeting，2005.

[145] Schumann D A，Wippermann J，Klemm D O，et al. Artificial vascular implants from bacterial cellulose：preliminary results of small arterial substitutes. Cellulose，2009，16（5）：877-885.

[146] Bäckdahl H，Esguerra M，Delbro D，et al. Engineering microporosity in bacterial cellulose scaffolds. Journal of Tissue Engineering and Regenerative Medicine，2010，2（6）：320-330.

[147] Zhu W K，Li W，He Y，et al. In-situ biopreparation of biocompatible bacterial cellulose/graphene oxide composites pellets. Applied Surface Science，2015，338：22-26.

[148] Andrade F K，Costa R，Domingues L，et al. Improving bacterial cellulose for blood vessel replacement：functionalization with a chimeric protein containing a cellulose-binding module and an adhesion peptide. Acta Biomaterialia，2010，6（10）：4034-4041.

[149] Wan Y Z，Gao C，Han M，et al. Preparation and characterization of bacterial cellulose/heparin hybrid nanofiber for potential vascular tissue engineering scaffolds. Polymers for Advanced Technologies，2011，22（12）：2643-2648.

[150] Putra A，Kakugo A，Furukawa H，et al. Tubular bacterial cellulose gel with oriented fibrils on the curved surface. Polymer，2008，49（7）：1885-1891.

[151] Tang J Y，Bao L H，Li X，et al. Potential of PVA-doped bacterial nano-cellulose tubular composites for artificial blood vessels. Journal of Materials Chemistry B，2015，3（43）：8537-8547.

[152] Li X，Tang J Y，Bao L H，et al. Performance improvements of the BNC tubes from unique double-silicone-tube bioreactors by introducing chitosan and heparin for application as small-diameter artificial blood vessels. Carbohydrate Polymers，2017：394-405.

[153] Brown E E，Laborie M P G，Zhang J W. Glutaraldehyde treatment of bacterial cellulose/fibrin composites：impact

on morphology, tensile and viscoelastic properties. Cellulose, 2012, 19 (1): 127-137.

[154] Hong F, Wei B, Chen L. Preliminary study on biosynthesis of bacterial nanocellulose tubes in a novel double-silicone-tube bioreactor for potential vascular prosthesis. BioMed Research International, 2015, 2014: 560365.

[155] Zang S S, Zhang R, Chen H, et al. Investigation on artificial blood vessels prepared from bacterial cellulose. Materials Science and Engineering: C, 2015, 46: 111-117.

[156] Leitão A F, Faria M A, Faustino A M R, et al. A novel small-caliber bacterial cellulose vascular prosthesis: production, characterization, and preliminary in vivo testing. Macromolecular Bioscience, 2016, 16(1): 139-150.

[157] Li Y, Jiang K, Feng J, et al. Construction of small-diameter vascular graft by shape-memory and self-rolling bacterial cellulose membrane. Advanced Healthcare Materials, 2017, 6 (11): 1601343.

[158] Leitão A F, Silva J P, Dourado F, et al. Production and characterization of a new bacterial cellulose/poly (vinyl alcohol) nanocomposite. Materials, 2013, 6 (5): 1956-1966.

[159] Leitão A F, Gupta S, Silva J P, et al. Hemocompatibility study of a bacterial cellulose/polyvinyl alcohol nanocomposite. Colloids and Surfaces B: Biointerfaces, 2013, 111: 493-502.

[160] Castro C, Vesterinen A, Zuluaga R, et al. In situ production of nanocomposites of poly(vinyl alcohol)and cellulose nanofibrils from gluconacetobacter bacteria: effect of chemical crosslinking. Cellulose, 2014, 21(3): 1745-1756.

[161] Mohammadi H. Nanocomposite biomaterial mimicking aortic heart valve leaflet mechanical behaviour. Proceedings of the Institution of Mechanical Engineers Part H, 2011, 225 (7): 718-722.

[162] Chen P Y, Lai J T. Mechanical analysis of biocomposite materials from bacterial cellulose and hydroxyapatite. Journal of Medical and Bioengineering, 2013, 2 (4): 228-231.

[163] Bodin A, Bharadwaj S, Wu S, et al. Tissue-engineered conduit using urine-derived stem cells seeded bacterial cellulose polymer in urinary reconstruction and diversion. Biomaterials, 2010, 31 (34): 8889-8901.

[164] Huang J W, Lv X G, Li Z, et al. Urethral reconstruction with a 3D porous bacterial cellulose scaffold seeded with lingual keratinocytes in a rabbit model. Biomedical Materials, 2015, 10 (5): 055005.

[165] Kharaghani D, Meskinfam M, Rezaeikanavi M, et al. Synthesis and characterization of hybrid nanocomposite via biomimetic method as an artificial cornea. Investigative Ophthalmology and Visual Science, 2015, 56 (7): 5024-5024.

[166] Gonçalves S, Padrão J, Rodrigues I P, et al. Bacterial cellulose as a support for the growth of retinal pigment epithelium. Biomacromolecules, 2015, 16 (4): 1341-1351.

[167] Pertile R, Moreira S, Andrade F, et al. Bacterial cellulose modified using recombinant proteins to improve neuronal and mesenchymal cell adhesion. Biotechnology Progress, 2012, 28 (2): 526-532.

[168] Kowalska-Ludwicka K, Cala J, Grobelski B, et al. Modified bacterial cellulose tubes for regeneration of damaged peripheral nerves. Archives of Medical Science, 2013, 9 (3): 527-534.

[169] Mathew A P, Oksman K, Pierron D, et al. Biocompatible fibrous networks of cellulose nanofibres and collagen crosslinked using genipin: potential as artificial ligament/tendons. Macromolecular Bioscience, 2013, 13 (3): 289-298.

[170] Hagiwara Y, Putra A, Kakugo A, et al. Ligament-like tough double-network hydrogel based on bacterial cellulose. Cellulose, 2010, 17 (1): 93-101.

[171] Jangho K, Won K S, Subeom P, et al. Bacterial cellulose nanofibrillar patch as a wound healing platform of tympanic membrane perforation. Advanced Healthcare Materials, 2013, 2 (11): 1525-1531.

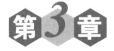

细菌纤维素表面功能化改性

3.1 细菌纤维素的氧化改性

尽管 BC 表面具有丰富的羟基官能团，然而羟基的活性不足，接枝、复合其他材料比较困难，这就需要对 BC 进行适当的表面改性[1]。氧化改性是优先的选择，氧化可使 BC 表面部分羟基转变为活性更高的醛基、羧基等，为接枝、复合其他材料提供有效的活性位点；另外，由于人体内并不存在纤维素酶，BC 支架材料在体内不易降解，难以达到组织工程所期望的新生组织替代人工材料的目的，同样，适当的氧化改性处理则可大幅度提高 BC 的降解性，使之满足组织工程的要求。目前，常见的 BC 氧化改性方法包括 2, 2, 6, 6-四甲基哌啶-1-氧化物自由基（TEMPO）氧化改性和 $NaIO_4$ 氧化改性等。

3.1.1 TEMPO 氧化改性

与一般氧化剂（如 $H_2S_2O_8$、H_2O_2 等）对纤维素羟基的氧化具有非选择性、氧化程度不易调控不同，TEMPO 形成的 TEMPO/NaBr/NaClO 共氧化体系对纤维素的氧化具有选择性，对 C2、C3 位的仲羟基无氧化作用，仅能够氧化 C6 位的伯羟基，通过控制反应程度可使氧化停留在羧基阶段或醛基阶段，从而可根据需要获得羧基化 BC 或醛基化 BC。

通过 TEMPO 共氧化体系进行的 BC 表面羧基改性研究较多。Nge 等[2]在研究 BC 体外矿化性能时，利用 TEMPO 共氧化体系制备出羧基含量为 0.25 mol/kg 的 BC 膜，羧基改性提高了 BC 诱导 HAp 形核生长的能力。Ifuku 等[3]利用 TEMPO 共氧化体系获得羧基含量达到 0.84 mol/kg 的 BC 膜，相当于在每 7 个葡萄糖重复单元上引入了 1 个羧基，通过羧基改性可将窄尺寸的 Ag 纳米颗粒高量负载于 BC 表面。上述研究均直接以 BC 膜为反应物，而在随后的研究中 Nge 等[4]和 Okita 等[5]将 TEMPO 共氧化体系作用于 BC 分散浆料，羧基含量分别为 0.74 mol/kg 和

1.05 mol/kg。奚廷斐课题组[6]详细研究了 TEMPO 共氧化体系对 BC 分散浆料的羧基氧化规律，结果表明，初始阶段的反应速率随 NaClO 用量的增加而减小，体系 pH 是影响此阶段反应速率的主要因素，且体系最大反应速率出现在 pH = 10.50～11.00，TEMPO 用量对此阶段反应速率的影响不明显；对整个反应过程而言，体系的反应速率和不溶性产物的羧基含量随 NaClO 用量的增加而增大，同时也随 TEMPO 用量的增加而增大；不溶性产物的羧基含量随反应时间的延长先逐渐减小后保持相对稳定。

最近，万怡灶课题组通过控制反应条件使 TEMPO 共氧化体系对 BC 的氧化停留在醛基阶段而获得醛基化 BC（TO-BC），TEMPO 氧化不影响 BC 的宏观形貌和微观纤维结构，仅对 BC 分子链段上的官能团起到改性作用（图 3-1）。由于盐酸羟胺与醛基在常温下可以生成席夫（Schiff）碱并释放出 HCl，因此利用酸碱指示剂（百里酚蓝）检测反应后溶液的颜色是否发生变化，即可判断 BC 表面是否形成醛基。如图 3-2 所示，指示剂由黄色变成粉红色，说明有 HCl 生成，间接证明 BC 表面有醛基生成。此外，研究还表明，生成的自由醛基会立即与相邻羟基反应而生成缩醛。

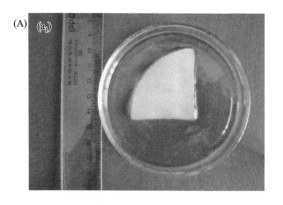
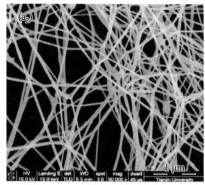
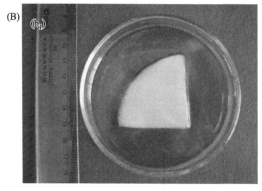
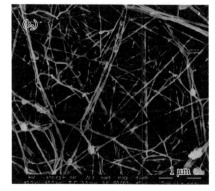

图 3-1　BC（A）和 TO-BC（B）的宏观照片 [（a₁）和（b₁）] 和 SEM 照片 [（a₂）和（b₂）]

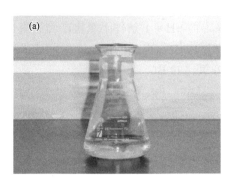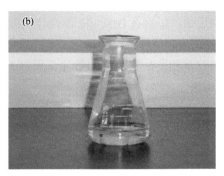

图 3-2 TO-BC 刚放入指示剂中（a）及经过一段时间后（b）的照片

3.1.2 NaIO$_4$ 氧化改性

NaIO$_4$ 同样可选择性氧化 BC 表面的羟基，但是其对纤维素的氧化机理完全不同于 TEMPO，主要将 BC 表面 C2 和 C3 位的部分醇羟基选择性氧化成醛基，并且使 C2 与 C3 之间的 C—C 键断开，从而形成 2, 3-二醛纤维素，其反应示意图如图 3-3 所示[7-9]。

图 3-3 NaIO$_4$ 氧化纤维素的反应示意图[8]

纤维素的氧化程度与 pH、氧化时间、NaIO$_4$ 浓度、氧化温度等因素密切相关。万怡灶课题组[8, 10]系统研究了上述因素对 BC 醛基氧化的影响作用。

1. pH 对醛基含量的影响

pH 变小，酸性变强，虽能提高 NaIO$_4$ 的氧化能力，但同时可能发生过氧化，降低氧化产物收率；pH 增大，溶液酸性减弱，NaIO$_4$ 的氧化能力下降，氧化反应速率降低，导致氧化程度降低。图 3-4 所示为温度 40℃、BC 与 NaIO$_4$ 质量比 0.5、反应 4 h 条件下，pH 与醛基含量之间的关系曲线。由曲线可知，pH 对醛基含量有一定程度的影响。在 pH 为 2~8 区间，产物的醛基含量随着 pH 的升高而降低，印证了 H$^+$ 浓度变大可提高 NaIO$_4$ 的氧化能力。为了发挥 NaIO$_4$ 的氧化能力，提高其利用率，适宜在较低 pH 下设计反应体系。而 pH = 1 条件下氧化产物的醛基含量较 pH = 2 条件下略有降低，可见适度控制反应体系的 pH 在 1~2 区间能保证在较高效率和产品利用率的条件下获得 NaIO_4 氧化的 BC（PO-BC）。

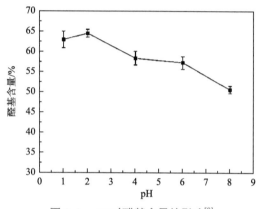

图 3-4　pH 对醛基含量的影响[8]

2. 氧化时间对醛基含量的影响

在 40℃，BC 与 NaIO_4 质量比为 0.5、pH = 2 条件下，氧化时间与醛基含量的对应关系如图 3-5 所示。可以看出，醛基含量与氧化时间基本呈线性增长关系。由于氧化剂 NaIO_4 需要逐步扩散进入 BC 的空间网状结构内部，从反应计时开始 2~4 h 内，随着 NaIO_4 与 BC 接触位点增多，醛基增加速率逐渐变大，4 h 之后，醛基含量基本呈线性增长。随着反应时间的延长，所获得的氧化纤维素的醛基含量逐渐增加，但是氧化反应同时伴随着少量端基剥皮反应，导致降解在氧化反应过程中就开始发生，因此应适度控制氧化反应的时间。

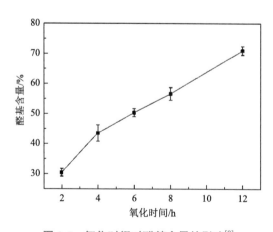

图 3-5　氧化时间对醛基含量的影响[8]

3. NaIO₄ 浓度对醛基含量的影响

NaIO₄ 浓度对产物醛基含量影响显著，NaIO₄ 浓度实际上决定了反应速率的大小。BC 与 NaIO₄ 质量比为 0.5、pH = 2、40℃反应 4 h 条件下，NaIO₄ 浓度与产物醛基含量的关系如图 3-6 所示。由图 3-6 可以看出，NaIO₄ 浓度在 0.05～0.20 mol/L 范围内时，随着浓度增大，醛基含量也逐渐增加，最大达到 60%左右。当 NaIO₄ 浓度超过 0.20 mol/L 时，醛基含量基本保持不变。据此适度控制 NaIO₄ 浓度可以快速获得均匀的氧化纤维素支架材料。

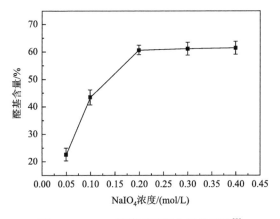

图 3-6　NaIO₄ 浓度对醛基含量的影响[8]

4. 氧化温度对醛基含量的影响

随着氧化温度的升高，反应速率提高，醛基含量增长。但事实上，温度超过 60℃时，部分 IO_4^- 分解产生 I_2，会降低其浓度，从而影响反应速率，导致产物醛基含量降低，因此氧化温度不宜过高。当温度继续升高，可以观察到反应体系中有气体产生，并伴有颜色变化，这是由于 IO_4^- 进一步氧化醛基而产生 CO_2 和 I_2。图 3-7 为 BC 与 NaIO₄ 质量比为 0.5、pH = 2、反应 4 h 条件下，氧化温度与产物醛基含量的关系曲线。

在 pH = 2、NaIO₄ 浓度为 0.20 mol/L、BC 与 NaIO₄ 质量比为 0.5、60℃条件下，不同反应时间下获得的产物醛基含量及拟合标准曲线如图 3-8 所示。

通过线性拟合，可得醛基含量与反应时间对应关系的经验公式：

$$w_{CHO}(\%) = (0.175 + 0.058T) \times 100\% \quad (2\,h < T < 12\,h)$$

根据上述经验公式，在 pH = 2、NaIO₄ 浓度为 0.20 mol/L、BC 与 NaIO₄ 质量比为 0.5、反应温度 60℃条件下，通过控制反应时间，获得醛基含量与预期接近的 PO-BC。

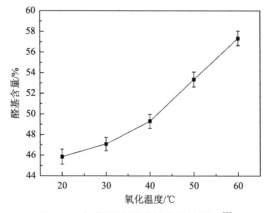

图 3-7　氧化温度对醛基含量的影响[8]

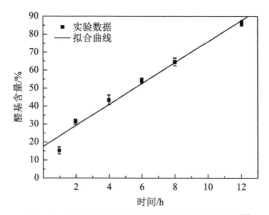

图 3-8　反应时间与产物醛基含量拟合曲线[8]

如图 3-9（a）所示，扇形 BC（半径为 4 cm）经 NaIO₄ 氧化成 60% 醛基含量的 PO-BC 后，其半径收缩至 2 cm，收缩率高达 50%。尽管 PO-BC 表现出明显的

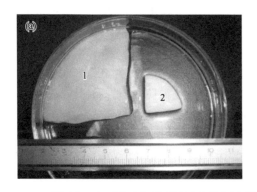
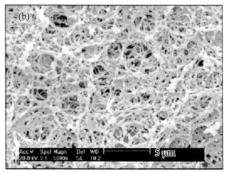

图 3-9　（a）BC（1）和 PO-BC（2）的宏观形貌；（b）PO-BC 的微观形貌[8]

宏观收缩现象，其孔隙较 BC 有大幅度减小，但是基本保留了 BC 的三维网络结构 [图 3-9（b）]。BC 和 PO-BC 的孔径分布结果（图 3-10）进一步显示，BC 的孔径尺寸主要分布于 10μm 附近；而 PO-BC 的孔径尺寸大幅度降低，主要分布于 1μm 附近，平均孔径为 861.4 nm，此外还存在一定量 100 nm 以下的孔[8]。

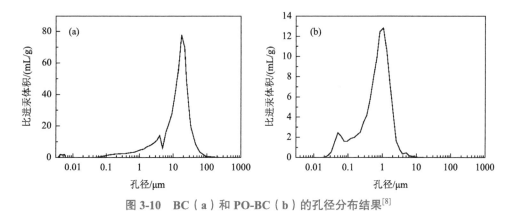

图 3-10　BC（a）和 PO-BC（b）的孔径分布结果[8]

从图 3-11（a）所示的 BC 和 PO-BC 的 FTIR 图可知，BC 具有 1050 cm^{-1} 处的 C—O 特征峰和 3400 cm^{-1} 处的—OH 特征峰；PO-BC 显示出二醛纤维素的典型特征峰，即位于 1740 cm^{-1} 处的 C=O 伸缩振动峰以及位于 880 cm^{-1} 处由醛基和相邻醇羟基形成的半缩醛特征峰；此外，由于部分醇羟基转变成醛基，1050 cm^{-1} 和 3400 cm^{-1} 处的特征峰强度有所减弱[8, 10]。从 X 射线衍射（XRD）谱图 [图 3-11（b）] 中可以看出，BC 在 $2\theta = 14.4°$、$16.9°$ 和 $22.5°$ 处出现的衍射峰属于纤维素Ⅰ型的典型特征峰，PO-BC 基本保留了 BC 的衍射特征峰，晶态结构未发生变化，但由于选择性氧化破坏了 BC 纤维的部分链节，PO-BC 的结晶度大幅度降低，非晶态部分含量显著增加。

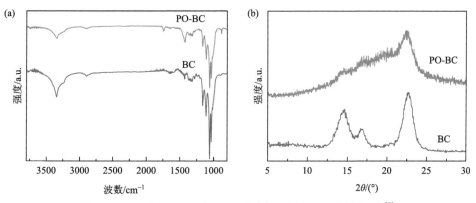

图 3-11　BC 和 PO-BC 的 FTIR 图（a）及 XRD 谱图（b）[8]

图 3-12 所示的 BC 和 PO-BC 的 XPS 全谱图显示，BC 表面的元素主要为氧和碳，$NaIO_4$ 氧化改性未引入新的元素，PO-BC 表面主要元素仍为氧和碳。正如所料，分析表明，BC 的氧碳比（摩尔比）为 0.60，PO-BC 的氧碳比则升高到 0.73，氧化程度显著升高。图 3-13 为 BC 和 PO-BC 的 C 1s XPS 高分辨谱图，PO-BC 较 BC 表面的醇羟基减少，醛基、羧基含量有所增加，即氧化改性使 BC 的表面化学性质发生变化。当 BC 被 $NaIO_4$ 选择性氧化成为二醛纤维素时，吡喃糖环中的两个仲醇碳转变为醛基碳，即化学位移处于碳氧单键的碳元素（C2）含量降低，而处于碳氧双键连接的碳元素（C3）含量增加。对应在 C 1s XPS 高分辨谱图上的变化是，C2 峰面积减小，而 C3 峰面积增加。

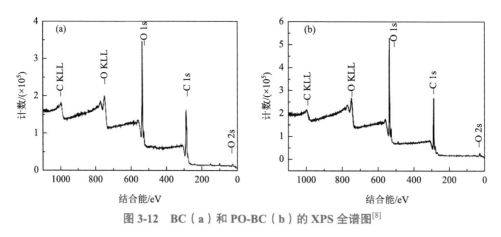

图 3-12 BC（a）和 PO-BC（b）的 XPS 全谱图[8]

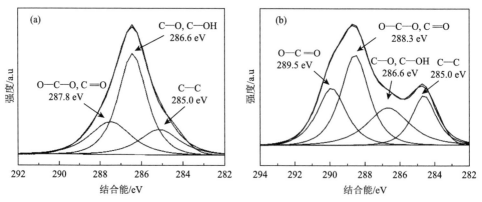

图 3-13 BC（a）和 PO-BC（b）的 C 1s XPS 高分辨谱图[8]

总之，经过 $NaIO_4$ 选择性氧化改性，BC 的部分吡喃糖环被打开而转变成二醛纤维素，改性后的 PO-BC 具有醛基官能团的特征，使原本均匀稳定的纤维素线型高分子链在没有纤维素酶的作用时，也具有可能断链的位点。此外，氧化改性未改变 BC 支架中结晶区纤维素的晶型，PO-BC 仍保留纤维素 I 型的晶体结构，但是降低了材料的结晶度，增加了非晶态纤维素的含量。

3.2 细菌纤维素的酯化改性

在一定条件下，醇和无机酸失水后生成无机酸酯，醇和有机酸失水后生成有机酸酯。BC 纤维表面富含羟基，基于酯化反应，可将酸根基团键合至 BC 纤维表面，从而起到表面改性的目的。

3.2.1 磷酸酯化改性

万怡灶课题组对 BC 进行了磷酸酯化改性研究，BC 磷酸酯化的装置示意图和制备流程图如图 3-14 所示，BC 磷酸酯化的反应机理如图 3-15 所示[11]。

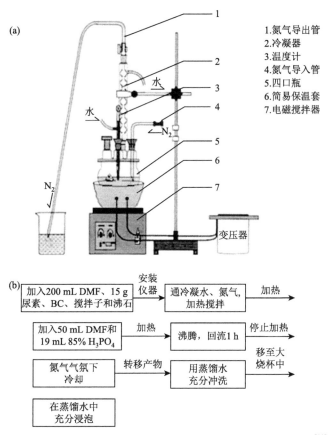

图 3-14　BC 磷酸酯化的装置示意图（a）和制备流程图（b）[11]

$$\left(\begin{array}{c}CH_2OH\\OH\\OH\end{array}\right)_n + H_3PO_4 \xrightarrow[DMF]{(NH_2)_2CO} \left(\begin{array}{c}CH_2\\OH\\OH\end{array}\right)_n + H_2O$$

图 3-15　BC 磷酸酯化的反应机理[11]

从图 3-16 可以看出，磷酸酯化 BC（简称磷化 BC）也具有精细的网状结构。与未处理结构相比较，磷化 BC 的网状结构更加清晰。

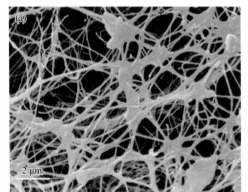
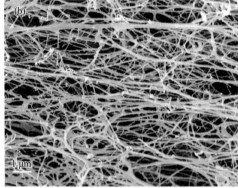

图 3-16　BC（a）与磷化 BC（b）的微观形貌对比（×10000）[11]

图 3-17 是磷化前后 BC 表面的 XPS 谱图。可以看出，BC 表面的元素主要是碳和氧元素；经过磷化处理后，BC 表面的碳元素含量减少，氧元素含量升高，而

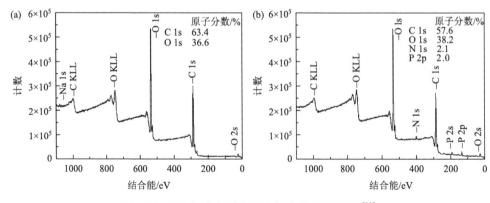

图 3-17　BC（a）与磷化 BC（b）的 XPS 谱图[11]

且出现了氮和磷元素。这是因为磷酸与 BC 表面的羟基发生化学反应，使得磷酸基团化学键合在 BC 表面，磷元素出现在磷化 BC 的 XPS 谱图中；磷酸根自身含有氧元素，因此，磷化 BC 表面的氧元素含量高于 BC，碳元素的含量则相对降低。将磷化 BC 的 P 2p 峰进行拟合后发现（图3-18），在磷化 BC 表面结合能为134.22 eV 的谱峰归属于磷酸基团[12]。

Oshima 等[13]研究了磷化 BC 对过渡金属离子和稀土离子的吸附效果。相同条件下，BC 的磷化程度比植物纤维素高，且磷化过程中，BC 的超细网状结构未被破坏，磷化 BC 有更好的吸附效果。

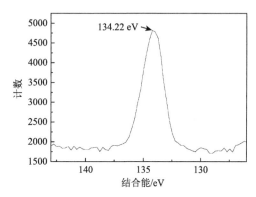

图 3-18 磷化 BC 表面 P 2p 谱图拟合曲线[11]

为了研究磷酸酯化对 BC 生物相容性的影响，万怡灶课题组进行了详细的细胞学表征。图 3-19 是成纤维细胞在 BC 和磷化 BC 上培养 1 d 后的 SEM 照片。从照片中可以看出，经消化的细胞在 BC 上培养 1 d 后并未分化，依然呈现球状 ［图 3-19（a）］，从放大后的 SEM 照片 ［图 3-19（b）］可以看出细胞与 BC 纳米纤维结合，能够很好地黏附于 BC 材料表面。图 3-19（c）和（d）是细胞在磷化 BC 上生长 1 d 的 SEM 照片，从低倍 SEM 照片 ［图 3-19（c）］可以看出，经消化的细胞在磷化 BC 上生长 1 d 后同样未表现出分化细胞的形貌特征，依然呈现球状。从高倍 SEM 照片 ［图 3-19（d）］可以看出，许多磷化 BC 的纳米纤维将细胞包围，从而形成较 BC 表面细胞 ［图 3-19（a）和（b）］更为紧密的黏附与结合。出现这种现象可能与经过改性后磷化 BC 表面带有比纯 BC 更多的电荷相关。

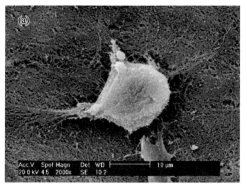
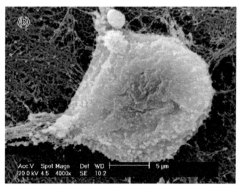

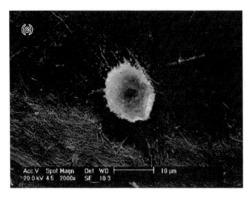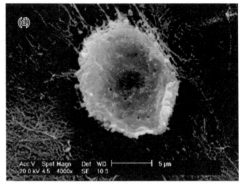

图 3-19　成纤维细胞在 BC [（a）和（b）]和磷化 BC [（c）和
（d）]支架上黏附的 SEM 照片对比

细胞接种浓度为 1×10^5 cells/mL

图 3-20 是 BC 和磷化 BC 上成纤维细胞生长的倒置显微镜照片。当细胞培养 1 d 时，在 BC 水凝胶表面已经有很多球形细胞黏附在材料表面，而在磷化 BC 上黏附的球形细胞明显少于 BC 水凝胶表面。无论是 BC 水凝胶还是磷化 BC 水凝胶，在其表面黏附的细胞都基本呈现球状，这说明当培养 1 d 时，细胞只能黏附到材料表面而未开始分化。当培养 3 d 时，BC 表面的细胞大部分已经开始分化为成纤维细胞形态并明显增殖。材料与培养基交界处已经有许多成熟的成纤维细胞吸附于 BC 表面上；而磷化 BC 表面的细胞只有很少的一部分开始分化和增殖，在培养基交界处也出现成熟细胞吸附到材料表面的情况，但是细胞的数量明显低于 BC 交界处。当培养 5 d 时，BC 表面的细胞进一步增殖分化，与培养基交界处的细胞也明显增多，并且仍然有球形细胞继续黏附在其表面；磷化 BC 表面的细胞分化较培养 3 d 时明显，但仍然显著低于 BC 表面，其材料与培养基交界处细胞数量明显增多。当培养 7 d 时，BC 表面的细胞仍然在不断增殖，且其材料与培养基交界处的细胞进一步增多；磷化 BC 表面的细胞也在不断增殖但数量依旧低于 BC 表面，但是其材料边缘与培养基交界处的细胞同样明显增多。当培养 11 d 时，BC 表面的细胞增殖更加明显，且已经铺满材料表面；磷化 BC 表面的细胞也有显著增殖，但是数量低于 BC 表面。以上分析说明 BC 和磷化 BC 材料具有良好的细胞相容性，成纤维细胞可以很好地黏附于材料并随着培养时间的延长而不断分化增殖。培养 11 d 后，BC 和磷化 BC 材料表面的细胞仍然能够增殖，说明 BC 和磷化 BC 材料没有后期细胞毒性。通过 BC 和磷化 BC 的对比，说明细胞在 BC 上增殖分化优于磷化 BC 表面。

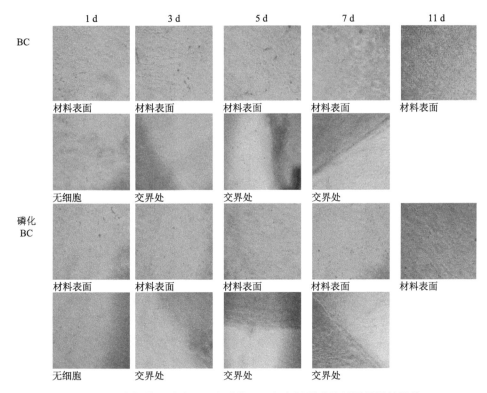

图 3-20　成纤维细胞在 BC 和磷化 BC 上生长增殖的倒置显微镜照片

放大倍数 100 倍；细胞接种浓度为 2×10^4 cells/mL

图 3-21 是成纤维细胞在 BC 和磷化 BC 材料表面培养 7 d 的 SEM 照片。从图 3-21 （a）和（c）中可以看出，无论是 BC 表面还是磷化 BC 表面，细胞在其上的分化均良好，细胞核部分均十分饱满且细胞两端形成纤维结构。通过 4000 倍的放大图 ［图 3-21（b）和（d）］可以看出细胞和 BC、磷化 BC 表面的黏附良好，细胞核体部分已经伸出很多伪足与 BC、磷化 BC 基体形成牢固的连接。

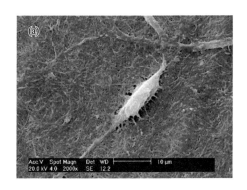
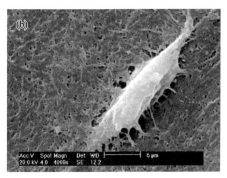

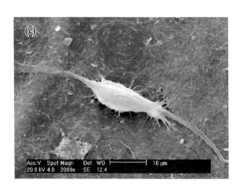 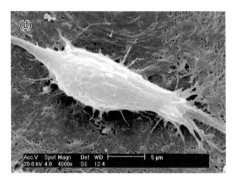

图 3-21　成纤维细胞在 BC［（a）和（b）］、磷化 BC［（c）和（d）］上生长 7 d 的 SEM 照片

细胞接种浓度为 2×10^4 cells/mL

3.2.2　硫酸酯化改性

硫酸酯化改性 BC 时引入的硫酸基团，会降低 BC 的热稳定性。2004 年 Roman 等[14]研究了以硫酸酯化反应改性 BC 及其对 BC 热降解的影响，探索了酯化反应条件、引入的硫酸基团的数量、纤维素结晶与热降解性之间的关系。结果表明，随着酸浓度、酸/纤维素值、酯化反应时间的增加，硫酸酯基团数量呈升高趋势；硫酸酯基团数量少时会引起 BC 降解温度显著降低，硫酸酯基团数量多时降解反应活化能低。因此，为获得高热稳定性的硫酸酯化 BC（简称硫化 BC），酯化反应时需采用低浓度酸、低酸/纤维素值以及短时间酯化反应的体系。图 3-22 是硫化 BC 的透射电子显微镜（TEM）照片。

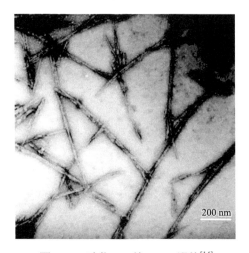

图 3-22　硫化 BC 的 TEM 照片[14]

　　硫化 BC 可用于制备聚电解质复合物，后者可用于药物递送或生物包封系统。Yin 等[15]利用三氧化硫/吡啶（Py）配合物与二甲基乙酰胺/氯化锂溶液在常温下制备了具有不同取代度（DS 为 0.1～1.5）的硫化 BC。需要指出的是，具有高 DS 的硫化 BC 容易降解，此前用于制备具有高 DS（大于 0.6）的硫化 BC 的方法难以确保硫化 BC 维持高分子量。图 3-23 为 BC 和硫化 BC（DS = 1.02）的红外光谱图。其中，3420 cm^{-1}、2900 cm^{-1}、1635 cm^{-1}、1370 cm^{-1}、1160 cm^{-1} 以及 1060 cm^{-1} 处的峰为 BC 的特征峰。硫化后，来自于 818 cm^{-1} 的峰归属于 C—O—S 的伸缩振动，1257 cm^{-1} 的峰为 O=S=O 的不对称伸缩振动。这些结果表明，硫化已作用于 BC 的羟基部分。

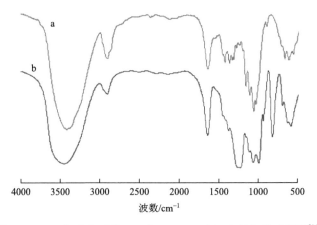

图 3-23　BC（a）和硫化 BC（DS = 1.02）（b）的红外光谱图[15]

　　Kumar 等[16]利用乙酸酐/氯磺酸与 N,N-二甲基甲酰胺溶液制备了部分乙酰化的硫化 BC（BCS），随后通过 NaOH 溶液去乙酰化而获得纯度高、水溶性好的硫化 BC。然后通过滴铸法和真空干燥的方法，获得了生物相容性好、机械性能高且可生物降解的高度透明（透光率 90%～92%）的硫化 BC 薄膜，其相关性能如图 3-24 所示。

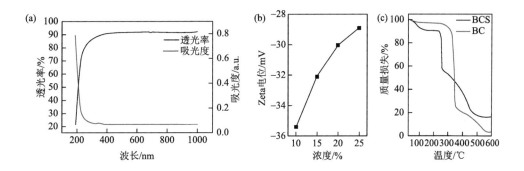

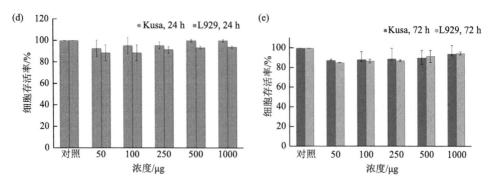

图 3-24 （a）硫化 BC（BCS）薄膜的透光率和吸光度；（b）BCS 溶液的 Zeta 电位；（c）BC 和 BCS 样品的 TGA 图；（d）利用 BCS 样品处理 24 h 后的 Kusa 和 L929 哺乳动物细胞的细胞存活率；（e）利用 BCS 样品处理 72 h 后的 Kusa 和 L929 哺乳动物细胞的细胞存活率[16]

此外，与未改性 BC 相比，硫化 BC 具有良好的水溶性、抗病毒性、抗菌性和抗凝血性[17]。由于硫化 BC 具有制备过程简单、成本低、易于大规模生产、生物相容性好、成膜性好和生物降解性等特性，其在药物输送、生物分离、细胞包封[18]、活性包装和可食用薄膜等领域具有巨大的发展潜力[19]。

3.2.3 羧酸酯化改性

2002 年 Kim 等[20]研究了 BC 表面的乙酰化。将 BC 薄膜切成薄片，浸入含有无水乙酸、甲苯、高氯酸、乙酸酐等混合液的反应容器中，继续用力摇动约 1 min，室温放置 1 h。反应结束后挤压，并用甲醇洗涤，最后用大量去离子水冲洗，制备得到乙酰化 BC。

BC 乙酰化会改变其物理性质但可保留其微纤维形态，取代度变化范围是 0.04～2.77，取代度随着乙酸酐用量的增加而增加，而且乙酰化仅在 BC 表面进行，其内部未发生乙酰化，仍保留完好的结晶纤维素。乙酰化 BC 的表面具有疏水性，以直接干燥脱水方式处理可维持 BC 纤维原有形态。低取代度（DS = 0～1.44）的乙酰化 BC 较松软，而高取代度（DS = 2.77）的乙酰化 BC 则呈现出更高的硬度与密度。此外，乙酰化 BC 的低表面能与疏水基质使之具有更好的黏合力。

BC 的比表面积小（2.7 m²/g），乙酰化后，取代度为 0.37 和 1.44 的样品的比表面积比原始样品几乎均增加近 10 倍，由于聚集作用，乙酰化 BC 的纳米纤维宽度增加到约 150 nm；而取代度为 2.77 的乙酰化 BC，样品由明显分散的纳米纤维构成（无聚集现象发生），比表面积仅为 2.1 m²/g。乙酰化 BC 表面的形貌如图 3-25 所示。

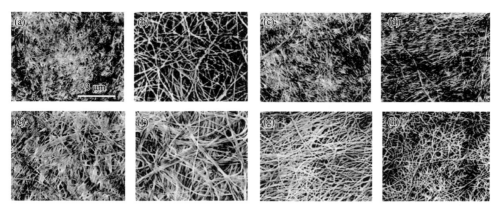

图 3-25　BC 及具有不同 DS 的乙酰化 BC 的 SEM 照片[20]

（a）自然干燥 BC；（b）冷冻干燥 BC；（c）DS = 0.04；（d）DS = 0.09；（e）DS = 0.19；（f）DS = 0.37；（g）DS = 1.44；（h）DS = 2.77

此外，Lee 等[21]利用乙酸、己酸和月桂酸等有机酸，在 BC 表面进行酯化反应，制备了表面疏水的系列羧酸酯化改性 BC，其疏水性的强弱与有机酸的碳链长度有关，碳链越长其疏水性越强，而分子间的氢键作用越弱、分解温度越低、力学性能越差。改性后的 BC 可与一些疏水性材料进一步复合，为 BC 的基础科学研究和工程应用提供了更大的自由度。

3.2.4　硝酸酯化改性

与上述三种 BC 表面酸酯化改性的研究相比，BC 的硝酸酯化改性，即硝化 BC 的研究相对较少[22-26]。硝化 BC 理化性质的研究及评价常常与硝化纤维素（NC）相比较[22-24]。2006 年 Yamamoto 等[22]利用无水硝酸/二氯甲烷混合液制备了具有不同取代度的硝化 BC，并通过交叉极化/魔角旋转 ^{13}C 核磁共振谱（CP/MAS ^{13}C NMR spectroscopy）［图 3-26（a）］、广角 X 射线衍射谱图［图 3-26（b）］、TEM（图 3-27）等对其结构进行了表征，并且论证了 BC 的硝化速率及方式与硝酸的浓度具有密切关系，发现 BC 羟基硝化的活性顺序为 O(6)H＞O(2)H＞O(3)H。

2010 年 Sun 等[23]以 BC 为原料，采用硝硫混酸法，成功制备了硝化 BC，并详细研究了取代度（DS）与反应条件之间的关系（图 3-28）。研究表明，硝硫混酸法合成的硝化 BC 不会造成原料剧烈降解。同时，以 DS = 2.85 为参考指标的正交实验研究表明，最优的实验条件：反应温度为 30℃，混合酸与 BC 的质量比（酯化系数）为 58∶1，含水量为 8%，硫酸与硝酸的体积比为 3.1∶1，反应时间为 30 min。其中，含水量对硝化 BC 的 DS 的影响最大。

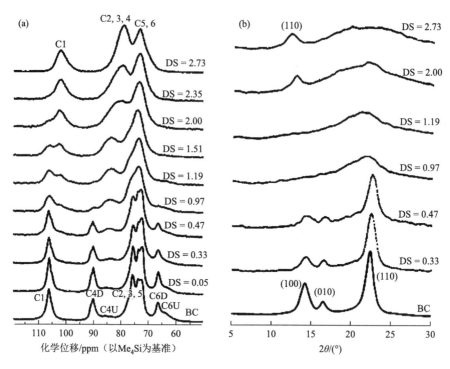

图 3-26 （a）BC 与不同 DS 的硝化 BC 的交叉极化/魔角旋转 ^{13}C 核磁共振谱；
（b）BC 与不同 DS 的硝化 BC 的广角 X 射线衍射谱图[22]

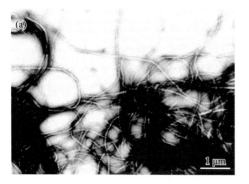
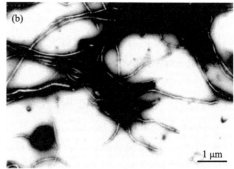

图 3-27 硝化 BC 的 TEM 照片：（a）DS = 0.97；（b）DS = 2.73[22]

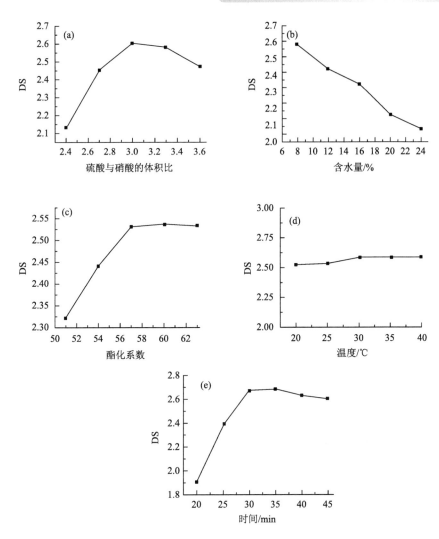

图 3-28 （a）硫酸与硝酸的体积比对 DS 的影响；（b）混酸含水量对 DS 的影响；（c）酯化系数对 DS 的影响；（d）反应温度对 DS 的影响；（e）反应时间对 DS 的影响[23]

　　研究人员还对 DS=2.3 硝化 BC 的结构进行了详细的表征与研究，相关的 TEM 照片与 XRD 谱图如图 3-29 所示。TEM 照片显示硝化 BC 与 BC 的形貌有着明显的区别：BC 的丝带具有更紧致、更平行的结构，而硝化 BC 的丝带则更趋向于网状。此变化表明，BC 在硝化过程中微纤维发生了剧烈重组。XRD 谱图表明，BC 为 I 型晶体纤维素，具有（100）、（010）、（110）三个特征衍射峰；而硝化后，这些衍射峰均消失不见。此结果说明固相硝化过程中，非晶相组分逐步增加，且硝化反应从纤维素表面向芯部逐渐进行。

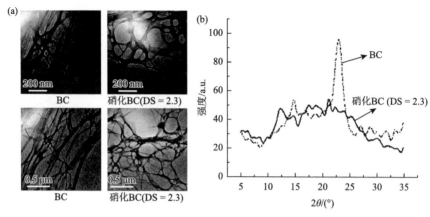

图 3-29　（a）BC 与硝化 BC（DS = 2.3）的 TEM 照片；（b）BC 与硝化 BC（DS = 2.3）的
XRD 谱图[23]

　　BC、硝化 BC 与硝化纤维素（NC）的 FTIR 谱图［图 3-30（a）］表明，硝化
BC 与 NC 非常类似，但都明显区别于 BC。相比于 BC，硝化 BC 与 NC 谱图中多
出的来源于—NO$_2$ 的 1272 cm^{-1} 附近的伸缩振动峰、N—O 的 820 cm^{-1} 附近的伸缩
振动峰、—NO$_2$ 的 729 cm^{-1} 附近的弯曲振动峰以及减弱的来源于—OH 的
3500 cm^{-1} 附近的伸缩振动峰，说明硝化反应成功作用于 BC 的羟基部分。
TGA/DTG 曲线［图 3-30（b）］表明，硝化 BC 与 NC 具有类似的热稳定性：硝化
BC 在 198.5℃开始分解，并且持续到 238℃；在 200.7℃时质量损失最快，在 385℃
时，质量残留约为原始质量的 0.94 wt%（质量分数）；而 NC 的分解开始于 199℃，
在 202.4℃时质量损失最快，在 385℃时，质量残留约为原始质量的 0.03 wt%。

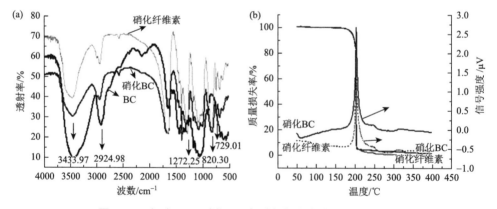

图 3-30　（a）BC、硝化 BC 与硝化纤维素的 FTIR 谱图；
（b）硝化 BC 与硝化纤维素的 TGA/DTG 曲线[23]

此外，由于相对于植物纤维素而言，BC 的结晶度高、结构均一、纯度高，故以其为原料制备的硝化 BC 杂质含量比传统的 NC 少得多。研究表明，当硝化 BC 达到 A 级硝化纤维素标准时，具有优异的安定性能。采用 Kissinger 方程计算的热分解活化能为 212.53 kJ/mol，文献报道的 NC 的热分解活化能为 42～222 kJ/mol，说明在同等温度下，硝化 BC 的安定性要优于 NC[23]。随着硝化 BC 含氮量的提高，其溶液的黏度先增大后降低。在硝化 BC 含氮量为 12.88%时，其分子量最大，此时其溶液的黏度也达到最大，为 105.5 mPa·s。同时，硝化 BC 的含氮量越高，分子量越大，其溶液体系的结构越稳定，对外界的刺激性响应越弱，越有利于硝化 BC 的加工成型[24]。

尽管目前基于硝化 BC 的应用研究主要是火炸药领域，然而随着相关研究的深入，如硝化 BC 溶液的流变性能的研究[25, 26]，硝化 BC 也定会在生物医学领域崭露头角。

3.3　细菌纤维素的氨基化改性

南京林业大学邵伟课题组通过化学接枝法将 3-氨基丙基三乙氧基硅烷（APTES）接枝到 BC 表面而制备出氨基修饰的 BC 抗菌膜（A-g-BC），其氨基化改性流程如图 3-31 所示[27]。具体步骤如下：①APTES 分子中—OCH$_2$CH$_3$ 为水解基团，水解可以形成相应的硅醇—Si(OH)$_3$；②通过 BC 上的羟基和硅醇间的氢键将水解产物吸附到 BC 膜表面上；③—Si(OH)$_3$ 通过与 BC 表面的—OH 脱水形成 Si—O—C 共价键，同时将硅醇自聚形成的硅氧烷骨架（Si—O—Si）接枝到 BC 表面。聚硅氧烷网络结构的形成使 BC 原有的网络结构变得紧实厚重，孔径变小。A-g-BC 抗菌膜对大肠杆菌、金黄色葡萄球菌、枯草芽孢杆菌和白色念珠菌均有很强的抑制作用，最大抑菌率分别为 100%、99.4%、99.9%和 98.7%，最大抑菌圈分别是 25.0 mm、26.1 mm、20.4 mm 和 23.0 mm。随着 APTES 接枝率的提高，A-g-BC 膜的抗菌性越强，并且针对不同菌属，其抗菌性有所差异，抗菌能力大小基本上是革兰氏阳性菌＞革兰氏阴性菌＞真菌。A-g-BC 膜良好的抗菌性有望将其应用于伤口敷料和其他生物医用领域。在上述研究基础上，邵伟课题组[28]随后以接枝到再生 BC 表面的 APTES 为中间层，通过 EDC/NHS 的催化发生酯化反应而在再生 BC 表面修饰上抗菌药物阿莫西林。接枝阿莫西林的再生 BC 呈现出极好的抗菌特性，对大肠杆菌、白色念珠菌、金黄色葡萄球菌均有很好的防护效果，同时不对 HEK293 细胞显示细胞毒性。此外，功能化的再生 BC 呈现出良好的孔隙率和溶胀行为，有利于吸收渗液，同时还具有增强的伤口愈合能力。上述结果表明，接枝阿莫西林的再生 BC 是一种具有潜在应用价值的抗菌敷料产品。

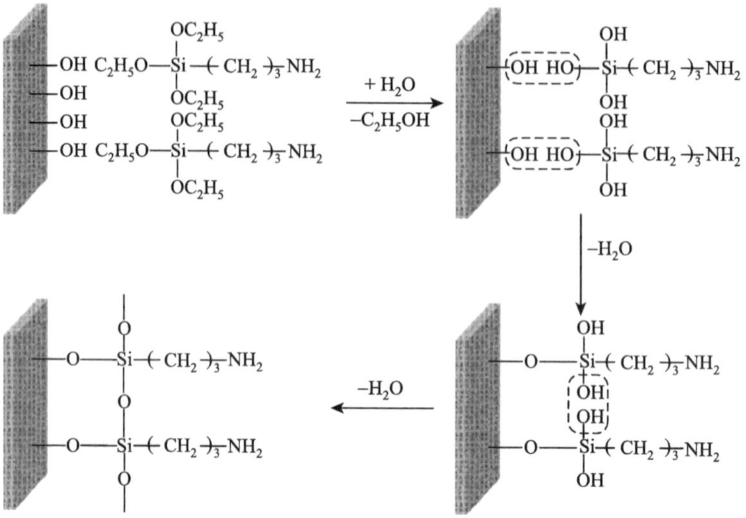

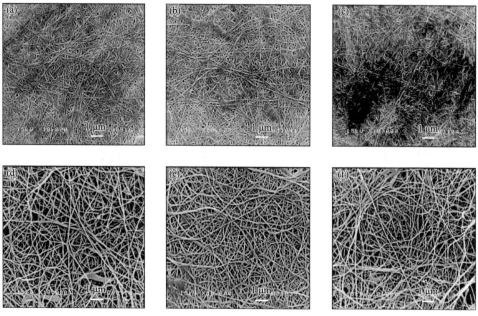

图 3-31　氨基化改性 BC 的流程图[27]

　　类似地，Taokaew 等[29]分别将 APTES 和十八烷基三氯硅烷（OTS）接枝到
BC 表面，实现了 BC 的硅烷氨基化改性和硅烷甲基化改性。硅烷氨基化改性引入
的氨基使 BC 表面带上正电荷，所制备样品的 SEM 照片如图 3-32 所示。不难看出，

图 3-32　空气干燥 BC（a）、硅烷甲基化空气干燥 BC（b）、硅烷氨基化空气干燥 BC（c）、冷冻干燥
BC（d）、硅烷甲基化冷冻干燥 BC（e）和硅烷氨基化冷冻干燥 BC（f）的表面 SEM 照片[29]

冷冻干燥样品比空气干燥样品具有更高的孔隙率，这是由于空气干燥导致样品结构坍塌；无论是冷冻干燥处理还是空气干燥处理，接枝氨基与否基本上不影响样品的直径和孔隙率；在空气干燥的情况下，接枝甲基与否基本上也不影响样品的形貌，而在冷冻干燥处理时，接枝甲基会降低样品的孔隙率，提高致密度。

如表 3-1 所示的 XPS 测试结果表明，硅烷甲基化改性 BC 样品的 O/C 值与对应的 BC 相比出现不同程度的下降，其原因主要归于接枝的 OTS 含有长烷烃链；硅烷氨基化改性 BC 中的 N 元素占比与对应的 BC 相比呈现大幅度提高，表明端氨基的 APTES 分子成功接枝到 BC 纤维表面，而硅烷氨基化改性基本不影响样品的 O/C 值。

表 3-1　基于 XPS 的样品表面元素分析[29]

样品	C/(%，摩尔分数)	O/(%，摩尔分数)	N/(%，摩尔分数)
空气干燥 BC	51.5	47.4	0.5
冷冻干燥 BC	52.9	46.4	0.1
硅烷甲基化空气干燥 BC	55.5	41.2	0.3
硅烷甲基化冷冻干燥 BC	63.7	30.9	0.3
硅烷氨基化空气干燥 BC	52.9	44.3	2.6
硅烷氨基化冷冻干燥 BC	51.4	45.3	1.2

尽管多孔材料的接触角测试结果无法真实反映其表面润湿性，但一定程度上仍能定性评估材料表面改性情况以及比较材料表面的润湿性。表 3-2 显示的是样品的水接触角测试结果。冷冻干燥 BC 呈现出高度的亲水性，迅速将接触角测试水滴吸收到内部。与冷冻干燥 BC 相比，空气干燥 BC 的接触角有所增大，这与空气干燥导致 BC 的纤维结构重排、结构坍塌以及孔隙率降低有关。OTS接枝使得 BC 表面布满疏水官能团，因而硅烷甲基化改性显著提高了样品的水接触角，疏水性增大。硅烷氨基化改性与否对样品的水接触角大小影响差别不大，这可以通过两者具有相似的表面形貌和亲水性官能团（BC 的羟基与硅烷氨基化改性 BC 的氨基）来解释。如图 3-33 所示，硅烷甲基化改性不利于正常人皮肤成纤维细胞（NHDF 细胞）在样品表面增殖；相比之下，硅烷氨基化改性表面则显著提高了 NHDF 细胞的增殖；在相同改性方式下，不同干燥条件对细胞行为的影响不明显。BC 表面的性质是影响细胞行为的至关重要因素，硅烷甲基化改性使 BC 表面带有正电荷，更容易通过静电作用提高对带负电荷的 NHDF细胞的亲和力。

表 3-2 样品的水接触角[29]

样品	水接触角/(°)
空气干燥 BC	56.3±8.0
冷冻干燥 BC	—
硅烷甲基化空气干燥 BC	90.7±5.1
硅烷甲基化冷冻干燥 BC	112.4±9.5
硅烷氨基化空气干燥 BC	67.6±2.3
硅烷氨基化冷冻干燥 BC	—

图 3-33 基于 MTT 测试的样品表面 NHDF 细胞相对数量[27]

Wan 等[30]用氢氧化铵对环氧氯丙烷改性 BC 进行氨基化，先用四甲基哌啶氧化物（TEMPO）对 BC 进行氧化，引入羧基；而后与氢氧化铵反应，获得了带阳离子的 BC 衍生物。其反应示意图如图 3-34 所示。

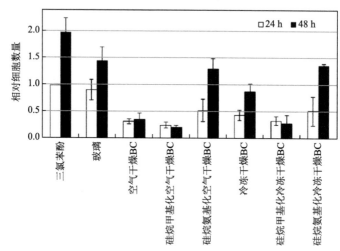

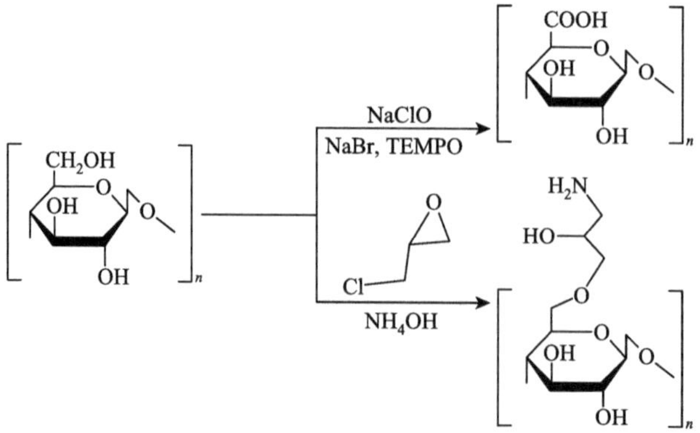

图 3-34 BC 氨基化反应示意图[30]

图 3-35 为 BC 处理前后的 TEM 照片。未处理的 BC 纤维表面光滑，而经氧化后和氨基化后的 BC 纤维表面含有毛刺，纤维直径变小。这是因为氧化和氨基化导致 BC 表面部分微纤维剥落。研究者进一步测量并比较了三种 BC 纤维的直径，结果如图 3-36 所示。可以看出，经过每一步处理后，纤维的直径都下降，氨基化后的纤维直径只有 13.6 nm 左右；三种纤维的直径分布类似，表明并不是所有纤维都遭到破坏。因为 BC 上的氨基可在生理 pH 环境下发生质子化，能够通过离子共轭与药物分子结合，所以所得 BC 衍生物是良好的药物递送者。

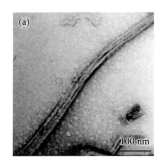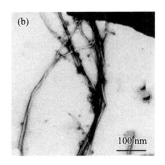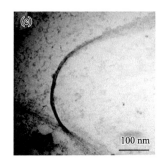

图 3-35　三种 BC 纤维的 TEM 照片：(a) 未处理的 BC；(b) 氧化后的 BC；(c) 氨基化的 BC[30]

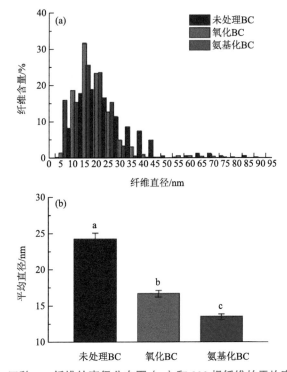

图 3-36　三种 BC 纤维的直径分布图（a）和 300 根纤维的平均直径（b）

Drozd 等[31]将聚乙烯亚胺（PEI）改性 BC（BCB-PEI）与 Fe^{2+}/Fe^{3+} 的硫酸盐镶嵌结合，获得了具有超顺磁性能的改性 BC（BCB-PEI-Fe），其制备流程如图 3-37 所示。BCB-PEI-Fe 对酶具有良好的固定负载作用，固定负载的酶在循环使用 8 次后，能够保持 70%的活性（图 3-38）；BCB-PEI-Fe 还具有良好的储存稳定性，在 4℃下保存 4 周，仍能保留 80%的活性（图 3-39）。

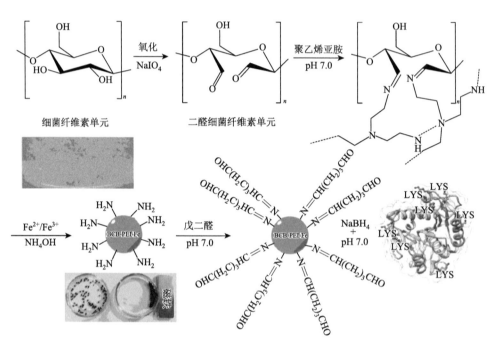

图 3-37　具有超顺磁性能的改性 BC 制备流程图[31]

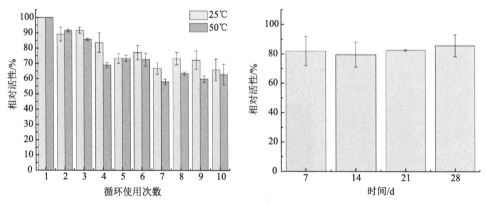

图 3-38　循环使用次数对固定在 BCB-PEI-Fe 上的酶活性的影响[31]

图 3-39　储存时间对固定在 BCB-PEI-Fe 上的酶活性的影响[31]

此外，Shen 等[32]用二亚乙基三胺对 BC 氨基化，具体步骤如下：先用 15%的 NaOH 溶液处理 BC（1 h），然后用环氧氯丙烷在碱性环境下处理 10 h，最后在碳酸氢钠的催化下用二亚乙基三胺处理 2 h，其反应机理如图 3-40 所示。

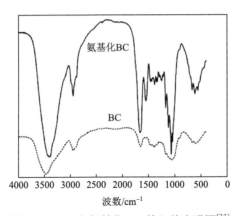

图 3-40　二亚乙基三胺氨基化 BC 的反应机理[32]

Lu 等[33]用氨基磺酸盐对含环氧基团的 BC 进行氨基化。红外光谱分析结果显示，与 BC 相比，所得氨基化 BC 在 1375 cm^{-1} 和 3441 cm^{-1} 处出现了两个峰，即 —NH— 和 —NH$_2$ 特征峰（图 3-41）。扫描电镜照片显示（图 3-42），氨基化 BC 具有更密的网络结构和更大的比表面积。

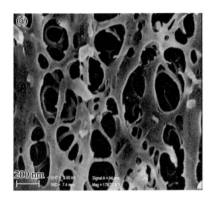
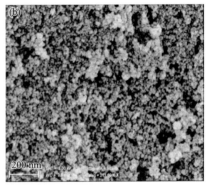

图 3-41　BC 和氨基化 BC 的红外光谱图[33]

图 3-42　BC（a）和氨基化 BC（b）的扫描电镜图照片[33]

Jin 等[34]先将 BC 粉碎，用 NaIO$_4$氧化处理 2 d，而后在氰基硼氢化钠的催化下，pH = 5.8～6.0 的环境中，将 NaIO$_4$处理后的 BC 与聚乙烯亚胺反应 6 h，获得了聚乙烯亚胺改性的氨基化 BC（PEI-BC）。

参 考 文 献

[1] Luo H L，Xiong G Y，Hu D，et al. Characterization of TEMPO-oxidized bacterial cellulose scaffolds for tissue engineering applications. Materials Chemistry and Physics，2013，143（1）：373-379.

[2] Nge T T，Sugiyama J. Surface functional group dependent apatite formation on bacterial cellulose microfibrils network in a simulated body fluid. Journal of Biomedical Materials Research Part A，2007，81（1）：124-134.

[3] Ifuku S，Tsuji M，Morimoto M，et al. Synthesis of silver nanoparticles templated by TEMPO-mediated oxidized bacterial cellulose nanofibers. Biomacromolecules，2009，10（9）：2714-2717.

[4] Nge T T，Nogi M，Yano H，et al. Microstructure and mechanical properties of bacterial cellulose/chitosan porous scaffold. Cellulose，2010，17（2）：349-363.

[5] Okita Y，Saito T，Isogai A. Entire surface oxidation of various cellulose microfibrils by TEMPO-mediated oxidation. Biomacromolecules，2010，11（6）：1696-1700.

[6] 廖世波，奚廷斐，赖琛，等. TEMPO-NaBr-NaClO 体系对细菌纤维素的氧化过程研究. 中国生物医学工程学报，2013，32（6）：699-707.

[7] Meng S X，Feng Y Q，Liang Z P，et al. Oxidizing cellulose to 2, 3-dialdehyde cellulose by sodium periodate. Transactions of Tianjin University，2005，（4）：250-254.

[8] 李建. 细菌纤维素纳米纤维支架的改性与复合. 天津：天津大学，2009.

[9] Varma A J，Kulkarni M P. Oxidation of cellulose under controlled conditions. Polymer Degradation and Stability，2002，77（1）：25-27.

[10] Li J，Wan Y Z，Li L F，et al. Preparation and characterization of 2, 3-dialdehyde bacterial cellulose for potential biodegradable tissue engineering scaffolds. Materials Science and Engineering：C，2009，29（5）：1635-1642.

[11] 洪亮. 羟基磷灰石/纳米纤维素复合材料制备及性能表征. 天津：天津大学，2006.

[12] Zhu S，Shi W F. Thermal degradation of a new flame retardant phosphate methacrylate polymer. Polymer Degradation and Stability，2003，80（2）：217-222.

[13] Oshima T，Kondo K，Ohto K，et al. Preparation of phosphorylated bacterial cellulose as an adsorbent for metal ions. Reactive and Functional Polymers，2008，68（1）：376-383.

[14] Roman M，Winter W T. Effect of sulfate groups from sulfuric acid hydrolysis on the thermal degradation behavior of bacterial cellulose. Biomacromolecules，2004，5（5）：1671-1677.

[15] Qin Z Y，Ji L，Yin X Q，et al. Synthesis and characterization of bacterial cellulose sulfates using a SO$_3$/pyridine complex in DMAc/LiCl. Carbohydrate Polymers，2014，101：947-953.

[16] Palaninathan V，Chauhan N，Poulose A C，et al. Acetosulfation of bacterial cellulose：an unexplored promising incipient candidate for highly transparent thin film. Materials Express，2014，4（5）：415-421.

[17] Palaninathan V，Raveendran S，Rochani A K，et al. Bioactive bacterial cellulose sulfate electrospun nanofibers for tissue engineering applications. Journal of Tissue Engineering and Regenerative Medicine，2018，12（7）：1634-1645.

[18] Xie Y L，Wang M J，Yao S J. Preparation and characterization of biocompatible microcapsules of aodium cellulose sulfate/chitosan by means of layer-by-layer self-assembly. Langmuir，2009，25（16）：8999-9005.

[19] Chen G，Liu B，Zhang B. Characterization of composite hydrocolloid film based on sodium cellulose sulfate and cassava starch. Journal of Food Engineering，2014，125：105-111.

[20] Kim D Y，Nishiyama Y，Kuga S. Surface acetylation of bacterial cellulose. Cellulose，2002，9（3）：361-367.

[21] Lee K Y，Quero F，Blaker J J，et al. Surface only modification of bacterial cellulose nanofibres with organic acids. Cellulose，2011，18（3）：595-605.

[22] Yamamoto H，Horii F，Hirai A. Structural studies of bacterial cellulose through the solid-phase nitration and acetylation by CP/MAS C-13 NMR spectroscopy. Cellulose，2006，13（3）：327-342.

[23] Sun D P，Ma B，Zhu C L，et al. Novel nitrocellulose made from bacterial cellulose. Journal of Energetic Materials，2010，28（2）：85-97.

[24] 杨强，彭碧辉，梁岗，等. 硝化细菌纤维素的制备及表征. 火炸药学报，2012，35（3）：88-90.

[25] 朱娟，罗庆平，李兆乾，等. 硝化细菌纤维素溶液的流变性. 含能材料，2016，24（4）：375-379.

[26] Luo Q P，Zhu J，Li Z Q，et al. The solution characteristics of nitrated bacterial cellulose in acetone. New Journal of Chemistry，2018，42（22）：18252-18258.

[27] 刘晖. 细菌纤维素基复合材料的制备及性能研究. 南京：南京林业大学，2016.

[28] Ye S，Jiang L，Wu J M，et al. Flexible amoxicillin-grafted bacterial cellulose sponges for wound dressing：*in vitro* and *in vivo* evaluation. ACS Applied Materials and Interfaces，2018，10（6）：5862-5870.

[29] Taokaew S，Phisalaphong M，Newby B M Z. Modification of bacterial cellulose with organosilanes to improve attachment and spreading of human fibroblasts. Cellulose，2015，22（4）：2311-2324.

[30] Spaic M，Small D P，Cook J R，et al. Characterization of anionic and cationic functionalized bacterial cellulose nanofibres for controlled release applications. Cellulose，2014，21（3）：1529-1540.

[31] Drozd R，Szymanska M，Rakoczy R，et al. Functionalized magnetic bacterial cellulose beads as carrier for Lecitase® Ultra immobilization. Applied Biochemistry and Biotechnology，2019，187（1）：176-193.

[32] Shen W，Chen S Y，Shi S K，et al. Adsorption of Cu（Ⅱ）and Pb（Ⅱ）onto diethylenetriamine-bacterial cellulose. Carbohydrate Polymers，2009，75（1）：110-114.

[33] Lu M，Zhang Y M，Guan X H，et al. Thermodynamics and kinetics of adsorption for heavy metal ions from aqueous solutions onto surface amino-bacterial cellulose. Transactions of Nonferrous Metals Society of China，2014，24（6）：1912-1917.

[34] Jin X C，Xiang Z Y，Liu Q G，et al. Polyethyleneimine-bacterial cellulose bioadsorbent for effective removal of copper and lead ions from aqueous solution. Bioresource Technology，2017，244：844-849.

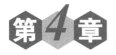

细菌纤维素复合材料

>>

与其他生物材料相似，单一的 BC 材料并不能完全满足实际需要。为此，科研人员将 BC 与其他材料结合形成复合材料，从而赋予 BC 新功能，显著扩大了其应用范围。至今，通过机械混合、原位生长、生物共培养等方法已经实现了 BC 与羟基磷灰石陶瓷、纳米碳材料、高分子材料、金属及金属氧化物等类型材料的复合，这些 BC 复合材料在组织工程、再生医学、抗菌敷料和抗菌包装等领域展示出良好的应用前景[1-8]。

4.1 羟基磷灰石/细菌纤维素复合材料

骨是较为常见的硬组织，其细胞外基质是由无机化合物和有机化合物组成的复合结构，无机化合物主要是羟基磷灰石（HAp），而有机化合物主要是胶原（Col）纤维。BC 具有精细的纳米纤维网状结构、卓越的力学性能以及良好的生物相容性，同时可高度仿生 Col 纤维的结构形态，这使得 BC 具有作为骨组织工程支架的潜能。通过仿生矿化等方法在 BC 纳米纤维表面沉积 HAp 晶体颗粒，可获得兼具 BC 和 HAp 双重优点的 HAp/BC 复合材料。HAp/BC 复合材料的制备和研究极大地促进了骨组织工程支架的发展。

4.1.1 羟基磷灰石/未改性细菌纤维素复合材料

Hutchens 等[1]将 BC 浸泡在 $CaCl_2$ 溶液（pH = 4.83，23℃）中，再用去离子水冲洗后转移至 Na_2HPO_4 溶液（pH = 8.36，23℃）中继续搅拌，如此反复循环可得到不同缺钙 HAp 含量的 HAp/BC 复合材料，钙磷比可控制在 1.45～1.55，略低于理论值（1.67）。所形成的缺钙 HAp 的晶体尺寸在 10～50 nm 之间，沿 c 轴方向优先生长，与天然骨组织的无机成分十分相似。典型缺钙 HAp/BC 复合材料（缺钙 HAp 含量为 53%）的 SEM 形态如图 4-1 所示，缺钙 HAp 为分布均匀的球状颗粒，尺寸约 1 μm，进一步放大则显示球状颗粒由片状晶体构成。另外，FTIR 结果显示缺钙 HAp 由前驱体磷酸八钙转变而成，而且与 BC 纳米纤维形成配位键结合。

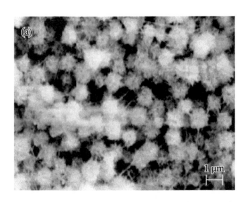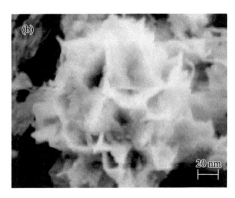

图 4-1　缺钙 HAp/BC 复合材料（缺钙 HAp 含量为 53%）的 SEM 照片：（a）低倍；（b）高倍[1]

万怡灶课题组将用 CaCl$_2$ 溶液预钙化处理的 BC 膜置于 1.5 倍模拟人体体液（SBF）中进行仿生矿化沉积 HAp，制备出 HAp/BC 复合材料[9]。仿生矿化 7 d 后 BC 纳米纤维表面形成圆球状 HAp 沉积颗粒 [图 4-2（a）]，仿生矿化 14 d 后的 HAp 颗粒的分布和形态与仿生 7 d 的相似 [图 4-2（b）]；如复合材料的断面 SEM 照片 [图 4-2（c）和（d）] 所示，离子可通过致密的网状结构进入 BC 基体内部并在 BC 纳米纤维表面沉积形成矿化物，矿化沉积量随仿生时间的增加而增加；BC 基体内的沉积颗粒与 BC 纳米纤维相互缠结，这可能是由于 BC 的网状结构对沉积颗粒产生了物理吸附作用。对比 HAp/BC 复合材料表面和断面的微观形貌可发现，表层沉积颗粒的尺寸大于 BC 基体内部的沉积颗粒，这是因为表层能够充分接触 SBF 溶液，充足的离子浓度保证了表面沉积颗粒能够不断长大，而在有限的空间内，晶粒的长大受到空间位阻效应影响，在沉积后期颗粒只在垂直于表面的方向上生长。这也解释了仿生矿化 7 d 和 14 d 的复合材料表面沉积颗粒的尺寸相差不大的原因。另外，各种离子到达基体内部需通过致密的沉积层和网状结构，BC 基体内部的沉积相得不到足够的离子浓度，致使基体内部沉积颗粒的尺寸小于表层颗粒。图 4-3 是矿化 7 d 的 HAp/BC 复合材料的 TEM 照片，图中颜色较深处为纤维，颜色较浅处为沉积物，纤维束呈现不规则分布，沉积颗粒分散于纤维之间，纤维与沉积颗粒相互交织[图 4-3（a）]；由单纤维的高分辨透射电子显微镜（HRTEM）照片 [图 4-3（b）] 可见，在纤维周围出现晶面间距相同的晶格，这说明纤维被沉积颗粒包裹，沉积层均匀分布于纤维表面，层厚几乎相同[9]。

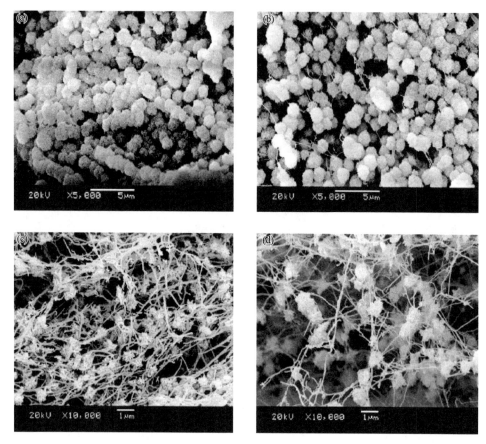

图 4-2　HAp/BC 复合材料的 SEM 照片：（a）矿化 7 d 表面；（b）矿化 14 d 表面；（c）矿化 7 d 断面；（d）矿化 14 d 断面[9]

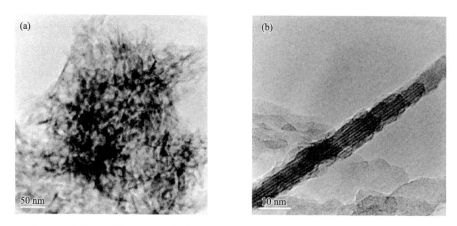

图 4-3　矿化 7 d 的 HAp/BC 复合材料的 TEM 照片：（a）纤维束；（b）单纤维[9]

4.1.2 羟基磷灰石/改性细菌纤维素复合材料

如 4.1.1 节所述，目前已通过诸多方法制备出 HAp/BC 复合材料，然而，BC 纳米纤维表面的羟基存在活性不够高的缺点，不利于 HAp 的沉积。为此，不少研究提出通过表面化学改性来提高 BC 纳米纤维表面的活性，从而为 HAp 的形核和长大提供有效位点。

1. 羟基磷灰石/柠檬酸化细菌纤维素复合材料

柠檬酸的羧基与钙离子有很强的螯合作用，因而柠檬酸化改性可提高 HAp 在基体表面的形核[10, 11]。万怡灶课题组将 BC 置于含柠檬酸的 SBF 中进行仿生矿化，制备出羟基磷灰石/柠檬酸化 BC 复合材料[10]。柠檬酸分子含有三个羧基和一个羟基，在 pH = 7.4 的 1.5 倍 SBF 中电离并失去三个氢离子（H^+），形成 $C_6H_5O_7^{3-}$；$C_6H_5O_7^{3-}$ 与 BC 纳米纤维表面的羟基形成氢键而黏附于 BC 纳米纤维表面。在 SBF 中，$C_6H_5O_7^{3-}$ 的三个 COO^- 可与 Ca^{2+} 螯合而在 BC 纳米纤维表面形成钙-柠檬酸复合体，再进一步吸附钙磷离子和其他的柠檬酸分子，钙-柠檬酸复合体长大到临界尺寸，形成 HAp 晶核进而长大。图 4-4 是 HAp/柠檬酸化 BC 复合材料的 SEM 照片，在 1.5 倍 SBF 中仿生矿化 3 d 后，BC 纳米纤维表面已被球形沉积颗粒所覆盖［图 4-4（a）］，仿生矿化 7 d 后的复合材料表面沉积颗粒的分布和形态与仿生矿化 3 d 的相似［图 4-4（b）］。此外，还可以看出，在相同 SBF 条件下，BC 纳米纤维表面沉积的颗粒随着仿生矿化时间的增加而逐渐长大。图 4-5 为仿生矿化 7 d 后 HAp/柠檬酸化 BC 复合材料的 TEM 照片，BC 纳米纤维（颜色较深处）周围被沉积层（颜色较浅处）所包裹。能量色散 X 射线谱（EDS）结果显示，仿生矿化 7 d 后 HAp/柠檬酸化 BC 复合材料中 HAp 的钙磷比为 1.50，表明形成的 HAp 属于缺钙型结构，这与人体骨中的无机相类似。由此可见，通过该方法制备的 HAp/柠檬酸化 BC 复合材料是一种有前景的骨组织工程支架材料。

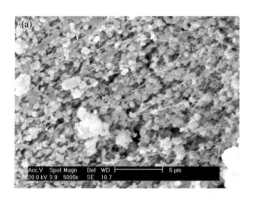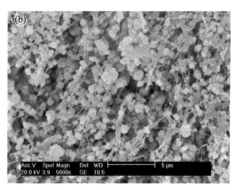

图 4-4　HAp/柠檬酸化 BC 复合材料的 SEM 照片：仿生矿化 3 d（a）；仿生矿化 7 d（b）[10]

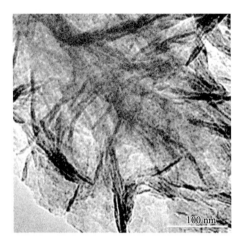

图 4-5　仿生矿化 7 d 后的 HAp/柠檬酸化 BC 复合材料的 TEM 照片[10]

2. 羟基磷灰石/羧基化细菌纤维素复合材料

Nge 等[12]报道了在羧基化 BC 纳米纤维表面沉积 HAp 晶体,其制备过程如下:将 BC 水凝胶置于 TEMPO 和 NaBr 的水溶液中,而后缓慢加入一定量的 NaClO(与纤维素的比例为 2.42 mmol/g);通过添加 NaOH 溶液使 pH 保持在 10.5,于 20℃下恒温反应 2 h;加入乙醇终止反应,用 HCl 将 pH 调至 7,再用蒸馏水反复清洗,得到羧基化 BC(BC-TEMPO);将部分 BC-TEMPO 凝胶浸泡在搅拌均匀的 $CaCl_2$ 溶液中 6 h,通过离子交换使羧酸钠盐转化为钙盐,离子交换处理后用蒸馏水反复清洗,得到 BC-TEMPO-Ca;接着分别将 BC-TEMPO 和 BC-TEMPO-Ca 置于 36.5℃下的 1.5 倍 SBF 中进行仿生矿化即可获得 HAp/羧基化 BC 复合材料。所制备的复合材料的 SEM 照片如图 4-6 所示,两种复合材料中的 HAp 均为球形,球体由卷曲的薄片组成;在 BC-TEMPO 中薄片附在纤维表面并向各个方向生长 [图 4-6(a)和(b)],而在 BC-TEMPO-Ca 中薄片则或多或少地沿着纤维表面向上伸展 [图 4-6(c)和(d)]。

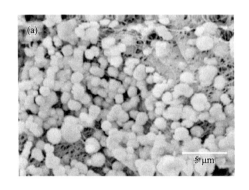
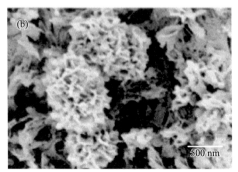

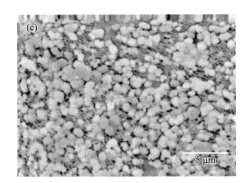
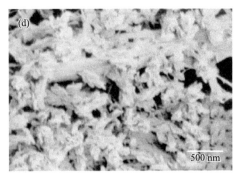

图 4-6　仿生矿化 21 d 的 HAp/羧基化 BC 复合材料的 SEM 照片：BC-TEMPO〔(a)和(b)〕；BC-TEMPO-Ca〔(c)和(d)〕[12]

3. 羟基磷灰石/磷化细菌纤维素复合材料

磷酸根是一种具有较高活性的官能团，同时也是骨组织的主要组成成分。万怡灶课题组[9, 10, 13, 14]系统性研究了 HAp/磷化 BC 复合材料，通过酯化反应在 BC 纳米纤维表面引入高活性的磷酸根，显著提高了 BC 纳米纤维诱导 HAp 沉积的能力。图 4-7（a）和（b）分别为矿化 7 d 和 14 d 的 HAp/磷化 BC 复合材料的表面 SEM 照片，纳米纤维表面被均匀致密的沉积物所包裹。与纯 BC 纳米纤维表面的羟基不同，磷酸根具有更强的电负性，易吸引 SBF 溶液中的阳离子，阴阳离子在纤维表面结合，形核进而长大成颗粒。因此，矿化颗粒可沿纤维表面沉积，保持 BC 基体良好的网状结构。仿生矿化 14 d 的纤维直径变大，沉积层明显变厚，同时纤维间的孔隙更大。如图 4-7（c）和（d）分别所示的矿化 7 d 和 14 d 的 HAp/磷化 BC 复合材料的断面 SEM 照片，复合材料内部只有少量的沉积颗粒。磷酸根的吸引能力很强，多数阳离子被吸附在表层纤维素表面，其他阴离子也会被阳离子吸引而不能透过致密的网状结构到达 BC 内部。因此，BC 表面纤维有较多的沉积物，而内部纤维表面的沉积颗粒较少。图 4-8 是矿化 14 d 后 HAp/磷化 BC 复合

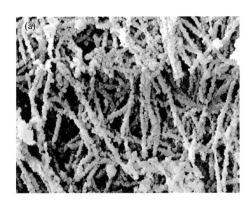
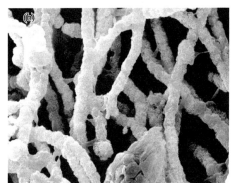

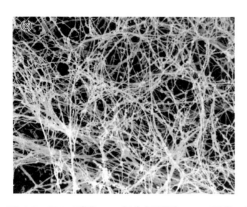
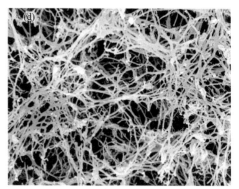

图 4-7　HAp/磷化 BC 复合材料的 SEM 照片：（a）矿化 7 d 表面（×5000）；（b）矿化 14 d 表面（×5000）；（c）矿化 7 d 断面（×10000）；（d）矿化 14 d 断面（×10000）[9]

材料的 TEM 照片，颜色较深处为磷化 BC 纳米纤维，颜色较浅处为沉积物。纤维束呈现不规则分布，沉积颗粒分散于纤维之间，纤维与沉积颗粒相互交织在一起［图 4-8（a）］，并且纤维周围包裹着较厚的沉积层［图 4-8（b）］。

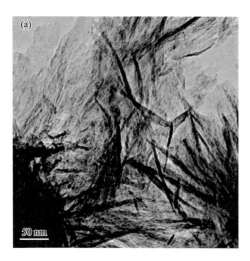
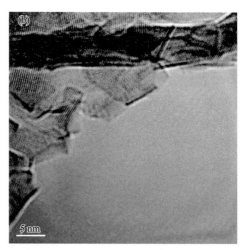

图 4-8　矿化 14 d 后 HAp/磷化 BC 复合材料的 TEM 照片：纤维束（a）；单纤维（b）[9]

图 4-9（a）和（b）分别为矿化 7 d 和 14 d 的 HAp/磷化 BC 复合材料的 XRD 谱图，从中可观察到 HAp 的特征衍射峰，从而证实复合材料中的沉积相为 HAp。矿化 7 d 所得到 HAp 沉积颗粒在（002）方向上的颗粒度为 37 nm，结晶度为 0.561%；矿化 14 d 后沉积颗粒在（002）方向上的颗粒度为 46 nm，结晶度为 0.787%。可见，复合材料中沉积颗粒的结晶度和颗粒度随着沉积时间的延长而增加。如图 4-10（a）和（b）所示，不同矿化时间形成的 HAp/磷化 BC 复合材料的红外谱图均在

1029 cm^{-1} 和 962 cm^{-1} 处出现吸收峰，这是磷酸根中 P—O 伸缩振动而引起的，属于 HAp 典型的磷氧键特征峰；而 1418 cm^{-1} 和 873 cm^{-1} 处的特征峰由 CO_3^{2-} 的伸缩振动和面外振动所导致，说明 HAp 沉积相中含有碳酸根。在矿化 7 d 的材料中，BC 在 3326 cm^{-1} 处的 O—H 特征峰明显减弱，而在矿化 14 d 的材料中已基本消失，这表明沉积时间越长，沉积层越厚，对 O—H 特征峰的减弱程度越大。

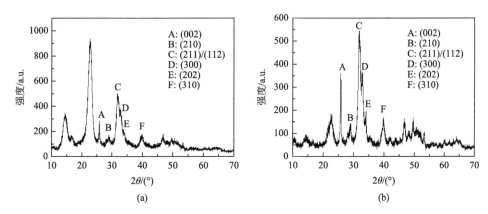

图 4-9　矿化 7 d（a）和 14 d（b）后的 HAp/磷化 BC 复合材料的 XRD 谱图[9]

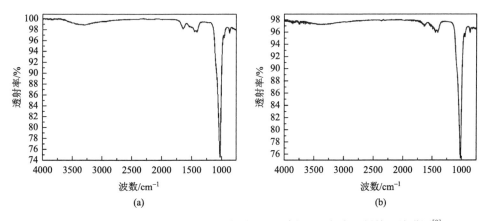

图 4-10　仿生矿化 7 d（a）和 14 d（b）HAp/磷化 BC 复合材料的红外谱图[9]

万怡灶课题组研究了 HAp/磷化 BC 复合材料的热性能[10]。图 4-11（a）为 BC 和 HAp/磷化 BC 复合材料（仿生矿化 7 d 和 14 d）的 TGA 曲线。从室温到 200℃ 的温度区间内所有样品均出现轻微失重，BC 的失重率约为 10%，两种 HAp/磷化 BC 复合材料的失重率均约为 4%。BC 和 HAp/磷化 BC 复合材料的质量损失主要出现在 200～400℃ 的温区内，这是由于在此温度范围内 BC 发生分解，纤维素长链中共价键发生断裂。在随后的温区内，BC 和 HAp/磷化 BC 复合材料继续出现质量损失，但失重速率大幅降低。图 4-11（b）为 BC 和 HAp/磷化 BC 复合材料（仿生矿化 7 d 和 14 d）的 DSC 曲线。BC 的 DSC 曲线在 110℃附近出现明显的吸热峰，这是 BC 脱水所致，与 TGA 曲线所得结果一致。此外，BC 的 DSC 曲线在335℃附近出现放热峰，该放热峰的出现主要归因于 BC 的分解。HAp/磷化 BC 复合材料的 DSC 曲线在 200℃以前具有与 BC 相同的变化趋势，即由于 BC 的脱水作用而在 110℃附近出现吸热峰。在较高的温区范围内，HAp/磷化 BC 复合材料的DSC 曲线表现出复杂的反应过程。矿化 7 d 和 14 d 的复合材料样品分别在337℃和 345℃附近出现吸热峰，而超过 350℃时则表现为放热反应，放热峰分别位于356℃和 363℃附近。与矿化 7 d 的复合材料相比，矿化 14 d 的复合材料的吸热峰和放热峰均向高温区偏移，表明 HAp/磷化 BC 复合材料的热稳定性随着 HAp 比例的增加而提高。

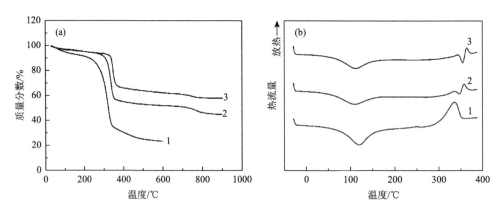

图 4-11　BC（1）、矿化 7 d 的 HAp/磷化 BC 复合材料（2）和矿化 14 d 的 HAp/磷化 BC 复合材料（3）的 TG 曲线（a）和 DSC 曲线（b）[10]

万怡灶课题组[13, 14]还对 HAp 初期的沉积过程进行了研究。图 4-12 是磷化 BC和不同矿化时间样品的 TEM 照片。磷化 BC 具有精细的纳米纤维结构，其直径在100 nm 左右［图 4-12（a）］。当矿化时间为 4 h 时，磷化 BC 上只有较少沉积物形成，并弥散分布在纤维的特定位置［图 4-12（b）］。这是由于 BC 的三维网状结构使得磷化反应为非均相反应，只有特定位置（如 C6）上的羟基才能够被 PO_4^{3-} 取代生成 P-BC。由于磷化 BC 分子中被 PO_4^{3-} 取代的位点具有强电负性，所以这些位点在预钙化时会吸附大量 Ca^{2+}。当将预钙化处理后的样品置于 SBF 中时，富集大量 Ca^{2+} 的位点对带负电荷的 HPO_4^{2-} 具有更强的吸附能力，从而使这些位点表面可在较短时间内达到 Ca、P 元素的过饱和。Ca^{2+} 的富集还能够增大表面的 pH，导致 Ca^{2+}、HPO_4^{2-} 和 OH^- 的活度积增大，为沉积物的优先形核提供了活性位点，从而使沉积物优先在这些位置上形核并生长。当矿化时间达到 12 h 后，由于 Ca^{2+}

和 HPO$_4^{2-}$ 在 P-BC 特定位置的进一步聚集和反应，磷化 BC 上的沉积物颗粒长大 [图 4-12（c）]。从矿化 1 d 后样品的 SEM 图中可以看出 [图 4-12（d）]，随着矿化时间的延长，磷化 BC 上的沉积物明显增多，并沿纤维轴向生长，其分布也逐渐趋于均匀。当矿化时间达到 3 d 时 [图 4-12（e）]，沉积物形成薄片状晶体直接依附于纤维表面并沿纤维轴向生长，从而将纤维表面完全包覆。当矿化时间达到 7 d [图 4-12（f）] 时，沉积物在纳米纤维表面进一步生长，使得其片层厚度和密度大幅度提高。

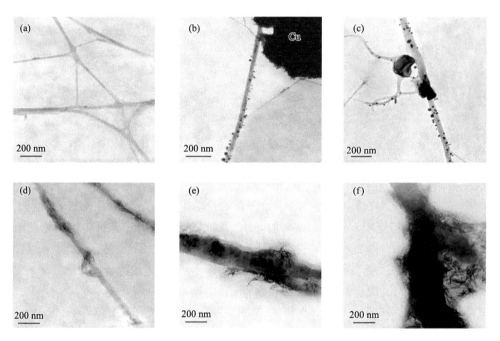

图 4-12　不同仿生矿化时间的 HAp/磷化 BC 复合材料的 TEM 照片：（a）0 h；（b）4 h；（c）12 h；（d）1 d；（e）3 d；（f）7 d[13]

图 4-13 是磷化 BC 在 1.5 倍 SBF 中仿生矿化 12 h、1 d、3 d 和 7 d 的 XRD 谱图。可以看出，矿化 12 h 时，无机沉积物为 HAp 的前驱体——磷酸八钙（OCP），同时由于时间较短，沉积物的生成量很少，BC 的衍射峰较为尖锐；当矿化时间延长至 1 d 时，无机沉积物显示从 OCP 向 HAp 转变的迹象。沉积 3 d 后，HAp 晶体开始长大。通过对比 12 h、1 d 和 3 d 的谱图，可知 HAp 晶体主要沿着（002）与（211）两个晶面择优取向生长，这与天然骨骼组织中 HAp 的生长规律一致。当沉积 7 d 后，OCP 特征峰消失，表明沉积物完成了从 OCP 到 HAp 的转变过程。由此可见，沉积初期形成前驱体 OCP，随着时间的延长，OCP 逐渐向 HAp 转变，最后完全转变为 HAp。

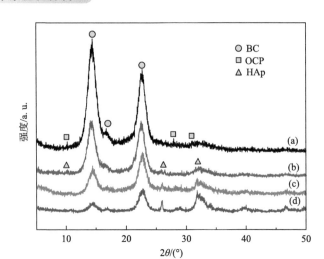

图 4-13 不同矿化时间的样品的 XRD 谱图：12 h（a）、1 d（b）、3 d（c）和 7 d（d）[14]

图 4-14 是仿生矿化 12 h、1 d、3 d、7 d 的样品的 FTIR 谱图。从图 4-14（a）可以看出，随着仿生矿化时间的延长，O—H 的特征峰逐渐消失。由于 HAp 的生成需要消耗大量的羟基，同时 BC 分子又包含大量的活性羟基，所以当 Ca^{2+} 被吸附钉扎在 BC 中后直接利用 BC 分子中所含的羟基生成 HAp 晶体。1028 cm^{-1} 为钙磷相中 PO_4^{3-} 的特征峰。沉积时间短时，BC 微纤只是弥散分布有钙磷沉积物，BC 的特征峰仍较强；随沉积时间的不断延长，钙磷沉积物不断在 BC 微纤表面生成并最终将 BC 微纤包裹起来，导致只能检测到钙磷沉积相的特征峰而几乎未检测到 BC 相，因此出现 PO_4^{3-} 的特征峰不断增强而 BC 的特征峰不断减弱最终消失的 FTIR 谱图。图 4-14（b）是图 4-14（a）中 1300～800 cm^{-1} 的局部放大。962 cm^{-1} 是 PO_4^{3-} 的特征峰，1281 cm^{-1} 是 OCP 的特征峰，874 cm^{-1} 是 CO_3^{2-} 的特征峰。OCP

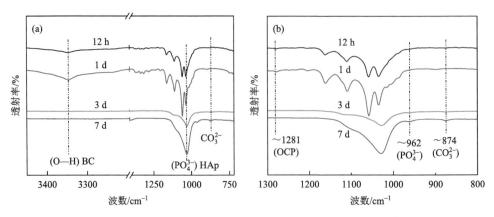

图 4-14 矿化不同时间样品的 FTIR 谱图对比（a）及其在 1300～800 cm^{-1} 的放大图（b）

特征峰随仿生矿化的时间的延长逐步消失，PO_4^{3-} 与 CO_3^{2-} 特征峰随时间延长逐渐增强。这进一步说明磷酸化 BC 上形成的钙磷相先生成 OCP，再逐步转变为 HAp 晶体并且是非化学计量的 CO_3^{2-} 取代的 HAp。

在上述研究的基础上，万怡灶课题组提出了 HAp 在磷化 BC 纳米纤维表面的初始形成机理（图 4-15）[13]：纯 BC 纳米纤维是具有很高纯度的纤维素分子 [图 4-15 (a)]；经过磷化改性后，BC 分子中部分 C6 位上的羟基被 PO_4^{3-} 取代 [图 4-15 (b)]，使得 OCP 优先在此处形核 [图 4-15 (c)]；当矿化时间为 12 h 时，晶核生长为 OCP 晶体，并且在其周边又形成新的 OCP 晶核 [图 4-15 (d)]；随着矿化时间延长至 1 d 时，OCP 晶体转变成 HAp 晶体，其周边的晶核生长成 OCP 晶体 [图 4-15 (e)]，最终所有 OCP 晶体在仿生矿化 3 d 后全部转变为 HAp 晶体 [图 4-15 (f)]。为了揭示更初期的形核过程，万怡灶课题组[14]首次采用 X 射线吸收近边结构（XANES）技术研究了 Ca-P 胚体在磷化 BC 纳米纤维表面的形核及后期的相转变过程（图 4-16），发现磷化 BC 纳米纤维浸渍于 SBF 中 2 min 时，所形成的 Ca-P 胚体为无定形磷酸钙（ACP），随后逐步发生下列转变：ACP——→TCP（磷酸钙）——→OCP——→HAp。这一结论更新了传统的理论，对纳米模板的生物矿化基础理论的发展具有极其重要的推动作用。

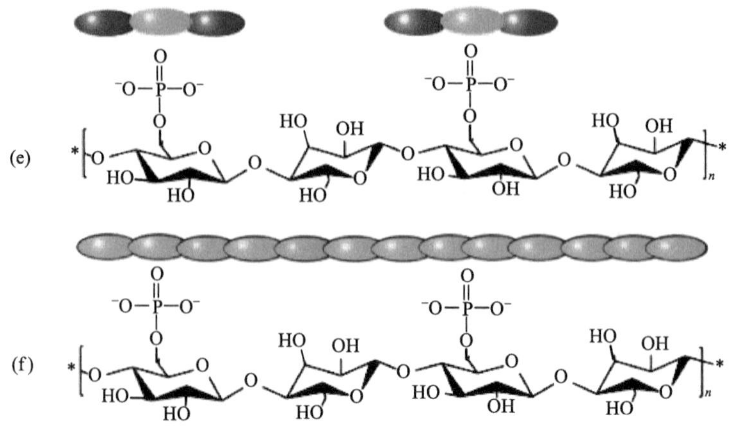

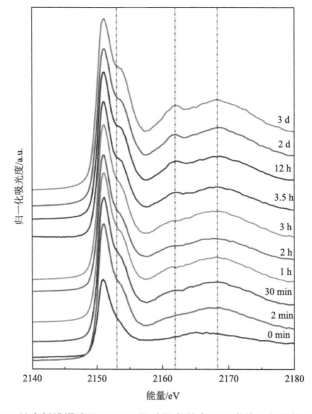

图 4-15　HAp 在磷化 BC 纳米纤维上形核和初始生长机理图：（a）BC；（b）磷化 BC；
（c）仿生矿化 4 h；（d）仿生矿化 12 h；（e）仿生矿化 1 d；（f）仿生矿化 3 d[13]

图 4-16　磷化 BC 纳米纤维浸渍于 SBF 不同时间在其表面形成的沉积物的 XANES 吸收谱[14]

当前，HAp/BC 复合材料的制备已相对成熟，并且证实此类复合材料具有与天然骨组织相似的化学成分和结构，是一种极具应用潜力的骨修复材料。然而，对于 HAp/BC 复合材料力学性能、孔隙率及生物学性能评价等方面的研究，有待进一步加强。

4.2　纳米碳/细菌纤维素复合材料

4.2.1　碳纳米管/细菌纤维素复合材料

碳纳米管（carbon nanotube，CNT）自发现以来因其优异的结构和物化性质在生物医学领域呈现出良好应用前景，可用于电化学生物传感器、药物递送及组织工程等诸多方面。Park 等[15]使用含有功能化处理 CNT 的培养基通过生物共培养法构建出具有三维结构的 CNT/BC 复合材料，其制备流程如图 4-17 所示。CNT 经两亲性梳状聚合物功能化处理后显著增强了与 BC 纳米纤维的相互作用，有效地解决了 CNT 易团聚的问题，实现了 CNT 在 BC 三维多孔结构中的均匀分散。更重要的是，CNT/BC 复合支架具有优异的骨传导性和骨诱导性，表现出较高的骨再生能力。随后，Gutiérrez-Hernández 等[16]将机械混合均匀的 BC 和羧基化多壁碳纳米管（MWCNT-COOH）以及海藻酸钠溶液混合，经 $CaCl_2$ 交联后得到具有三维结构的 MWCNT-COOH/BC 复合材料。MWCNT-COOH 的引入显著增强了 BC 的力学性能，复合材料的杨氏模量为纯 BC 的 3 倍，通过观察成骨细胞与支架的形貌与界面相容性，发现 MWCNT-COOH/BC 复合材料有利于细胞扩散、黏附和增殖。这些优势使得该复合材料有望应用于骨组织工程领域。

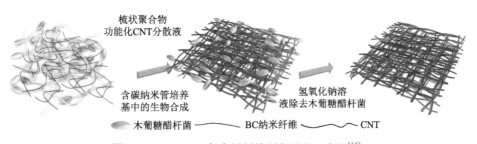

图 4-17　CNT/BC 复合材料的制备流程示意图[15]

4.2.2　石墨烯（氧化石墨烯）/细菌纤维素复合材料

石墨烯（graphene，GE）及其衍生物氧化石墨烯（graphene oxide，GO）是近

些年发展起来的热门二维材料。与 CNT 类似，GE 和 GO 同样凭借着优异的结构和物化性能在光热疗法、基因疗法、药物递送、生物成像、组织工程及抗菌等生物医学方面得到广泛关注和研究[17, 18]。考虑到 GE（GO）优异的结构和物化性能，不少研究组将 GE（GO）与 BC 复合制备出 GE/BC 复合材料和 GO/BC 复合材料，以提高 BC 的力学和生物学等性能。

1. 机械混合法

目前，机械混合法是制备 GE（GO）/BC 复合材料较为常见的方法[19, 20]，即首先将 GE（GO）分散液与 BC 浆料充分混合，再经真空抽滤处理而获得复合材料。Liu 等[19]采用机械混合法制备出 GE/BC 复合膜。如图 4-18（a）和（b）所示，纯 BC 膜呈现乳白色，质地比较松软，而 GE/BC 复合膜的颜色则由白色变成黑色；纯 BC 膜中的纤维无序地交织在一起［图 4-18（c）］，而在 GE/BC 复合膜中，GE 纳米片均匀分散在 BC 中，而且比纯 BC 膜变得更加密实［图 4-18（d）］；如图 4-18（e）和（f）所示，GE 纳米片近乎是透明的，其均匀分散于 BC 中，GE 纳米片和 BC 纳米纤维紧密连接在一起，两者之间相容性较好。当复合膜中 GE 含量为 4wt% 时，GE/BC 复合膜的拉伸强度和杨氏模量分别由纯 BC 膜的 96 MPa 和 369 MPa

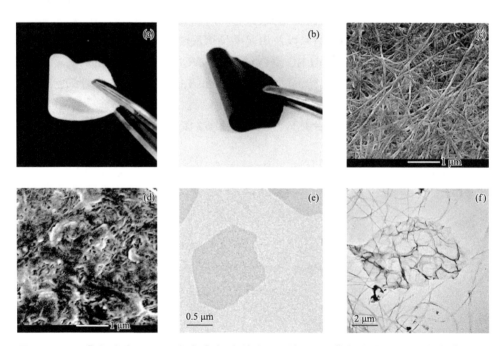

图 4-18　BC 膜（a）和 GE/BC 复合膜（b）的宏观照片；BC 膜（c）和 GE/BC 复合膜（d）的 SEM 照片；GE（e）和 GE/BC 复合膜（f）的 TEM 照片[15]

提高到 155 MPa 和 530 MPa，GE 的引入显著提高了 BC 的力学性能；同时，GE 的引入也提高了 BC 的热稳定性，起始分解温度由纯 BC 的 332.9℃提高至 GE/BC 复合膜的 359.5℃。

然而，该方法不可避免地破坏了 BC 原有的整体三维连续纤维结构，通常仅得到膜状的复合材料，缺少三维孔隙，不利于 GE（GO）/BC 复合材料在生物医学中的应用。

2. 生物共培养法

与机械混合法在同一时期，还发展出制备 GE（GO）/BC 复合材料的生物共培养法[2, 21-24]，即使用含 GE（GO）的培养基而获得复合材料。万怡灶课题组[2]通过生物共培养法成功制备出 GO/BC 复合材料。图 4-19（a）和（b）分别为 GO/BC 复合材料的 SEM 照片和 TEM 照片，GO/BC 复合材料继承了 BC 固有的三维网络结构，同时 GO 均匀分散于 BC 的三维网络结构中并与 BC 纳米纤维紧密缠绕在一起。如图 4-19（c）所示，在 GO/BC 复合材料的 XRD 谱图中并没有观察到 GO 尖锐的衍射峰，这可能归因于复合材料中 GO 的含量较少或者 GO 在 BC 基体中的均匀分散。再者，在生物合成过程中 GO 作为外源物干扰细菌分泌 BC，使 BC 结晶度由纯 BC 的 90%降到 GO/BC 复合材料中 BC 的 85%。图 4-19（d）为 GO 和 GO/BC 复合材料的拉曼（Raman）光谱，GO 的 D 峰和 G 峰分别出现在 1340 cm^{-1} 和 1580 cm^{-1} 附近，对于 GO/BC 复合材料而言，D 峰的位置基本不变而 G 峰的位置向低波数偏移，暗示 GO 与 BC 之间可能存在相互作用。同时，I_D/I_G 值由 GO 的 0.96 升高至 GO/BC 复合材料的 1.18，这与纯化除菌过程中使用的热 NaOH 溶液导致 GO/BC 复合材料中的 GO 发生略微还原有关。图 4-20（a）和（b）分别为 BC 水凝胶和不同 GO 含量的 GO/BC 复合水凝胶的应力-应变曲线和拉伸性能。GO 显著提高了 BC 的力学性能，当 GO/BC 复合水凝胶中 GO 含量为 0.48wt%时，复合水凝胶的拉伸强度和拉伸模量分别比纯BC水凝胶提高了 38%和120%。因此，GO/BC 复合材料因其独特的三维网络结构和优异的力学性能有望成为新型的组织工程支架材料。此外，万怡灶课题组[25]还将生物共培养法制备的 GO/BC 复合材料作为药物载体用于装载和释放五氟尿嘧啶，研究结果表明，GO/BC 复合材料的五氟尿嘧啶缓释效果明显优于 BC。

Zhu 等[24]还通过动态共培养法制备出 GO/BC 复合微球，GO 纳米片均匀分散于 BC 的三维网络结构中，并且 GO 纳米片的含氧基团和 BC 纳米纤维表面的羟基之间形成氢键，增强了两者的界面吸附。生物学性能测试表明，相比于纯BC，该复合微球具有更好的生物相容性及更优异的促进细胞增殖能力。此外，万怡灶课题组[26]通过高温碳化处理动态生物共培养法制备的 GE/BC 复合微球，所获得的 GE/BC-碳纳米纤维复合微球具有较高的油水分离性能。

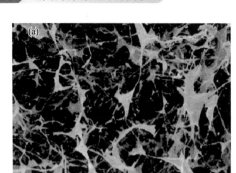
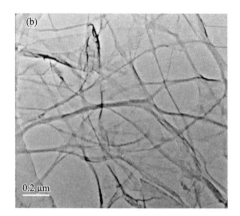
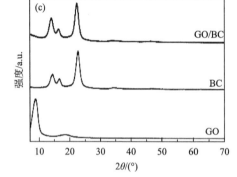
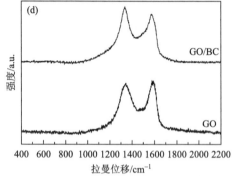

图 4-19　GO/BC 复合材料的 SEM 照片（a）、TEM 照片（b）、XRD 谱图（c）和
Raman 光谱（d）[23]

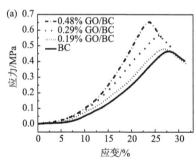
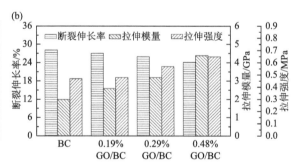

图 4-20　GO/BC 复合材料水凝胶的应力-应变曲线（a）和拉伸性能（b）[23]

3. 膜液界面生物共培养法

考虑到机械混合法破坏 BC 整体的连续纤维网络结构和生物共培养法无法
获得较厚的 GE（GO）/BC 复合材料样品，万怡灶课题组[3, 27-33]基于木葡糖醋

杆菌的好氧特性创造性提出了制备 GE（GO）/BC 复合材料的膜液界面生物共培养法（图 4-21），以静态生物培养法生长的 BC 层作为基底，接着在 BC 基底表面喷洒较薄层的含 GE（GO）培养基，使 BC 的生长在界面进行；与此同时，GE（GO）会进入 BC 的三维网络结构，培养基几乎被消耗完时，再次喷洒含 GE（GO）的培养基，反复重复上述操作直至获得设计厚度的样品。图 4-22 为 BC、GO/BC 复合材料和 GE/BC 复合材料的 SEM 照片。纯 BC 呈现三维网络多孔结构 [图 4-22（a）]；GO/BC 复合材料和 GE/BC 复合材料显示出相似的形貌，即 GO 和 GE 纳米片均匀地嵌入互连的多孔 BC 网络中，并且均与 BC 纳米纤维紧密连接 [图 4-22（b）和（c）]。这些结果表明，GO/BC 复合材料和 GE/BC 复合材料无明显的形态差异。如图 4-23 所示，相比于纯 BC，GO/BC 复合材料和 GE/BC 复合材料的接触角明显增大，这与 GO 和 GE 的亲水性均不如 BC 有关。同时，GE 比 GO 更差的亲水性致使 GE/BC 复合材料出现比 GO/BC 复合材料更大的接触角。细胞实验表明，作为组织工程支架时，GO/BC 复合材料具有比 BC 更好的细胞相容性，而 GE/BC 复合材料的细胞相容性则不如 BC [图 4-24（a）]；而 GO/BC 复合材料和 GE/BC 复合材料均表现出比 BC 更好的 ALP（碱性磷酸酶）活性，具有更好的促成骨性能 [图 4-24（b）]。上述结果预示着 GO/BC 复合材料在组织工程和再生医学中更具有应用前景。

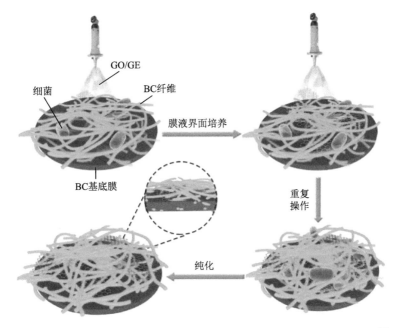

图 4-21　膜液界面生物共培养法制备 GE（GO）/BC 复合材料的流程图[3]

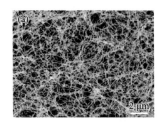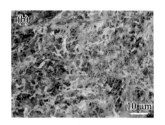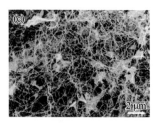

图 4-22 膜液界面生物共培养法制备的 BC（a）、GO/BC 复合材料（b）和 GE/BC 复合材料（c）的 SEM 照片[3]

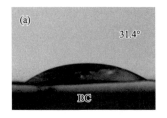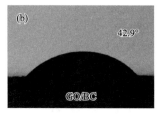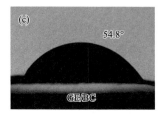

图 4-23 膜液界面生物共培养法制备的 BC（a）、GO/BC 复合材料（b）和 GE/BC 复合材料（c）的接触角[3]

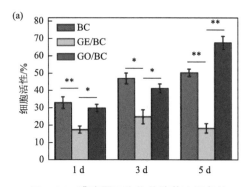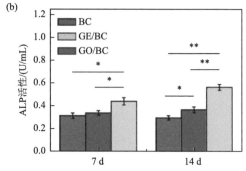

图 4-24 膜液界面生物共培养法制备的 BC、GO/BC 复合材料和 GE/BC 复合材料培养 MC3T3-E1 细胞的 MTT 结果（a）和 ALP 活性（b）（*表示 $p < 0.05$；**表示 $p < 0.01$）[3]

有必要指出的是，该制备策略易实现 GE（GO）/BC 复合材料样品的宏量制备，同时从理论上来说，还能够获得无限厚度的 GE（GO）/BC 复合材料样品。该制备策略还有望拓展到其他 BC 复合材料的制备。毫无疑问，这对于 BC 及其复合材料的制备是一次历史性的技术突破。此外，万怡灶课题组[30, 31]还将生物共培养法制备的 GE/BC 复合材料在惰性气氛下高温碳化而得到 GE/BC-碳纳米纤维复合材料，该复合材料在油水分离（图 4-25）和超级电容器（图 4-26）等方面显示出良好的应用前景。

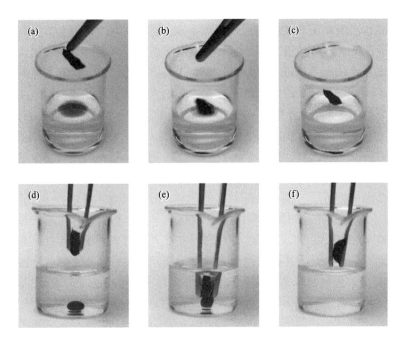

图 4-25　GE/BC-碳纳米纤维复合材料吸附汽油 [（a）～（c）] 和四氯化碳 [（d）～（f）] 的连续照片（汽油和四氯化碳用苏丹Ⅲ染色）[30]

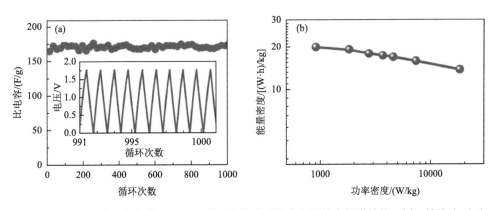

图 4-26　GE/BC-碳纳米纤维//GE/BC-碳纳米纤维对称电容器的电化学性能：循环性能（a）和能量密度-功率密度对比图（b）[31]

（a）中的插图为最后 10 个循环的恒电流充-放电曲线

4.2.3　富勒烯/细菌纤维素复合材料

　　富勒烯（C_{60}）具有高单线态氧量子产率，在光动力治疗癌症上有很好的应用前景，与此同时还呈现出优异的抗菌性能，可用作抗菌敷料。然而，C_{60} 在极性溶剂中难溶的特点限制了其实际应用，而用亲水基团对 C_{60} 改性则会导致其在水溶液中聚集，量子产率呈数量级下降。为了解决该问题，褚明磊等[34, 35]利用真空过滤系统通过失水复水法制备出以 BC 为 C_{60} 载体的 C_{60}/BC 复合材料，其制备和应用示意图如图 4-27 所示。C_{60} 颗粒均匀地附着在 BC 纳米纤维表面并成功进入 BC 的三维超精细网络结构中，粒径分布为 $60\sim200$ nm，与 C_{60} 水分散液的粒径分布情况相当。C_{60}/BC 复合材料能够高效地产生活性氧，而且与 C_{60} 水分散液的活性氧产量相当。在光照下 C_{60}/BC 复合材料具有光动力抗癌性能，对 A-431 细胞和 HeLa 细胞表现出较强的杀伤力，而对 L929 细胞伤害较小。C_{60}/BC 复合材料中的 C_{60} 颗粒附着于 BC 纳米纤维表面，屏蔽了一部分羟基对水的亲和，导致其含水率较纯 BC 有所下降。不过，C_{60} 含量较高样品的含水率仍接近 2000%，符合敷料对含水率的基本要求。由于 C_{60} 本身为纳米颗粒，C_{60}/BC 复合材料在非光照时表现出一定的抗菌性能，但是抗菌性能不佳，光照后其抗菌性能大幅度提高，对大肠杆菌的抑菌率由 50% 提升至 90%，对金黄色葡萄球菌的抑菌率由 40% 提升至 95%。总之，C_{60}/BC 复合材料具有作为一种抗菌敷料或体内植入物通过光动力疗法治疗癌症的潜力。

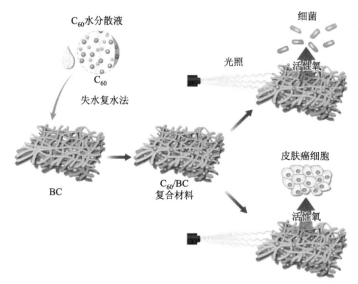

图 4-27　C_{60}/BC 复合材料的制备和应用示意图[35]

4.3　高分子/细菌纤维素复合材料

4.3.1　胶原/细菌纤维素复合材料

胶原（Col）是细胞外基质的重要组成部分，广泛存在于哺乳动物的皮肤、肌腱、骨组织、肌肉及水生动物的皮肤、骨、鳞片中。Col 无毒、无刺激性，与人体组织的相容性良好，低免疫原性，降解产物可被人体吸收，从而在皮肤替代物、人工血管、人工软骨及创面止血材料等生物医学领域得到广泛应用。

　　万怡灶课题组通过生物共培养技术，即以含 Col 的培养基培养出 Col/BC 复合材料，并研究了 Col/BC 复合材料作为人工皮肤材料的可行性[36]。图 4-28（a）为 Col/BC 复合材料的 SEM 照片，在 BC 纳米纤维网状结构间有胶状物粘连。Col 可为 BC 的生长提供 C 源和 N 源，并且还能够以 Col 纤维束状态存在于 BC 三维空间网状结构中，经过纯化处理后而形成粘连的片状结构。如图 4-28（b）所示，Col/BC 复合材料由集结成束的纤维状物质所组成，纤维束宽度约为 50 nm，长度为 50～100 nm，纤维之间由类似胶状物质连接成束，与 SEM 结果相吻合。为进一步了解 Col/BC 复合材料的特性，分别对 BC、Col 和 Col/BC 复合材料进行了物相、透湿量和热稳定性等的测试表征。如图 4-29 所示，Col 的 XRD 谱图显示其衍射峰并不明显，即结晶度不高；简单叠加 Col 和 BC 的 XRD 测试数据得到 Col + BC 的 XRD 谱图，通过与 Col/BC 复合材料的 XRD 谱图对比可看出，Col/BC 复合材料中的 BC 的衍射峰减弱，半峰宽变大，结晶度下降；而 Col 的衍射峰增强，半峰宽减小，结晶度较纯 Col 有所提高。与两种纯物质的衍射峰相比，Col/BC 复合材料的衍射峰发生偏移，并不是 BC 与 Col 衍射峰的简单数值叠加，这说明复合材料中的 BC 与 Col 发生化学作用而非机械混合。另外，由于 Col 与水的结合作用，相对湿度较大时，COl/BC 复合材料的透湿量比纯 BC 有所下降，但随着相对湿度的降低，其透湿量与纯 BC 趋于一致，最低值仍满足人工皮肤要求；Col/BC 复合材料在 176℃（Col 玻璃化转变温度）以下的热稳定性能良好，满足生物医用材料 121℃灭菌的要求。

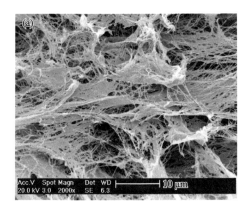
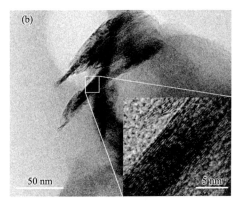

图 4-28　Col/BC 复合材料的 SEM 照片（a）和 TEM 照片（b）[36]

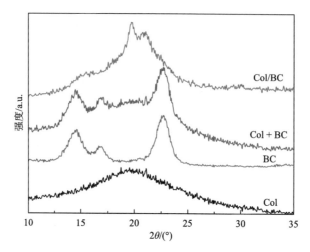

图 4-29　Col/BC 复合材料、Col 和 BC 的 XRD 谱图[36]

付冉冉[37]以 TEMPO/NaBr/NaClO 体系对 BC 的 C6 位羟基进行选择性氧化，再通过浸渍和交联将 Col 固定于氧化 BC 上，冷冻干燥后得到 Col/氧化 BC 复合材料。Col/氧化 BC 复合材料仍保持了 BC 原有的三维网络结构，氧化 BC 表面和纳米纤维之间均有胶原。胶原的引入提高了氧化 BC 的结晶度、热稳定性和机械性能，其拉伸强度和断裂伸长率最高分别可达 25.22MPa 和 6.85%。此外，细胞实验结果表明，Col/氧化 BC 复合材料具有更好的生物相容性，能促进小鼠成纤维细胞 L929 的生长增殖。最近，Noh 等[38]冷冻干燥按一定比例混合的 BC 浆料和 Col 溶液而获得 Col/BC 复合材料。Col/BC 复合材料呈现出互连多孔结构，具有比纯 Col 更好的物理稳定性，吸收率高达 400%。以脐带血源性间充质干细胞进行的成骨诱导研究表明，Col/BC 复合支架上的成骨细胞相关标志物（Ⅰ型胶原、骨钙蛋白、骨唾液酸蛋白）显著上调。将种植 PKH-26 预标记干细胞的 Col/BC 复合支架皮下植入模型鼠时，在复合支架内发现较多与新生血管相关的 PKH-26 预标记干细胞和 α-平滑肌细胞。上述研究显示，Col/BC 复合材料具有成为骨组织工程支架的潜能。

4.3.2　明胶/细菌纤维素复合材料

明胶（Gel）是作为细胞外基质重要成分的 Col 发生部分水解而得到的蛋白质，因具有无抗原性、良好生物相容性、可生物降解性和强细胞黏附性等性质而广泛应用于组织工程支架领域。

Nakayama 等[39]将 BC 水凝胶置于 50℃的 Gel 水溶液（pH = 7.0）浸泡一周，再使 Gel 发生化学交联，从而制备出双网络结构的 Gel/BC 复合材料。如图 4-30（a）所示，Gel/BC 复合材料呈现出不同于 BC 和 Gel 的应力-应变特征，复合凝胶的压缩弹性模量为 1.7 MPa，相当于 BC 压缩弹性模量（0.007 MPa）的 240 多倍，相当于 Gel 压缩弹性模量（0.16 MPa）的 10 余倍，Gel/BC 复合材料的压缩强度可达 3.7 MPa，相当于 Gel 压缩强度（0.12 MPa）的 31 倍。图 4-30（b）为 Gel/BC 复合材料的拉伸应力-应变曲线，Gel/BC 复合材料的拉伸强度接近 3 MPa，拉伸弹性模量达到 23 MPa，相当于 Gel 拉伸弹性模量（0.23 MPa）的 100 倍。Gel/BC 复合材料独特的双网络结构特征赋予其超强的力学性能，类似的力学性能增强也在其他 BC 基双网络复合材料（如海藻酸钠/BC 复合材料）中观察到。另外，Gel/BC 复合材料的摩擦系数相当低，与关节软骨的值相近。所制备的 Gel/BC 复合材料有望开辟关节软骨修复的新途径。

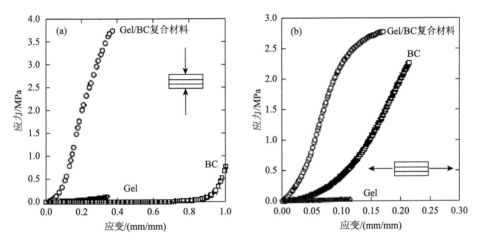

图 4-30　Gel/BC 复合材料、Gel 和 BC 的压缩应力-应变曲线（a）和拉伸应力-应变曲线（b）[39]

Chen 等[40]向培养基中加入 Gel，通过生物共培养的方式制备出 Gel/BC 复合材料。Gel 的加入影响 BC 的产率和生长速率，干扰 BC 膜的形成。相比于纯 BC，复合材料中的 BC 丝束变窄，并且 Gel 填充 BC 的孔隙而形成致密结构。经戊二醛处理后，Gel 和 BC 纳米纤维发生交联而形成共价键合作用，随着交联度的提高，Gel/BC 复合材料的压缩强度和拉伸强度有所提高，而结晶度和断裂伸长率却降低。综合考虑 Gel/BC 复合材料的性能和细胞相容性，最合适的戊二醛浓度和交联时间分别为 1.0%（W/V）和 24 h。Cai 等[41]通过将 BC 水凝胶浸渍于 Gel 溶液中而制备出 Gel/BC 复合材料，Gel 分子均匀渗透到 BC 纳米纤维中，提高了 BC 的热稳定性和杨氏模量。培养 48 h 后 3T3 成纤维细胞在 Gel/BC 复合支架材料上能够较好地黏附与铺展［图 4-31（a）］，而 BC 支架上黏附的多数细胞仍为球形，铺展效果不理想［图 4-31（b）］。因而初步的生物学结果表明，复合支架材料的生物相容性相对于纯 BC 支架材料有显著提高。

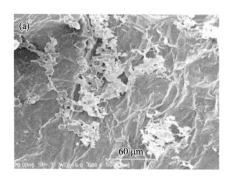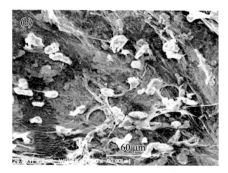

图 4-31　3T3 成纤维细胞在 Gel/BC 复合支架（a）和 BC 支架（b）上培育 48 h 后的黏附情况[41]

4.3.3　壳聚糖/细菌纤维素复合材料

壳聚糖（chitosan，CS）是带正电荷的天然碱性多糖，具有生物降解性、无毒性、良好的生物相容性和抗菌性等优点，使其作为生物材料得到了广泛的应用，如组织支架、伤口敷料、止血剂以及抗菌剂等。

Kim 等[42]将 BC 浸渍 CS 溶液之后再经冷冻干燥处理获得 CS/BC 复合材料。如图 4-32 所示的 BC 和 CS/BC 复合材料的表面 SEM 照片和截面 SEM 照片，CS/BC 复合材料仍保留了 BC 的三维网络结构，但孔径尺寸变大；截面 SEM 照片显示，CS 分子渗透到 BC 纳米纤维中形成 CS/BC 复合层，在层间可观察到 BC 纳米纤维的存在。再者，复合 CS 使 BC 的结晶度由 82% 降至 61%，而热稳定性有所提高，50% 质量损失温度由 263℃ 提高至 296℃。细胞实验结果表明，3T3 成纤维细胞在 BC 上培育 48 h 后，多数细胞呈现圆形，铺展状况较差 [图 4-33（a）]；相比之下，3T3 成纤维细胞在 CS/BC 复合材料上呈现出良好的黏附和铺展状况，增殖明显 [图 4-33（b）]，显示出比 BC 更加优异的生物学性能。另外，Lin 等[43]采用类似的方法获得了 CS/BC 复合材料，并研究了其在伤口敷料上的应用。抗菌实验结果表明，CS/BC 复合材料可显著抑制大肠杆菌和金黄色葡萄球菌的生长，展现出良好的抗菌性能；动物实验结果显示，CS/BC 复合材料对伤口的愈合速率远超过纯 BC 以及商业化的 3M Tegaderm 敷料。

此外，北京大学奚廷斐课题组[44]以 TEMPO/NaBr/NaClO 体系对 BC 浆料进行选择性氧化，使 C6 位的羟基转变为羧基，氧化 BC 在 EDC/NHS 的作用下与 CS 发生交联，再经冷冻干燥得到 CS/氧化 BC 复合材料。XRD 结果证实交联产物的结晶度随着 CS 含量的增大而减小，但减小的幅度不大（≤3.1%）；体外降解率结果显示，适度交联的 CS/氧化 BC 复合材料在 8 周内的降解率达 40.2%；SEM 和孔隙率结果表明，CS/氧化 BC 复合材料的孔径和孔隙率大于 BC 和氧化 BC，适度交联的 CS/氧化 BC 复合材料的孔隙率最高可达 97%。

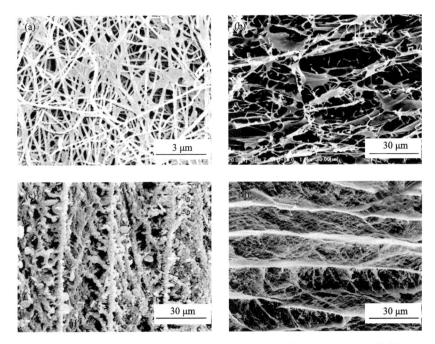

图 4-32 BC［（a）和（c）］和 CS/BC 复合材料［（b）和（d）］的表面 SEM 照片［（a）和（b）］和截面 SEM 照片［（c）和（d）］[42]

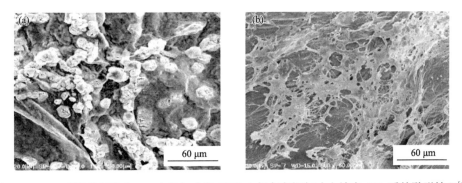

图 4-33 3T3 成纤维细胞在 BC 支架（a）和 CS/BC 复合支架（b）上培育 48 h 后的黏附情况[42]

4.3.4 肝素/细菌纤维素复合材料

肝素（heparin，Hep）是由六糖或八糖重复单位组成的线型链状分子，能够预防血栓的形成，抑制凝血酶和凝血因子，在临床上作为抗凝血药物获得广泛使用。因此，复合 Hep 的 BC 有望成为具有良好抗凝血能力的血管支架材料。万怡灶课题组[45]通过生物共培养技术，即以含有 Hep 的培养基培养 BC 而制备出

Hep/BC 复合材料，该工作为制备血管组织工程支架提供了新思路。如图 4-34（a）和（b）的 SEM 照片所示，纯 BC 的纤维呈现无序交错的网状结构，Hep/BC 复合材料的纤维网络仍呈现无序交错的形态，与 BC 的纤维形貌无明显差别，表明 Hep 的加入不会影响 BC 原有的纤维网络结构。如图 4-34（c）和（d）的 TEM 照片所示，两种材料的纤维均呈现交错分布的形态，形态结构无差异。从图 4-34（e）和（f）所示的 HRTEM 照片可看出，BC 和 Hep/BC 复合材料的纤维结构中均有晶格存在，纤维由结晶区和非晶区两部分组成，两种材料晶面间距相当，均约为 0.33 nm。这表明加入 Hep 对 BC 的晶面间距没有明显影响。图 4-35（A）为 Hep、Hep/BC 复合材料和 BC 的红外谱图，其中 1640 cm^{-1} 和 1236 cm^{-1} 处的吸收峰分别对应于 C=O 和 S=O，在 1560 cm^{-1} 处还检测到对应于 N—H 的弱吸收峰。对比三种样品的红外谱图，可发现 Hep/BC 复合材料的红外谱图中同时出现 Hep 和 BC 的特征吸收峰，有力地说明了 BC 结构中存在 Hep 分子。图 4-35（B）为 Hep、BC 和 Hep/BC 复合材料的 XRD 谱图。Hep 具有非晶结构，在 20.3°附近出现典型的非晶衍射峰；BC 呈现出 I 型纤维素的三个衍射峰，对应 2θ 分别为 14.4°、16.9° 和 22.5°；Hep/BC 复合材料的 XRD 谱图中同时存在 BC 的衍射峰和 Hep 的非晶衍射峰，表明 Hep/BC 复合材料既包含 BC 的晶态结构又具有 Hep 的非晶态结构。另外，向培养基添加的 Hep 对 BC 的结晶过程产生了一定的阻碍作用，使 BC 的结晶度由 86.3%降至 53.6%。

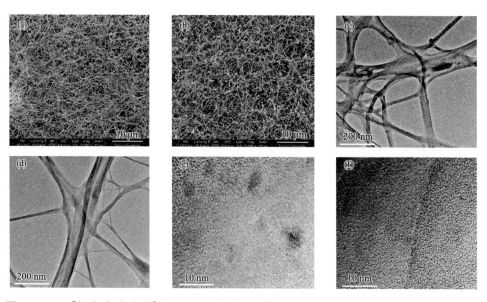

图 4-34　BC［（a）、（c）、（e）］和 Hep/BC 复合材料［（b）、（d）、（f）］的微观形貌：（a）和（b）SEM 照片；（c）和（d）TEM 照片；（e）和（f）HRTEM 照片[45]

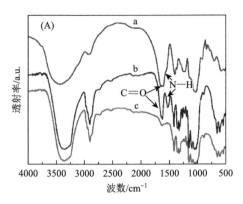
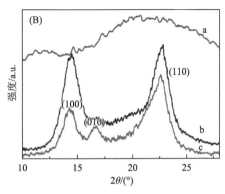

图 4-35　Hep（a）、Hep/BC 复合材料（b）及 BC（c）的红外光谱（A）和 XRD 谱图（B）[45]

4.3.5　卵磷脂/细菌纤维素复合材料

卵磷脂（lecithin，Lec）是一种由磷脂酰胆碱、磷酸乙醇胺、磷脂酰肌醇等多种磷脂组成的混合磷脂。Lec 分子中带正电荷的含氮基团对带负电荷的细胞有静电吸引作用，能够促进细胞的黏附、增殖与生长。因而，Lec 被广泛用于支架材料的复合改性，以提高基体材料的生物活性。

考虑到 Lec 良好的生物相容性及改善支架基体材料生物活性的显著效果，万怡灶课题组[46, 47]以原花青素（PA）为化学交联剂，将 Lec 固定在 BC 纳米纤维上形成稳定的 Lec/BC 复合材料，并对其结构和性质进行了研究。图 4-36 为不同 Lec 溶液浓度下制备的 Lec/BC 复合材料的 SEM 照片。当 Lec 溶液的浓度为 1.0 wt%时，制备的 Lec/BC-1.0 复合材料的纤维表面只生成少量 Lec 微球，并且尺寸不够均一［图 4-36（a）］。随着 Lec 溶液浓度的提高，在 Lec/BC-1.5 和 Lec/BC-1.8 复合材料中，BC 纳米纤维表面形成越来越多的 Lec 微球［图 4-36（b）和（c）］，并且微球尺寸不断减小。当 Lec 溶液浓度增大至 2.0 wt%［图 4-36（d）］时，Lec/BC-2.0

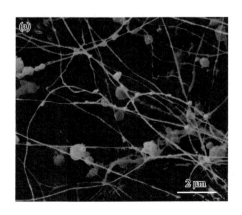
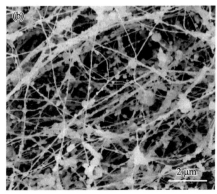

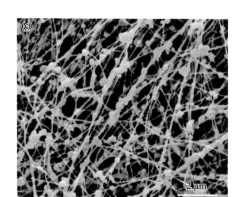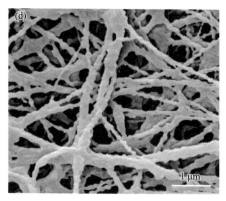

图 4-36 Lec/BC-1.0（a）、Lec/BC-1.5（b）、Lec/BC-1.8（c）、Lec/BC-2.0（d）的 SEM 照片[46]

复合材料中的 Lec 不再呈现微球状，而是在每一根纤维表面形成包覆层，但复合材料仍保持了良好的三维网络结构以及较高的孔隙率，纤维表面的粗糙度也明显增加，这些特点有利于促进细胞的黏附、增殖与生长。

图 4-37（a）为 Lec、BC 和 Lec/BC 复合材料的 XRD 谱图，Lec 在 15°～25° 范围内出现典型的馒头状特征宽峰；随着 Lec 浓度的逐渐增大，复合材料中 BC 的特征峰衍射强度不断降低，而 Lec 的特征宽峰却逐渐增强，这不仅反映出 Lec/BC 复合材料中存在 Lec，同时也表明 Lec/BC 复合材料中 Lec 的含量随 Lec 溶液浓度的增加而增大。另外，由于 BC 纳米纤维与 Lec 之间存在强烈静电作用，Lec/BC 复合材料中 BC 的结晶度相较于纯 BC 有一定程度的下降。图 4-37（b）为 Lec、BC 和 Lec/BC 复合材料的 FTIR 谱图，Lec 的特征峰为 1747 cm^{-1} 处 C=O 键、1680 cm^{-1} 处—NH_2 以及 1100 cm^{-1} 处 PO_2^- 的振动吸收峰[48,49]；BC 在波数为 1173 cm^{-1} 与 1130 cm^{-1} 的特征吸收峰分别对应纤维素中 C—O 与 C—O—C 的振动峰；Lec/BC 复合材料的 FTIR 谱线中除了出现 BC 的特征吸收峰外，还具有 C=O 键、—NH_2 以及 PO_2^- 的振动吸收峰，并且它们的吸收强度与 Lec 溶液浓度成正比。进一步研究发现，Lec/BC 复合材料中 PO_2^- 的振动吸收峰位置相对于原始 Lec 发生了明显红移，从 1100 cm^{-1} 处红移至 1095 cm^{-1} 处，这一现象说明 Lec 分子中的 PO_2^- 与其他分子的基团之间存在氢键作用。由 PA 与其他蛋白质分子以及磷脂类分子的交联反应机理可知，在交联反应过程中，Lec 中的 PO_2^- 会与 PA 分子中的羟基发生氢键作用，使得它们之间相互连接形成稳定的网络结构[50,51]。另外，除了 PO_2^- 吸收峰的位置发生偏移外，Lec/BC 复合材料的 FTIR 谱中并未发现其他基团吸收峰的偏移，这说明在 Lec/BC 复合材料中，Lec 与 BC 纳米纤维之间只是通过吸附作用结合，并无化学键合作用，经 PA 交联反应之后，被吸附的 Lec 分子的 PO_2^- 与 PA 分子发生氢键结合，并组成稳定的网络将 BC 纳米纤维包裹起来。

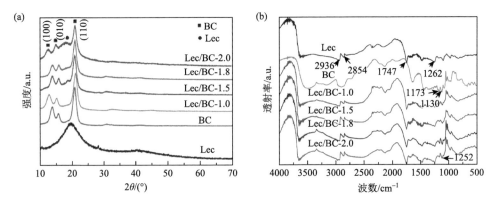

图 4-37　Lec、BC、Lec/BC-1.0、Lec/BC-1.5、Lec/BC-1.8 和 Lec/BC-2.0 的 XRD 谱图（a）及 FTIR 谱图（b）[46]

　　基于对 Lec/BC 复合材料形貌与化学结构的分析，提出了如图 4-38 所示的 Lec/BC 复合材料的形成机理。Lec 的成分包括磷脂酰胆碱、磷酸、脂肪酸以及甘油等，其中磷脂酰胆碱占到 70% 左右。磷脂酰胆碱是一种双亲性分子，由亲水性的头部与疏水性的脂肪酸尾部组成，其中亲水性的头部包含有一个叔胺基团与一个磷酸基团。在溶液中，磷脂酰胆碱分子会发生解离，使叔胺基团中的 N 带正电荷，磷酸基团中的 O 带负电荷。由于 BC 分子链上含有大量羟基，因此 BC 纳米纤维表面呈负电性。在静电作用下，磷脂酰胆碱分子中带正电荷的叔胺基团会吸

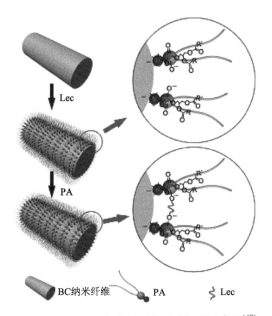

图 4-38　Lec/BC 复合材料的形成机理示意图[47]

引在 BC 纳米纤维表面，从而可实现 BC 对 Lec 分子的吸附。但是这种微弱的静电吸引作用很不稳定，如果不进行交联固定，材料在清洗与浸泡过程中，Lec 又会重新发生解吸，脱离 BC 纳米纤维表面，使复合材料中 Lec 的含量减少。经 PA 交联后，磷脂酰胆碱分子中 P—O 基团能够与 PA 通过氢键作用相互连接，氢键作用使所有 Lec 分子相互连接，在 BC 纳米纤维表面形成 Lec 包覆层，从而得到 Lec/BC 复合材料。

4.3.6　ε-聚赖氨酸/细菌纤维素复合材料

ε-聚赖氨酸（ε-polylysine，ε-PL）是由 20～30 个赖氨酸单体组成的均聚氨基酸，通过单个赖氨酸分子在 α-羧基和 ε-氨基之间形成酰胺键而连接，具有安全无毒、热稳定性好、广谱抑菌性等优点，目前已广泛应用于食品保鲜和食品包装等领域[52, 53]。

万怡灶课题组[54]将 ε-PL 引入 BC 并经 PA 交联而制备出可应用于食品包装的 ε-PL/BC 复合材料。图 4-39 是不同 ε-PL 含量的 ε-PL/BC 复合材料的宏观照片及 SEM 照片。ε-PL/BC 复合材料宏观上均为不透明的棕红色水凝胶 [图 4-39（a）～（c）]。ε-PL 溶液浓度为 0.10%时，ε-PL/BC-010 复合材料中的 ε-PL 交联成纳米微球（直径约为 100 nm）并且弥散分布于 BC 纳米纤维表面 [图 4-39（d）]；ε-PL 溶液浓度提高至 0.25%（ε-PL/BC-025）时，SEM 照片显示样品依然保持精细的纤维网络结构 [图 4-39（e）]，从相应的 TEM 照片可以看出，更多的 ε-PL 纳米微球在 BC 纳米纤维表面形成，并相互连接成 ε-PL 包覆层；ε-PL 溶液浓度达到 0.50%（ε-PL/BC-050）时，复合材料中的纤维网络几乎完全被 ε-PL 所覆盖，导致支架的孔隙结构被破坏[图 4-39（f）]，从相应的 TEM 照片可以看出，直径为 230～250 nm 的 ε-PL 微球在 BC 纳米纤维表面生成，并相互连接形成比 ε-PL/BC-025 样品更厚的 ε-PL 包覆层。此外，红外光谱结果表明，ε-PL/BC 复合材料中的 ε-PL 仅吸附在 BC 纳米纤维表面，与 BC 纳米纤维之间没有化学键合作用，PA 交联使被吸附 ε-PL 分子的酰胺 I 键（C=O）与 PA 通过氢键相结合，形成的稳定网络将 BC 纳米纤维包裹起来。

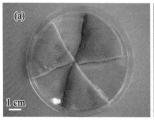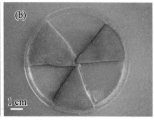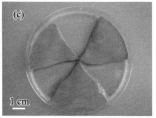

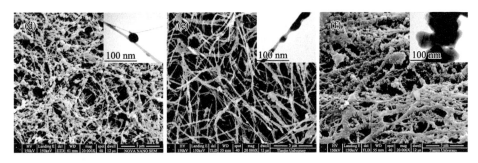

图 4-39 ε-PL/BC-010 [（a）和（d）]、ε-PL/BC-025 [（b）和（e）] 和 ε-PL/BC-050 [（c）和（f）] 的宏观照片 [（a）～（c）] 及 SEM 照片 [（d）～（f）][54]

SEM 照片中的插图为相应样品的 TEM 照片

对 BC 和 ε-PL/BC 复合材料进行了抑菌环测试，结果示于图 4-40。从图 4-40（A）可看出，BC 对大肠杆菌和金黄色葡萄球菌的生长繁殖均无抑制作用，很多细菌在 BC 表面生长并形成肉眼可见的菌落（图中用箭头标出）。从图 4-40（B）～（D）可看出，所有 ε-PL/BC 复合材料均对大肠杆菌和金黄色葡萄球菌的生长表现出抑制作用。ε-PL/BC-010、ε-PL/BC-025 和 ε-PL/BC-050 样品对大肠杆菌的抑菌环宽度分别为 0.7 mm、1.1 mm 和 2.2 mm，对金黄色葡萄球菌的抑菌环宽度分别为 0.4 mm、1.0 mm 和 1.8 mm。通过平板菌落计数法测试了 BC 和 ε-PL/BC 样品对大肠杆菌（表 4-1）和金黄色葡萄球菌（表 4-2）的抑菌率，大肠杆菌和金黄色葡萄球菌与 BC 混合培养 24 h 后，其活菌数量分别增加 50% 和 40%。ε-PL/BC-010、ε-PL/BC-025 和 ε-PL/BC-050 样品与大肠杆菌混合培养 24 h 后，活菌数量分别下降 85%、93% 和 99%（表 4-1）；与金黄色葡萄球菌混合培养 24 h 后，活菌数量分别下降 83%、92% 和 99%（表 4-2）。可见，BC 本身不具有抗菌性能，而 ε-PL/BC 复合材料具有广谱抗菌特性，对革兰氏阴性菌（大肠杆菌）和革兰氏阳性菌（金黄色葡萄球菌）的生长繁殖均表现出良好的抑制作用，并且抗菌性能随着 ε-PL 浓度的升高而提高。因此，ε-PL/BC 复合材料有望在抗菌食品包装领域展示出广阔的应用前景，同时也有望用作抗菌敷料。

(A)

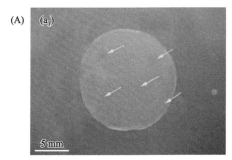

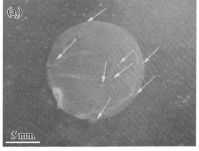

(B)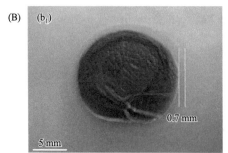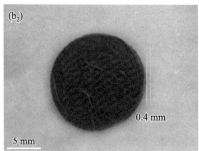

(C)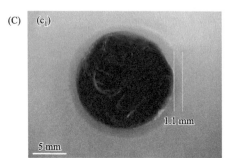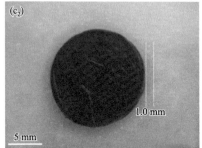

(D)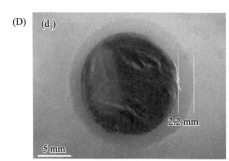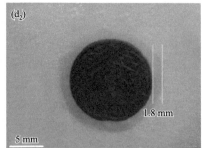

图 4-40　BC（A）、ε-PL/BC-010（B）、ε-PL/BC-025（C）和 ε-PL/BC-050（D）对大肠杆菌 [（a₁）、（b₁）、（c₁）、（d₁）] 和金黄色葡萄球菌 [（a₂）、（b₂）、（c₂）、（d₂）] 的抑菌环测试[54]

表 4-1　大肠杆菌与 BC 和 ε-PL/BC 样品接触 0 h 和 24 h 后每毫升剩下的菌落数[54]

接触时间/h	与大肠杆菌接触样品			
	BC	ε-PL/BC-010	ε-PL/BC-025	ε-PL/BC-050
0	1.0×10^5	1.0×10^5	1.0×10^5	1.0×10^5
24	1.5×10^5	1.5×10^4	7.4×10^3	5.9×10^2
活菌数量变化率/%	增加 50%	减少 85%	减少 93%	减少 99%

表 4-2　金黄色葡萄球菌与 BC 和 ε-PL/BC 样品接触 0 h 和 24 h 后每毫升剩下的菌落数[54]

接触时间/h	与金黄色葡萄球菌接触样品			
	BC	ε-PL/BC-010	ε-PL/BC-025	ε-PL/BC-050
0	1.0×10^5	1.0×10^5	1.0×10^5	1.0×10^5
24	1.4×10^5	1.7×10^4	8.1×10^3	6.4×10^2
活菌数量变化率/%	增加 40%	减少 83%	减少 92%	减少 99%

4.3.7　聚乙烯醇/细菌纤维素复合材料

聚乙烯醇（polyvinyl alcohol，PVA）具有与人体组织有高度的相容性、无毒、无副作用、化学性质稳定、力学性能优良、含水量高以及易于成型等优点，在生物医学方面用途广泛，可用于组织工程支架、人工血管、人工玻璃体和人工角膜等。万怡灶课题组[55,56]采用冷冻-熔融的方法将 BC 与 PVA 复合制备出兼具两者优点的复合材料，使 BC 用于人工角膜材料成为可能。具体的制备步骤如下：将一定量的 PVA 加入去离子水中，于 80～90℃水浴中搅拌，直至完全溶解，然后静置脱去气泡；将 BC 膜分别浸入一定浓度的 PVA 水溶液，于 80℃水浴中静置 24 d，然后取出放入自制模具中，在–20℃下冷冻 24 d，然后在室温下熔融 12 d，最后经室温脱水后，浸入去离子水中直至溶胀平衡可得到 PVA/BC 复合材料。图 4-41 和图 4-42 分别为不同 BC 含量的 PVA/BC 复合材料的宏观照片和透光率曲线。PVA 水凝胶在 400～900 nm 的可见光范围内具有较高透光率（达到 95%以上），但对紫外光也有较高的透过率，使其用于人工角膜时不能很好地保护眼内组织。BC 含量为 17 wt%和 12 wt%的复合材料在波长超过 400 nm 时，可见光透光率分别为 92%～97%和 90%～94%，而在波长为 200～400 nm 的紫外光区，透光率分别为 30%～90%和 20%～80%，尤其在 200～300 nm 之间迅速下降，显示出对紫外光具有一定的吸收。一般而言，对于纤维/树脂透明复合材料，纤维和树脂的折射率相差不能超过千分之一，否则散射现象会影响复合材料的透光率。但是当纤维的直径小于可见光波长的十分之一时，即使纤维和树脂的折射率相差略大，仍可有效避免散射的发生。BC 是由纤维微丝束通过氢键连接形成的宽度为 30～100 nm、厚度为 3～8 nm 的纤维丝带组成，在可见光波长范围内可有效消除光散射现象，因而可利用 BC 纳米纤维的"纳米效应"获得具有较高透明性的复合材料。另外，PVA/BC 复合材料的热分解温度较 PVA 有显著增加，热分解温度接近 300℃，这是 BC 纳米纤维与 PVA 分子之间存在氢键作用的结果。PVA/BC 复合材料的热稳定性良好，完全可以承受高温灭菌消毒等操作，符合生物医用材料的要求。

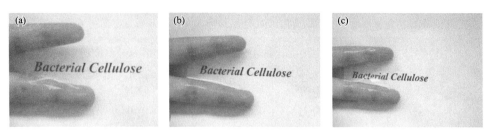

图 4-41 不同 BC 含量的 PVA/BC 复合材料的宏观照片：（a）27 wt%；（b）17 wt%；
（c）12 wt%[55, 56]

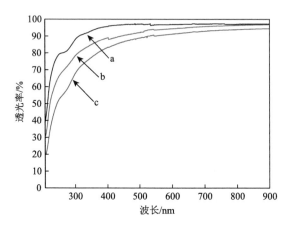

图 4-42 不同 BC 含量的 PVA/BC 复合材料的透光率曲线：（a）0 wt%（纯 PVA）；（b）12 wt%；
（c）17 wt%[55, 56]

表 4-3 和图 4-43 分别为不同 BC 含量的 PVA/BC 复合材料的力学性能和应力-应变曲线。相比于纯 PVA，复合材料的力学性能大幅度上升，27 wt%的 BC 含量可使复合材料的杨氏模量提高约 125 倍，拉伸强度提高至 2 倍多。BC 比表面积高且含有大量的羟基，可与 PVA 形成大量氢键，从而得到高力学强度的复合材料。纯 PVA 的断裂伸长率约为 400%，而复合材料的断裂伸长率显著降低，BC 含量为 17 wt%时复合材料的断裂伸长率仅为 100%。复合材料中 BC 表面羟基与 PVA 表面羟基形成氢键，占据了 BC 表面大量的羟基，同时使纤维的空间排布及变形能力减弱，影响了纤维在承受载荷时的自由取向，导致复合材料的断裂伸长率下降。当复合材料承受拉伸载荷时，BC 纳米纤维为主要承载部分，由于 PVA 的断裂伸长率较高，在材料断裂时可提供一定的塑性变形，随着复合材料中 PVA 含量的增加，复合材料的断裂伸长率有所增加。

表 4-3　不同 BC 含量的 PVA/BC 复合材料的力学性能[55, 56]

BC 含量/wt%	杨氏模量/MPa	拉伸强度/MPa
0	0.5±0.1	3.2±0.3
12	24.0±4.8	3.9±0.9
17	38.7±5.9	5.8±0.6
27	63.0±3.1	7.2±0.2

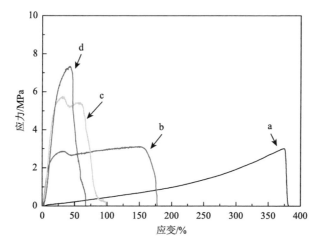

图 4-43　不同 BC 含量的 PVA/BC 复合材料的应力-应变曲线:（a）0 wt%（纯 PVA）;
（b）12 wt%;（c）17 wt%;（d）27 wt%[55, 56]

由此可见,PVA/BC 复合材料不仅具有良好的可见光透光率,而且对紫外光还有一定的吸收作用,在人工角膜材料应用上具有一定潜力。

4.3.8　聚甲基丙烯酸 β-羟乙酯/细菌纤维素复合材料

聚甲基丙烯酸 β-羟乙酯（PHEMA）具有无毒、高亲水性、高透氧性和生物相容性等优点,被广泛地用于生物医用材料,如人工皮肤、人工晶状体和人工角膜等。万怡灶课题组[55]使用本体自由基聚合方法制备出 PHEMA/BC 透明复合材料,改善了 BC 的透明性,同时提高了材料的力学强度,以尽可能满足人工角膜材料的需要。本体自由基聚合方法制备 PHEMA/BC 复合材料的步骤如下:向一定量的甲基丙烯酸 β-羟乙酯（HEMA）单体中加入二甲基丙烯酸乙二醇（EGDMA）和偶氮二异丁腈（AIBN）,充分搅拌以使它们完全溶解;将用滤纸吸干表面水分的湿 BC 膜浸入 HEMA 溶液,7 d 后取出 BC 膜;离心除去 BC 膜表面多余的溶液后置于自制模具并在真空下除去气泡,接着在氮气保护 70℃条件下反应 6～8 h;反应完毕后,得到 PHEMA/BC 复合材料。如图 4-44 所示,不同 BC 含量的

PHEMA/BC 复合材料均呈现出较好的透明性（圆圈所示）。图 4-45 为不同 BC 含量的 PHEMA/BC 复合材料（厚度约为 0.16 mm）的透光率曲线，在 400～900 nm 的可见光区内三种复合材料的透光率均在 80%～88% 之间，尽管随着波长的降低而略有下降，但与 BC 湿膜相比，稳定性已有较大幅度的提高。PHEMA/BC 复合材料超过 80% 的透光率同样是"纳米效应"所致。PHEMA/BC 复合材料的可见光透光率低于 PVA/BC 复合材料，其原因可能在于 PHEMA 与 BC 的折射率相差较大。虽然"纳米效应"可以有效减少散射的发生，但并不能完全消除，折射率仍会对材料的透光率产生一定影响。当纤维直径一定时，折射率为影响复合材料透光率的主要因素。PHEMA 水凝胶的折射率在 1.38～1.42 之间，而 PVA 水凝胶的折射率约为 1.54，BC 的折射率约为 1.57。由此可见，PHEMA 与 BC 之间的折射率相差较大，导致 PHEMA/BC 复合材料的透光率较低。尽管 PHEMA/BC 复合材料在

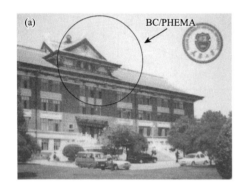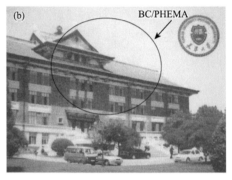

图 4-44　不同 BC 含量的 PHEMA/BC 透明复合材料的宏观照片：(a) 1.7 wt%；(b) 2.2 wt%[55]

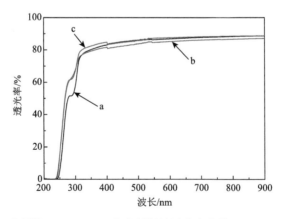

图 4-45　不同 BC 含量的 PHEMA/BC 复合材料的透光率曲线：a. 1.3 wt%；b. 1.7 wt%；c. 2.2 wt%[55]

可见光区的透光率与 BC 湿膜相比有一定程度的提高，但是人工角膜材料的平均透光率要求在 90%以上，因而 PHEMA/BC 复合材料用作人工角膜材料时，还需要进一步提高其对可见光的透光率。

从表 4-4 可看出，纯 PHEMA 的力学性能较差，不利于进行角膜移植手术，难以直接用作人工角膜材料。添加 BC 大幅度提高了复合材料的杨氏模量和拉伸强度，而且提高幅度随 BC 含量（质量分数）的增加而增加。与纯 PHEMA 相比，复合材料的杨氏模量和拉伸强度最大分别可提高约 6100%和 1600%，这归因于 BC 表面羟基与 PHEMA 表面羟基的氢键作用，增强了 BC 与 PHEMA 之间的结合。复合材料显著增强的力学性能可满足角膜移植手术所需的缝合强度要求。

表 4-4　BC 含量对 PHEMA/BC 复合材料的力学性能影响[55]

BC 含量/wt%	杨氏模量/MPa	拉伸强度/MPa
0	0.59±0.01	0.19±0.01
1.3	22.0±2.3	1.7±0.2
1.7	34.8±3.9	2.6±0.1
2.2	36.3±0.5	3.3±0.3

4.4　金属（氧化物）/细菌纤维素复合材料

4.4.1　Ag/细菌纤维素复合材料

Ag 具有广谱抗菌性，对几乎所有的细菌都有抑制作用，并且不产生细菌耐受性。Ag 及其化合物是目前最常用的无机抗菌剂，目前仅美国市场每年含银类功能敷料的消费额在 1 亿美元以上。此外，纳米 Ag 因其表面效应和膜破坏效应而呈现出远优于微米 Ag 的抗菌能力，因而受到更多的关注。

目前，Ag/BC 复合材料的制备以化学还原法为主，多采用强还原剂还原银离子（Ag^+）[4, 57]。刘晖[57]将 BC 湿膜浸泡于一定浓度的 $AgNO_3$ 溶液，低速振荡 1 h 后取出 BC 膜并且清洗表面多次，除去表面附着的 $AgNO_3$，得到 $AgNO_3$/BC 湿膜；再将 $AgNO_3$/BC 湿膜浸泡于 $NaBH_4$ 溶液，低速振荡下还原反应 1 h，得到负载 Ag 纳米颗粒的 BC 湿膜，即 Ag/BC 复合材料。尺寸为 100 nm 左右的 Ag 纳米颗粒均匀分布于 BC 纳米纤维的表面和纤维网络的内部。BC 极性羟基上富电子的氧原子和醚键与 Ag^+间发生相互作用，生成的 Ag 纳米颗粒与 BC 纳米纤维结合牢固。Ag/BC 复合材料中 Ag⁺释放具有长效性，释放时间超过 9 d，且表现出强烈的 pH 依赖性，Ag⁺的释放速率随 pH 的增加而降低。更重要的是，Ag/BC 复合材料对大肠杆菌、金黄色葡萄球菌、枯草芽孢杆菌和白色念珠菌的抑菌率分别高达 98.4%、100%、100%和 89.6%，此结果表明 Ag/BC 复合材料具有广谱抗菌性，抗菌效果好。

Wu 等[58]将 BC 膜浸入银氨溶液中，取出后用去离子水冲洗表面，再置于 80℃的温水浴处理，然后用流动的去离子水洗涤除去残留而得到 Ag/BC 复合材料。其反应过程如下：当 BC 膜浸泡在银氨溶液中时，$Ag(NH_3)_2^+$ 通过化学键连接到 BC 纳米纤维上。在此过程中弱氧化性的 $Ag(NH_3)_2OH$ 可能与 BC 中 C6 的羟基发生反应，并且—CH_2—OH 被氧化成醛基（—CH=O），可以进一步与 $Ag(NH_3)_2OH$ 反应；与此同时，金属 Ag 在纳米孔中产生并牢固地附着到 BC 纳米纤维表面，成为后续反应的种子；随后，在 80℃温水浴处理时加速 Ag 纳米颗粒在 BC 纳米纤维上的反应和沉积，从而形成 Ag/BC 复合材料。如 Ag/BC 复合材料的 SEM 照片（图 4-46）所示，球状 Ag 纳米颗粒均匀且紧密地分布于 BC 纳米纤维表面，形成稳定的纳米复合结构，有效防止了 Ag 纳米颗粒从 BC 网络中脱落；复合材料中有超过 75%的 Ag 纳米颗粒的粒径在 10～30 nm 的范围内；EDS 结果进一步证实复合材料含有 Ag。Ag/BC 复合材料呈现出高效的抗菌活性，对大肠杆菌、金黄色葡萄球菌和铜绿假单胞菌的抑菌率均超过 99%。此外，Ag/BC 复合材料允许表皮细胞的附着和生长，未出现细胞毒性，可减轻炎症，促进伤口愈合。

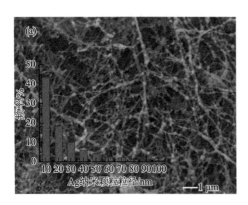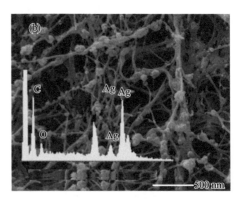

图 4-46　Ag/BC 复合材料的 SEM 照片：（a）低倍；（b）高倍[58]

（a）和（b）中的插图分别为 Ag 纳米颗粒的粒径统计和复合材料的 EDS 谱图

4.4.2　ZnO/细菌纤维素复合材料

作为一种无机抗菌材料，ZnO 具有抗菌效果好、无细胞毒性、稳定性高和环境友好等特点，因而 ZnO/BC 复合材料得到广泛关注和应用[8, 59-61]。

Khalid 等[59]将 BC 膜浸入 ZnO 纳米颗粒的悬浮液，在振荡培养箱中于 50℃和 150 r/min 的条件下混合 24 h 而制备出 ZnO/BC 复合材料。ZnO/BC 复合材料的表面 SEM 照片显示，ZnO 纳米颗粒牢固地附着于 BC 纳米纤维表面，截面 SEM 照片表明，ZnO 纳米颗粒还能够渗透到 BC 基体内部。XRD 和红外结果均证实 BC 和 ZnO 共存于 ZnO/BC 纳米复合材料。ZnO/BC 复合材料呈现出良好的抗菌效果，对大肠杆菌、铜绿假单胞菌、金黄色葡萄球菌和弗氏柠檬酸杆菌的抑菌率分别高达 90%、87.4%、94.3%和 90.9%，预示着 ZnO/BC 纳米复合材料有望成为极具潜力的抗菌敷料。

张兴栋院士课题组[8]通过两步法制备出 ZnO/BC 抗菌复合材料。第一步：将 BC 膜浸泡于氯化锂的二甲基乙酰胺溶液使其溶胀，再向体系加入马来酸于 60℃下反应 3 h；反应结束后，经洗涤和冷冻干燥得到羧基化 BC 膜。第二步：将羧基化 BC 膜浸入乙酸锌的无水乙醇溶液，于 50℃下反应 1 h，使 Zn^{2+}渗入 BC 的三维网络中；然后缓慢加入 NaOH 的乙醇溶液，于 50℃下反应 2 h；反应结束后，用去离子水冲洗并冷冻干燥，再于 120℃下干燥而制备出 ZnO/BC 复合材料。尺寸为 30～90 nm 的球状 ZnO 均匀附着于 BC 纳米纤维表面，形成独特的串珠结构，而且 ZnO 纳米颗粒与 BC 纳米纤维结合紧密。ZnO/BC 复合材料的平均抗张强度和杨氏模量分别为 29.68 MPa 和 2387.41 MPa，比纯 BC 膜均有显著提高，而两者的断裂伸长率无明显变化，这可能与 ZnO 纳米颗粒依附于 BC 纳米纤维呈串珠状排列有关，该排列结构使 BC 纳米纤维结构对抗拉伸的能力得以增强。ZnO/BC 复合材料对创面感染常见的金黄色葡萄球菌和大肠杆菌的抑菌率分别达到 96.72% 和 60.14%，显示出良好的抗菌效果。此外，ZnO/BC 复合材料的水蒸气透过率可达 2857 g/(m²·d)，与医用敷料理想的水蒸气透过率 2500～3000 g/(m²·d)相当，这有利于维持创面愈合所需要的湿润微环境。

4.4.3　Cu₂O/细菌纤维素复合材料

王蕾[62]在 121℃和压力为 0.205 MPa 条件下通过化学还原法制备出 Cu₂O/BC 复合材料，BC 纳米纤维表面的羟基将 Cu^{2+}还原成氧化亚铜（Cu₂O），同时其自身被氧化成羧基或是醛基。研究结果表明：形成的 Cu₂O 颗粒为完美的八面体，棱长约为 750 nm，均匀地分散于 BC 的三维网络结构中，如图 4-47 所示。随着 Cu^{2+}浓度的增加，Cu₂O/BC 复合材料中的 Cu₂O 含量不断增加，其负载量可控制在 51～81 mg/100 cm²。Cu₂O/BC 复合材料对大肠杆菌和金黄色葡萄球菌均具有优异的抗菌效果，抑菌带宽度为 0.15～6.71 mm。

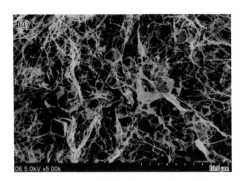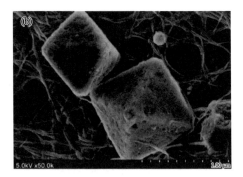

图 4-47 Cu$_2$O/BC 复合材料的不同放大倍数 SEM 照片[62]

参 考 文 献

[1] Hutchens S A, Benson R S, Evans B R, et al. Biomimetic synthesis of calcium-deficient hydroxyapatite in a natural hydrogel. Biomaterials，2006，27（26）：4661-4670.

[2] Si H J, Luo H L, Xiong G Y, et al. One-step *in situ* biosynthesis of graphene oxide-bacterial cellulose nanocomposite hydrogels. Macromolecular Rapid Communicates，2014，35（19）：1706-1711.

[3] Luo H L, Ao H Y, Peng M X, et al. Effect of highly dispersed graphene and graphene oxide in 3D nanofibrous bacterial cellulose scaffold on cell responses：a comparative study. Materials Chemistry and Physics，2019，235：121774.

[4] Maneerung T, Tokura S, Rujiravanit R. Impregnation of silver nanoparticles into bacterial cellulose for antimicrobial wound dressing. Carbohydrate Polymers，2008，72（1）：43-51.

[5] Wan Y Z, Hong L, Jia S R, et al. Synthesis and characterization of hydroxyapatite-bacterial cellulose nanocomposites. Composites Science and Technology，2006，66（11）：1825-1832.

[6] Wan Y Z, Huang Y, Yuan C D, et al. Biomimetic synthesis of hydroxyapatite/bacterial cellulose nanocomposites for biomedical applications. Materials Science and Engineering：C，2007，27（4）：855-864.

[7] Sulaeva I, Henniges U, Rosenau T, et al. Bacterial cellulose as a material for wound treatment：properties and modifications. A review. Biotechnology Advances，2015，33（8）：1547-1571.

[8] 罗争辉, 林海, 尹美芳, 等. 新型纳米氧化锌/细菌纤维素复合膜的制备与性能评价. 第三军医大学学报，2017，39（23）：2250-2254.

[9] 洪亮. 羟基磷灰石/纳米纤维素复合材料制备及性能表征. 天津：天津大学，2006.

[10] 张胜男. 生物医用纳米复合材料的制备与性能评价. 天津：天津大学，2007.

[11] Rhee S H, Tanaka J. Hydroxyapatite coating on a collagen membrane by a biomimetic method. Journal of the American Ceramic Society，1998，81（11）：3029-3031.

[12] Nge T T, Sugiyama J. Surface functional group dependent apatite formation on bacterial cellulose microfibrils network in a simulated body fluid. Journal of Biomedical Materials Research Part A，2007，81A（1）：124-134.

[13] Gao C, Xiong G Y, Luo H L, et al. Dynamic interaction between the growing Ca-P minerals and bacterial cellulose nanofibers during early biomineralization process. Cellulose，2010，17（2）：365-373.

[14] Luo H L, Xiong G Y, Wan Y Z. *In situ* phosphorus K-edge X-ray absorption spectroscopy studies of calcium-phosphate formation and transformation on the surface of bacterial cellulose nanofibers. Cellulose，2014，

21（5）：3303-3309.

[15] Park S，Park J，Jo I，et al. *In situ* hybridization of carbon nanotubes with bacterial cellulose for three-dimensional hybrid bioscaffolds. Biomaterials，2015，58：93-102.

[16] Gutiérrez-Hernández J M，Escobar-García D M，Escalante A，et al. *In vitro* evaluation of osteoblastic cells on bacterial cellulose modified with multi-walled carbon nanotubes as scaffold for bone regeneration. Materials Science and Engineering：C，2017，75：445-453.

[17] Syama S，Mohanan P V. Comprehensive application of graphene：emphasis on biomedical concerns. Nano-Micro Letters，2019，11（1）：6.

[18] Chung C，Kim Y K，Shin D，et al. Biomedical applications of graphene and graphene oxide. Accounts of Chemical Research，2013，46（10）：2211-2224.

[19] Shao W，Wang S X，Liu H，et al. Preparation of bacterial cellulose/graphene nanosheets composite films with enhanced mechanical performances. Carbohydrate Polymers，2016，138：166-171.

[20] Shao W，Liu H，Liu X F，et al. Anti-bacterial performances and biocompatibility of bacterial cellulose/graphene oxide composites. RSC Advances，2015，5（7）：4795-4803.

[21] Guan F Y，Chen S Y，Sheng N，et al. Mechanically robust reduced graphene oxide/bacterial cellulose film obtained via biosynthesis for flexible supercapacitor. Chemical Engineering Journal，2019，360：829-837.

[22] Nandgaonkar A G，Wang Q Q，Fu K，et al. A one-pot biosynthesis of reduced graphene oxide（RGO）/bacterial cellulose（BC）nanocomposites. Green Chemistry，2014，16（6）：3195-3201.

[23] Jin L，Zeng Z P，Kuddannaya S，et al. Biocompatible，free-standing film composed of bacterial cellulose nanofibers-graphene composite. ACS Applied Materials & Interfaces，2016，8（1）：1011-1018.

[24] Zhu W K，Li W，He Y，et al. *In-situ* biopreparation of biocompatible bacterial cellulose/graphene oxide composites pellets. Applied Surface Science，2015，338：22-26.

[25] Luo H L，Ao H Y，Li G，et al. Bacterial cellulose/graphene oxide nanocomposite as a novel drug delivery system. Current Applied Physics，2017，17（2）：249-254.

[26] Wan Y Z，Zhang F S，Li C Z，et al. Facile and scalable production of three-dimensional spherical carbonized bacterial cellulose/graphene nanocomposites with a honeycomb-like surface pattern as potential superior absorbents. Journal of Materials Chemistry A，2015，3（48）：24389-24396.

[27] Luo H L，Dong J J，Xu X H，et al. Exploring excellent dispersion of graphene nanosheets in three-dimensional bacterial cellulose for ultra-strong nanocomposite hydrogels. Composites Part A，2018，109：290-297.

[28] Luo H L，Dong J J，Yao F L，et al. Layer-by-layer assembled bacterial cellulose/graphene oxide hydrogels with extremely enhanced mechanical properties. Nano-Micro Letters，2018，10（3）：42.

[29] Luo H L，Dong J J，Zhang Y，et al. Constructing 3D bacterial cellulose/graphene/polyaniline nanocomposites by novel layer-by-layer *in situ* culture toward mechanically robust and highly flexible freestanding electrodes for supercapacitors. Chemical Engineering Journal，2018，334：1148-1158.

[30] Luo H L，Xie J，Wang J，et al. Step-by-step self-assembly of 2D few-layer reduced graphene oxide into 3D architecture of bacterial cellulose for a robust，ultralight，and recyclable all-carbon absorbent. Carbon，2018，139：824-832.

[31] Luo H L，Xiong P X，Xie J，et al. Uniformly dispersed freestanding carbon nanofiber/graphene electrodes made by a scalable biological method for high-performance flexible supercapacitors. Advanced Functional Materials，2018，28（48）：1803075.

[32] Wan Y Z，Li J，Yang Z W，et al. Simultaneously depositing polyaniline onto bacterial cellulose nanofibers and

graphene nanosheets toward electrically conductive nanocomposites. Current Applied Physics，2018，18（8）：933-940.

[33] Luo H L，Xie J，Xiong L L，et al. Fabrication of flexible，ultra-strong，and highly conductive bacterial cellulose-based paper by engineering dispersion of graphene nanosheets. Composites Part B，2019，162：484-490.

[34] 褚明磊. 细菌纤维素/富勒烯复合材料的性能研究及其在光动力疗法中的应用. 广州：华南理工大学，2017.

[35] Chu M L，Gao H C，Liu S，et al. Functionalization of composite bacterial cellulose with C_{60} nanoparticles for wound dressing and cancer therapy. RSC Advances，2018，8（33）：18197-18203.

[36] 王海宁. 胶原/细菌纤维素复合材料的制备及性能研究. 天津：天津大学，2007.

[37] 付冉冉. 纤维素基复合材料的制备与抗菌性能研究. 天津：天津工业大学，2018.

[38] Noh Y K，Dos Santos Da Costa A，Park Y S，et al. Fabrication of bacterial cellulose-collagen composite scaffolds and their osteogenic effect on human mesenchymal stem cells. Carbohydrate Polymers，2019，219：210-218.

[39] Nakayama A，Kakugo A，Gong J P，et al. High mechanical strength double-network hydrogel with bacterial cellulose. Advanced Functional Materials，2004，14（11）：1124-1128.

[40] Chen Y X，Zhou X D，Lin Q F，et al. Bacterial cellulose/gelatin composites：in situ preparation and glutaraldehyde treatment. Cellulose，2014，21（4）：2679-2693.

[41] Cai Z，Kim J. Preparation and characterization of novel bacterial cellulose/gelatin scaffold for tissue regeneration using bacterial cellulose hydrogel. Journal of Nanotechnology in Engineering and Medicine，2010，1（2）：021002.

[42] Kim J，Cai Z，Lee H S，et al. Preparation and characterization of a bacterial cellulose/chitosan composite for potential biomedical application. Journal of Polymer Research，2011，18（4）：739-744.

[43] Lin W C，Lien C C，Yeh H J，et al. Bacterial cellulose and bacterial cellulose-chitosan membranes for wound dressing applications. Carbohydrate Polymers，2013，94（1）：603-611.

[44] 廖世波，黄淑玉，赖琛，等. C6 位氧化型细菌纤维素/壳聚糖复合材料的制备及表征. 中国生物医学工程学报，2014，33（5）：600-608.

[45] Wan Y Z，Gao C，Han M，et al. Preparation and characterization of bacterial cellulose/heparin hybrid nanofiber for potential vascular tissue engineering scaffolds. Polymers for Advanced Technologies，2011，22（12）：2643-2648.

[46] Zhang J，Chang P，Zhang C，et al. Immobilization of lecithin on bacterial cellulose nanofibers for improved biological functions. Reactive and Functional Polymers，2015，91-92：100-107.

[47] 张晶. 细菌纤维素组织工程支架材料的复合改性与性能研究. 天津：天津大学，2014.

[48] Nirmala R，Park H M，Navamathavan R，et al. Lecithin blended polyamide-6 high aspect ratio nanofiber scaffolds via electrospinning for human osteoblast cell culture. Materials Science and Engineering：C，2011，31（2）：486-493.

[49] Zhu N，Cui F Z，Hu K，et al. Biomedical modification of poly（L-lactide）by blending with lecithin. Journal of Biomedical Materials Research Part A，2007，82（2）：455-461.

[50] Wang J，Wan Y Z，Luo H L，et al. Immobilization of gelatin on bacterial cellulose nanofibers surface via crosslinking technique. Materials Science and Engineering：C，2012，32（3）：536-541.

[51] Gaihre B，Aryal S，Barakat N A M，et al. Gelatin stabilized iron oxide nanoparticles as a three dimensional template for the hydroxyapatite crystal nucleation and growth. Materials Science and Engineering：C，2008，28（8）：1297-1303.

[52] 黄崇杏，鲍若璐，王磊，等. ε-聚赖氨酸抗菌剂的制备及其在食品包装纸中的应用. 包装工程，2010，31（21）：37-40＋44.

[53] Wu C H，Sun J S，Lu Y Z，et al. In situ self-assembly chitosan/ε-polylysine bionanocomposite film with enhanced antimicrobial properties for food packaging. International Journal of Biological Macromolecules，2019，132：

385-392.

[54] Gao C，Yan T，Du J，et al. Introduction of broad spectrum antibacterial properties to bacterial cellulose nanofibers via immobilising *ε*-polylysine nanocoatings. Food Hydrocolloids，2014，36：204-211.

[55] 张艳森. 人工角膜用细菌纤维素复合材料的制备及性能研究. 天津：天津大学，2008.

[56] Wang J H，Gao C，Zhang Y S，et al. Preparation and *in vitro* characterization of BC/PVA hydrogel composite for its potential use as artificial cornea biomaterial. Materials Science and Engineering：C，2010，30（1）：214-218.

[57] 刘晖. 细菌纤维素基复合材料的制备及性能研究. 南京：南京林业大学，2016.

[58] Wu J，Zheng Y D，Song W H，et al. *In situ* synthesis of silver-nanoparticles/bacterial cellulose composites for slow-released antimicrobial wound dressing. Carbohydrate Polymers，2014，102：762-771.

[59] Khalid A，Khan R，Ul-Islam M，et al. Bacterial cellulose-zinc oxide nanocomposites as a novel dressing system for burn wounds. Carbohydrate Polymers，2017，164：214-221.

[60] Janpetch N，Saito N，Rujiravanit R. Fabrication of bacterial cellulose-ZnO composite via solution plasma process for antibacterial applications. Carbohydrate Polymers，2016，148：335-344.

[61] Ul-Islam M，Khattak W A，Ullah M W，et al. Synthesis of regenerated bacterial cellulose-zinc oxide nanocomposite films for biomedical applications. Cellulose，2014，21（1）：433-447.

[62] 王蕾. 细菌纤维素抗菌敷料的制备及性能研究. 上海：东华大学，2016.

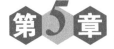

第5章

以细菌纤维素为模板合成的无机纳米材料

>>

5.1 引言

作为一种环境友好、性能优异的新型天然纳米生物材料，BC 已逐渐成为国内外材料领域的研究热点之一，在食品、造纸、纺织、生物医学、光催化等多个领域得到了广泛的应用。同时，BC 本身具有类似于天然细胞外基质的三维纳米纤维网状结构，其表面含有大量的羟基基团，是制备无机纳米材料的理想模板。在无机化合物的形成过程中，BC 起到形核位点、空间位阻及三维支架等作用，能够有效降低无机产物的微观尺寸。以 BC 模板制备无机纳米材料已成为纳米材料领域的研究热点，在催化、能源、生物、医药等高科技领域拥有广阔的应用前景。

5.2 无机纳米材料概述

5.2.1 无机纳米材料的分类

1. 金属纳米材料

金属纳米材料是纳米科技最早的研究对象，始于 20 世纪 60 年代初。至今，已成功开发出的金属纳米材料包括 Ag、Au、Ni、Pd、Pt、Cu 等纳米材料。金属纳米材料具有许多奇异的结晶形态，如多面体、截角多面体、条状、针状、环状、球形、三角形、长方形、六边形。金属纳米材料在光学、电学、磁学、热学和力学等方面的性能均发生突变，具有宏观金属无可比拟的特异性能。例如，Au、Pd、Pt 纳米材料具有突出的催化能力，Ag 纳米材料具有更优异的抗菌性能。

2. 无机非金属纳米材料

无机非金属纳米材料的品种多、用途广，包括金属氧化物（TiO_2、Al_2O_3、ZnO、MgO 等）纳米材料、非金属氧化物（SiO_2 等）纳米材料、金属硫化物（CdS、ZnS、

MoS、FeS 等）纳米材料以及非金属（Se、Si、C 等）纳米材料等。这些无机非金属纳米材料具有各自独特的性能，如优异的耐热性、机械强度、化学/光催化活性、生物活性等，具有广阔的应用前景。

5.2.2　无机纳米材料的制备方法

在无机纳米材料的制备研究中，研究人员一直致力于对材料组成、结构、形貌、尺寸、取向等方面的调控，以获得具有特定的物理化学性质的材料。基于此，近年来模板法制备纳米材料引起了广泛的关注，基于模板的空间限域作用，该法可有效调控所制备纳米材料的大小、形貌、结构、分布和表面状态。BC 本身具有大量的纳米级介孔及有序羟基基团，是制备无机纳米材料的理想模板。在无机纳米材料的制备研究中，模板法通常与液相法（如溶胶-凝胶法、沉淀法、水热法等）结合使用[1-7]。下面对模板法和几种典型的液相法进行简单介绍。

1. 模板法

模板法是利用模板材料结构中的孔隙或外表面作为模板来合成纳米材料的方法，是制备无机纳米材料的常用方法。模板的存在干预了反应体系的动力学过程，有利于解决纳米材料的尺寸控制、形貌均一性，以及结构的周期性、分散性和稳定性等问题。

根据纳米颗粒在模板中的合成位置，模板法可分为外模板法和内模板法。外模板法是指外模板含有纳米孔道，在孔道中填充原料形成纳米材料；而内模板法是指在纳米颗粒、纳米棒、纳米线、纳米管或纳米阵列等模板的外表面包覆得到纳米材料。

根据模板对纳米材料的调控作用，模板法可分为硬模板法和软模板法[8]。硬模板法主要以多孔氧化铝、硅纳米线阵列、分子筛、碳纳米管及多孔高分子薄膜等为模板，通过原料的填充或包覆把模板的结构复制到合成的纳米材料中，然后通过溶解、熔融、刻蚀或高温煅烧等方法去除模板得到纳米材料。软模板法是指软模板包括表面活性剂、聚合物、生物分子、微生物等有机物质，利用有机模板的有序结构、表面基团的亲水或亲油性能诱导形成纳米颗粒。

模板法具有实验装置简单、操作容易、形态可控、适用面广等优点[8]。利用模板合成技术可制得各种物质，包括金属、氧化物、硫属化合物、无机盐以及复合材料的球形纳米颗粒、一维纳米棒、纳米线、纳米管以及二维有序阵列等各种形状的纳米结构材料[9]。

2. 溶胶-凝胶法

溶胶-凝胶法采用具有高化学活性成分的液体化合物为前驱体（通常为金属有

机醇盐或无机化合物），通过强相互作用（如共价键、离子键、酸或碱作用等）和弱相互作用（氢键、肽键、库仑力、范德瓦尔斯力等），在液相下将有机、无机物质，甚至是生物元素在纳米尺度上均匀混合在一起，并发生水解和缩聚反应。通过调控反应条件，在溶液中形成稳定的透明溶胶体系。在溶胶陈化过程中，胶粒缓慢聚合，最终形成具有三维空间网状结构的凝胶。与此同时，充满在凝胶状网络中的溶剂失去流动性。在溶胶-凝胶法中影响溶胶质量的因素包括前驱体原料的选择和浓度、溶剂和水的比例、催化剂和络合剂的选择、反应温度等，这些因素用于控制水解-缩聚反应的速率。溶胶-凝胶法往往具有操作简单、反应温度低、产物粒径可控、分子水平上均匀混合和掺杂等优点，常用于制备 SiO_2 纳米材料和 TiO_2 纳米材料[10-14]。

3. 沉淀法

沉淀法是在金属盐类的水溶液中，控制适当的条件使沉淀剂与金属离子反应，产生水合氧化物或难溶化合物，使溶质转化为沉淀，然后经分离、干燥或热分解而得到纳米颗粒。沉淀法具体又可细分为直接沉淀法、均匀沉淀法、共沉淀法和醇盐水解法。该方法工艺简单，所得颗粒的性能良好，而且在制备金属氧化物纳米颗粒等方面具有独特的优点，因此也是目前无机纳米材料制备中较常用的方法。

4. 水热法

水热法是指在特制的密闭反应器（高压釜）中，采用水溶液作为反应体系，通过将反应体系加热至临界温度（或接近临界温度），在反应体系中产生高压环境而进行无机合成与材料制备的一种有效方法。该方法原料易得，成本相对较低，可以制备出纯度高、晶型好、分散性好以及形貌可控的纳米颗粒。此外，在水热法的基础上，通过有机溶剂（乙醇、甲酸、苯、乙二胺、CCl_4 等）代替水，经溶剂热反应来制备纳米材料是水热法的一种重大改进。

5.2.3　无机纳米材料的性能及应用

纳米材料因其具有的特殊效应（小尺寸效应、量子尺寸效应和宏观量子隧道效应等）而具有常规材料所不具备的性能，这使其具有极为广泛的潜在应用价值，如光学纤维、紫外吸收材料、传感器、光催化材料、组织工程支架等。对于纳米材料及其应用的研究工作目前已经不再局限于单一学科与单一研究方法，而是通过多学科交叉及多种研究方法的综合利用对其开展相关研究。

1. 化学催化

纳米颗粒用作化学催化剂是纳米材料的重要应用领域之一。纳米颗粒具有比表面积高、表面原子配位不全、表面键态及电子态与颗粒内部不同等特点，因而表面的活性位置增加，具备了作为催化剂的先决条件。利用上述特性，可将纳米颗粒进一步加工成具有化学催化性能的纳米颗粒催化剂。具有化学催化作用的纳米颗粒催化剂主要有以下三种类型：一是直接用金属纳米颗粒作催化剂，该类催化剂以贵金属（Ag、Pd、Pt、Rh 等）的纳米粉末为主；二是用金属化合物（如 MoS、ZnS、CdS、FeS 等）的纳米颗粒作为催化剂；三是将金属纳米颗粒负载到多孔性载体上后作为催化剂。目前，第三类催化剂是应用最为广泛的纳米颗粒催化剂。

2. 光催化

随着全球环境污染和破坏日益严重，安全清洁的化学新技术和生物降解材料吸引了越来越多的关注。一直以来，光催化技术持续致力于环境的清洁和再生，相关研究蓬勃发展。半导体材料中存在价带和导带，二者的能量差为禁带。当半导体材料受到大于禁带宽度能量的光子照射后，电子从价带跃迁至导带，产生光生电子（e^-）和空穴（h^+），光生电子被吸附在纳米颗粒表面的溶解氧俘获形成超氧负离子，而空穴与吸附在催化剂表面的—OH 和水发生氧化反应生成氢氧自由基。超氧负离子和氢氧自由基具有很强的氧化性，能将绝大多数的有机化合物氧化为 CO_2 和 H_2O，甚至对一些无机化合物也能彻底分解。在此过程中，作为光催化剂的纳米材料几乎不会发生损耗。在众多的半导体氧化物光催化材料中，TiO_2 是备受推崇的半导体催化剂，由于 TiO_2 有很强的氧化能力、光化学性质稳定，且无毒、易得、能有效光催化氧化水中有机污染物，无论是在基础研究还是实际应用方面都被证明是非常适合的材料。

3. 组织工程支架

无机纳米材料可用作组织工程支架材料。组织工程支架材料是指能够支撑组织活体细胞生长和增殖，并能替代组织而植入生物体的不同组织[15]。组织工程支架材料为组织的再生提供三维支架，是细胞获取营养、气体交换、新陈代谢的场所，有利于移植细胞的代谢、黏附、生长和增殖[16]。通常组织工程支架材料要求满足以下要求[16, 17]：

（1）良好的表面活性和生物相容性，有利于细胞的黏附与爬行，无明显的细胞毒性，无排异反应，无炎症反应，不致畸，能为细胞的生长提供良好的微环境。

（2）合适的孔径和孔隙率、孔隙连通，有利于营养成分和气体的运输、代谢产物的排出、细胞的黏附和生长，能促进细胞向材料内部生长。

（3）可降解性及合适的降解速率，细胞移植到支架材料上存活并增殖一段时间后，支架材料可自行降解。

（4）一定的机械强度和塑性，可在生物力学微环境中维持结构稳定和完整，可获得所需的器官形状，并且移植后一定时间内可保持原有形状。

具有三维网络结构的纳米管是一种良好的组织工程支架备选材料，其内含有两种连通的孔道。一种是几十纳米的中空纳米管道，另一种是在纳米管以外几百纳米的开放孔道。这些空间可容纳大量的培养液和生长因子，为细胞的生长与增殖提供充足的营养与氧气，因此具有生物相容性的三维网络纳米材料是良好的组织工程支架材料。有文献报道，SiO_2 纳米颗粒的生物毒性小、生物相容性好[18]，因此研究者在荧光颗粒、荧光量子点、磁性纳米颗粒表面包覆 SiO_2 纳米层，以减小生物毒性和提高生物相容性，用于病变部位的荧光检测和核磁检测[19-25]。另有文献报道，生长于 Ti6Al4V[26]、Al_2O_3[27]、Ti[28]基体上的 TiO_2 薄膜的生物相容性良好，是细胞的黏附、生长、分裂和增殖的基础。因此，具有三维网络结构的 SiO_2 和 TiO_2 纳米管材料有潜力成为性能优良的组织工程支架材料。

5.3 金属纳米材料在细菌纤维素表面的组装

在过去的几十年中，金属纳米颗粒由于其独特的物理、化学性质而在光电子学、传感器等领域有潜在的应用，从而备受人们的关注。但是，金属纳米颗粒由于粒径小、比表面积大，容易导致颗粒团聚。为了抑制金属纳米颗粒的团聚，一般将金属纳米颗粒嵌入聚合物和介孔材料中，或负载于各种辅助材料，如石墨烯、二氧化硅、金属氧化物等。随着绿色化学概念的提出，科学和技术的重点已逐步转向环保和可持续资源的再利用方面，BC 作为一类极具有潜力的可再生高分子聚合物，以其为载体负载金属纳米颗粒逐渐成为研究热点。

5.3.1 Ag 纳米颗粒在细菌纤维素表面的组装

Ag 纳米颗粒（AgNPs）具有优异的抗菌性能。大量研究结果表明，AgNPs 在 BC 表面组装制备得到的 AgNPs@BC 纳米复合材料也同样表现出强效的抗菌性能。Rujiravanit 等[29]在 BC 纤维上原位合成了 AgNPs，通过调整制备过程中 $NaBH_4 : AgNO_3$ 的摩尔比可以控制 AgNPs 的尺寸（图 5-1），该复合膜对金黄色葡萄球菌（革兰氏阳性菌）和大肠杆菌（革兰氏阴性菌）有较强的抗菌效果，是很好的创伤敷料。Maria 等[30]在 BC 纤维上合成了直径约 30 nm、负载量 5 wt%左右的 AgNPs，对大肠杆菌有 100%的抗菌效果。Barud 等[31]制得了具有 8 nm 左右粒径的球形 AgNPs 均匀分布于表面的 BC 纤维，该 BC 纤维对金黄色葡萄球菌和铜绿假单胞菌均表现出了良好的抗菌效果（图 5-2）。

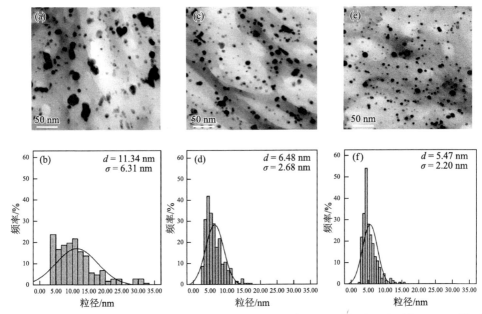

图 5-1 NaBH₄：AgNO₃ 摩尔比分别为 1∶1［（a）和（b）］、10∶1［（c）和（d）］、100∶1［（e）和（f）］合成的 AgNPs@BC 纳米复合材料的 TEM 照片及 AgNPs 的粒径分布直方图（d. AgNPs 平均尺寸；σ. 标准差）[29]

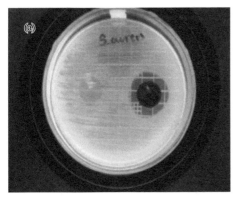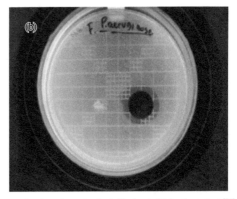

图 5-2 AgNPs@BC 纳米复合材料对金黄色葡萄球菌（a）和铜绿假单胞菌（b）的抑菌环实验[31]

除了抗菌性能，Pourreza 等[32]发现 AgNPs@BC 纳米复合材料对水溶液中的氰化物（CN⁻）和 2-巯基苯并噻唑（MBT）具有较高的灵敏度，可用作 CN⁻和 MBT 的生物传感器。

5.3.2 Au 纳米颗粒在细菌纤维素表面的组装

Li 等[33]通过原位化学还原法在 BC 纤维上合成了 Au 纳米颗粒（AuNPs），如

图5-3所示。将 AuNPs@BC 纳米复合材料附着在电极表面上，然后加入一定量的漆酶和纳菲膜（Nafion），构建得到新型的生物传感器，该生物传感器对多巴胺具有极强的电催化活性，并可用于监测对苯二酚，应用前景广阔。

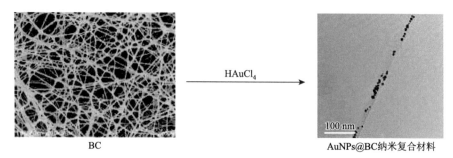

BC   AuNPs@BC纳米复合材料

图 5-3   BC 及 AuNPs@BC 纳米复合材料[33]

Wang 等[34]将葡萄糖氧化酶（GOX）和辣根过氧化物酶（HRP）固定在 AuNPs@BC 纳米复合材料修饰的玻碳电极（GCE）上。在电子介体的存在下，该电极对葡萄糖具有灵敏快速的安培反应，GOX 和 HRP 在 AuNPs@BC 纳米复合材料中均保持良好的生物催化活性。在优化条件下，葡萄糖的检出限低至 2.3 mmol/L，线性范围为 $10 \sim 400$ mmol/L。目前，已将该生物传感器成功地应用于人体血糖的测定。此外，HRP 锚定的 AuNPs@BC 纳米复合材料对过氧化氢灵敏度很高（图5-4）[35]，检测限低至 $0.1 \mu mol/L$，是过氧化氢的理想生物传感器。

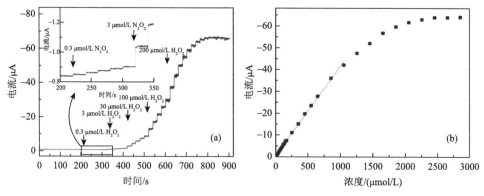

图5-4 （a）HRP/AuNPs@BC/GCE 纳米复合材料在不同浓度的 H_2O_2 下的电流响应曲线；（b）电流与 H_2O_2 浓度的校准曲线[35]

5.3.3   Pd 纳米颗粒在细菌纤维素表面的组装

Evans 等[36]以 BC 为模板，采用化学还原法得到 Pd 纳米颗粒（PdNPs），制备出 PdNPs@BC 纳米薄膜。与其他聚合物电解质薄膜相比，PdNPs@BC 纳米薄膜具有更高的热稳定性（可达 130℃）以及更低的透气性，可用于燃料电池。

Sun 等[37]将 BC 浸入含 Pd^{2+} 和 Cu^{2+} 的水溶液中，通过化学还原法合成了负载量为 1.2 wt% Pd 和 0.59 wt% Cu 的 Pd-Cu@BC 纳米复合材料，能够将硝酸盐（NO_3^-）降解为亚硝酸盐和铵离子，具有良好的催化活性（图 5-5），有望应用于废水的脱氮处理。PdNPs@BC 也被认为可用于生物医学领域，但目前还仅在探索阶段。

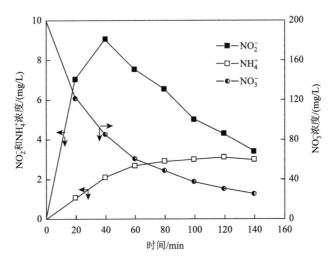

图 5-5　Pd-Cu@BC 纳米复合材料将硝酸盐降解为亚硝酸盐和铵离子[37]

5.4　无机非金属纳米材料在细菌纤维素表面的组装

BC 提供了一种各向同性的三维纳米支架，能够在纳米尺度上完美地容纳金属氧化物等无机化合物，获得兼具两者优异特性的无机纳米复合材料。大量文献报道了以 BC 为模板可制备出无机纳米材料，如 SiO_2 纳米材料[38-41]、TiO_2 纳米材料[42-48]、ZnO 纳米材料[2, 49-52]、Cu_2O 纳米材料[53]、铁氧化物纳米材料[54-57]、CdS 纳米材料[58]等。

5.4.1　SiO_2 纳米材料在细菌纤维素表面的组装

Barud 等[40]将 BC 气凝胶浸入不同比例的 TEOS（正硅酸乙酯）的乙醇溶液中 24 h，在 50℃干燥 12 h，得到直径为 20～30 nm 的 SiO_2 球形颗粒和 BC 纳米纤维网状结构的杂化复合物，该样品在 400℃煅烧去除 BC 模板后，得到直径为 20～30 nm 的 SiO_2 球形颗粒。Sai 等[39]用不同浓度的 TEOS、去离子水、乙醇和盐酸（催化剂）混合，机械搅拌 1 h，然后将 BC 浸泡在该混合液中，当前驱体和独立的胶体纳米颗粒分散在 BC 基体中后，在 50℃陈化 3 h 以固化凝胶的空间网络结构，得到凝胶状的含 SiO_2 和 BC 骨架的杂化复合物。Zeng 等[41]将 BC 片浸入不同浓度的 TEOS 乙醇溶液中 6 h，再加入反应剂去离子水和催化剂 NaOH，以促进和控制 TEOS 的水解和缩聚。反应 24 h 后得到 SiO_2@BC 凝胶，在约 450℃加热 7 h 去除 BC 模板，得到超长 SiO_2 纳米管。

Yano 等[38]致力于原位合成生物矿化研究，将 BC 水凝胶浸入并分散到硅烷醇或 SiO_2 溶胶中，制得 BC 和 SiO_2 的混合物，其中 SiO_2 吸附在 BC 的纤维表面。他们分析了产物的弹性模量和强度与不同浓度、pH 的溶胶之间的关系。Yano 等[59]还将制备 BC 的木葡糖醋杆菌加入不同 pH 的 SiO_2 溶胶 Snowtex 0（ST 0，pH 2～4）和 Snowtex 20（ST 20，pH 9.5～10.0）中培养，得到 SiO_2 颗粒分散在带状 BC 之间的混合物，同时发现在酸性条件下得到的 SiO_2@BC 纳米复合材料的弹性和强度高于碱性条件下得到的 SiO_2@BC 纳米复合材料。

5.4.2 SiO$_2$-CaO 纳米纤维在细菌纤维素表面的组装

由于生物活性玻璃（BG）具有良好的生物活性以及生物学性能[60-62]，因此，越来越引起人们的关注。研究表明，具有高度多孔结构以及较大比表面积的生物活性玻璃能够促进细胞生长[63, 64]。所以，在众多制备组织工程支架的方法中具有一个共同的要求：支架材料应当具有连通的多孔网络结构，这种支架有利于氧、营养物质以及排泄物的运输[65]。此外，研究人员发现，在骨组织结构中，细胞外基质由胶原纤维组成，其直径为 50～500 nm，且能够很好地调控细胞的行为和功能[66, 67]。因此，制备一种具有三维和连通的多孔结构（仿生细胞外基质结构）的组织工程支架材料也就显得尤为重要，这种支架能够为组织的长入提供足够的空间以及有助于营养物质的输送[68]。由于 BC 具有类似于胶原纤维的天然的三维纳米纤维网络结构，因此，BC 为制备具有三维多孔网络结构的生物活性玻璃提供了很好的模板。

采用模板辅助溶胶-凝胶技术，万怡灶团队通过预钙化掺杂 Ca 元素，制备了具有生物活性的 SiO_2-CaO 生物玻璃纳米纤维支架材料（60S40C），并提出预钙化对于 SiO_2 的影响机制[69]：BC 预钙化处理后，Ca^{2+} 吸附于 BC 表面形成一个 Ca^{2+} 的扩散层，使其表面带有正电荷，从而有利于带负电荷的 TEOS 在 BC 表面沉积和生成结构更加均匀的 SiO_2 层，不仅缩短了反应的时间，也制备得到具有生物活性的 60S40C 生物玻璃纳米纤维支架（图 5-6）。与 SiO_2 纳米纤维支架相比，60S40C 纳米纤维支架具有更为优异的生物活性及生物相容性（图 5-7～图 5-9）。

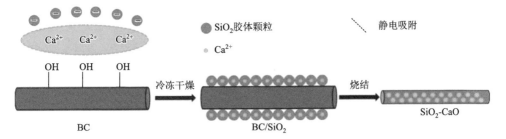

图 5-6 以 BC 为模板的 SiO$_2$-CaO 纳米纤维形成机理[69]

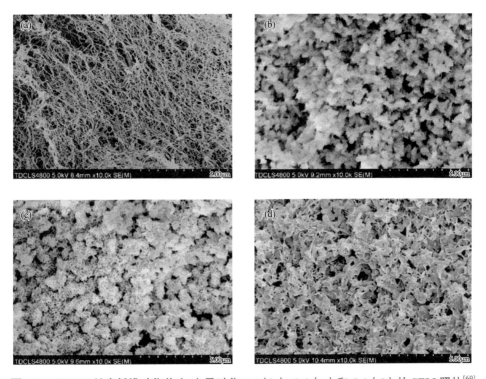

图 5-7 60S40C 纳米纤维矿化前（a）及矿化 1 d（b）、3 d（c）和 5 d（d）的 SEM 照片[69]

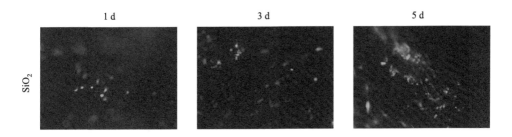

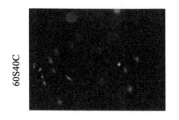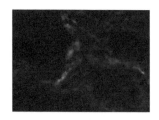

60S40C

图 5-8　成骨细胞在 SiO₂ 和 60S40C 纳米纤维支架上生长 1 d、3 d 和 5 d 的死活细胞染色荧光照片[69]

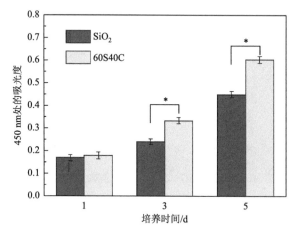

图 5-9　成骨细胞在 SiO₂ 和 60S40C 纳米纤维支架上的 CCK-8 细胞增殖（*指 $p < 0.05$）[69]

随后，Wen 等[70]以氨基改性的 BC 为模板，通过简单的改性溶胶-凝胶技术，利用超声处理也制备了一种三维纳米纤维生物玻璃（NBG）支架，如图 5-10 所示。与未修饰的 BC 相比，氨基修饰的 BC 能够吸附更多的 CaO 和 SiO₂ 前驱体，在 700℃ 煅烧 3 h 后形成 NBG。模拟体液（SBF）浸泡实验表明，大量羟基磷灰石（HAp）沉积在 NBG 表面，表现出良好的生物活性，有望应用于生物医学领域，特别是骨修复和再生领域。

5.4.3　SiO₂-CaO-P₂O₅ 纳米纤维在细菌纤维素表面的组装

万怡灶团队还采用模板辅助溶胶-凝胶法制备了一种独特的三维纳米纤维状生物活性玻璃（58S）支架，其制备过程如图 5-11 所示[71]，制备得到的生物活性玻璃纳米纤维的平均直径仅为 16 nm（图 5-12）。由于其直径极细，因而生物活性极高，在 1.5 倍的 SBF 中浸泡 1 d 就能在支架的表面生成完全致密的磷灰石（图 5-13）[71]。

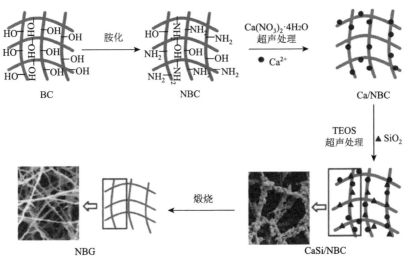

图 5-10 纳米纤维生物玻璃（NBG）支架的制备流程示意图[70]

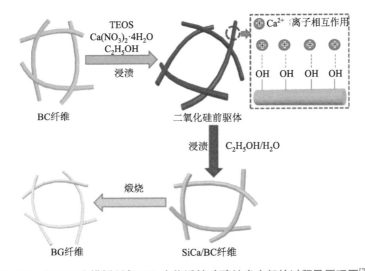

图 5-11 以 BC 为模板制备 58S 生物活性玻璃纳米支架的过程及原理图[71]

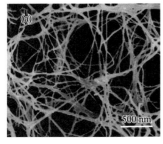
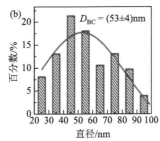
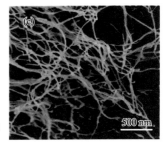

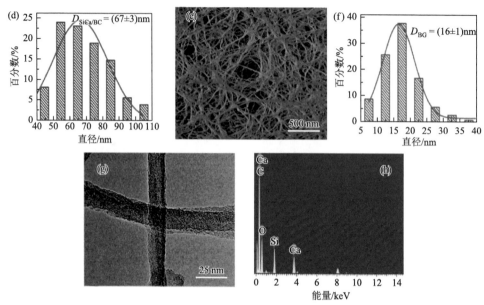

图 5-12 BC、SiCa/BC 前驱体和 58S 生物活性玻璃的 SEM 照片 [（a）、（c）、（e）] 和纤维直径分布图 [（b）、（d）、（f）]；58S 生物活性玻璃的高倍 SEM 照片（g）和 EDS 谱图（h）（*D*. 平均直径）[71]

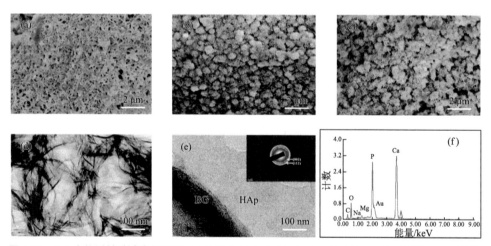

图 5-13 58S 生物活性玻璃支架浸泡于 1.5 倍 SBF 中 1 d（a）、3 d（b）和 5 d（c）后的 SEM 照片，沉积层的 TEM（d）和 HRTEM（e）照片以及支架表面 HAp 沉积层的 EDS 谱图（f）[71]

死活细胞染色结果证明，58S 纳米纤维支架无明显细胞毒性（图 5-14）；CCK-8 和 ALP 活性检测表明，58S 纳米纤维支架能促进大鼠成骨细胞的增殖和分化（图 5-15）[72]。这些结果表明，58S 纳米纤维支架在骨组织工程支架领域具有潜在的应用前景。

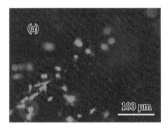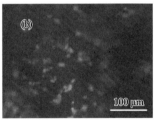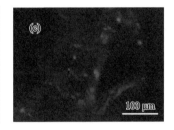

图 5-14 成骨细胞在 58S 纳米纤维支架表面培养 1 d（a）、3 d（b）和 5 d（c）后的死活细胞染色结果[72]

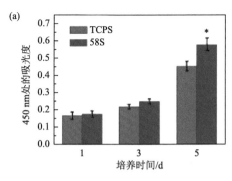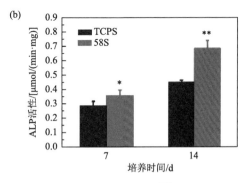

图 5-15 58S 纳米纤维支架的细胞增殖（a）和 ALP 活性（b）[72]

TCPS. 组织培养级聚苯乙烯培养板，作为对照组；*指 $p < 0.05$，**指 $p < 0.01$

5.4.4 介孔生物活性玻璃纳米管纤维在细菌纤维素表面的组装

万怡灶团队还以 BC 和三嵌段共聚物 P123 为双模板，分别以正硅酸乙酯、四水硝酸钙和磷酸三乙酯为硅源、钙源和磷源，以乙醇为溶剂首次成功制备出三维介孔生物活性玻璃（MBG）纳米管支架（图 5-16），其外径仅为 40 nm，而且具有极大比表面积（579.0 m^2/g），远远高于任何普通的生物活性玻璃纤维支架[73]。

该团队详细考察了水解比、陈化时间和煅烧温度对三维 MBG 纳米管支架形态的影响（图 5-17）。结果发现，只有在优化的工艺条件下才能获得 MBG 纳米管支架，否则只能是 MBG 纳米线或颗粒[73]。

通过工艺的调控，既可获得 BG 纳米管支架，也可得到 MBG 纳米管支架（图 5-18）[74]。电子衍射（SAED）花样证实其非晶的结构特点［图 5-18（a）］，HRTEM 表征结果可清晰地观察到 MBG 的介孔结构［图 5-18（b）］，氮气吸附/脱附和孔径分布结果相对应（图 5-19）。

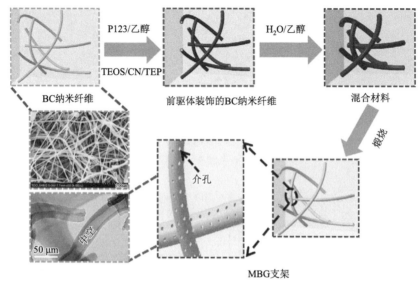

图 5-16　三维 MBG 纳米管支架的制备过程示意[73]

CN. 四水硝酸钙；TEP. 磷酸三乙酯

图 5-17　（a）～（g）以 BC 为模板，在不同工艺条件（水解比、陈化时间和煅烧温度）下制备的 MBG 产物的 TEM 照片；（h）优化工艺条件下制备的三维 MBG 纳米管支架的 SEM 形貌；（i）三维 BC 支架的 SEM 形貌[73]

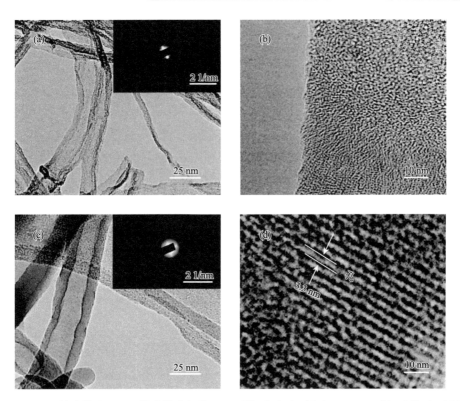

图 5-18　BG 纳米管和 MBG 纳米管支架的 TEM [（a）和（c）]和 HRTEM [（b）和（d）]照片，（a）和（c）中的插图为选区电子衍射（SAED）花样[74]

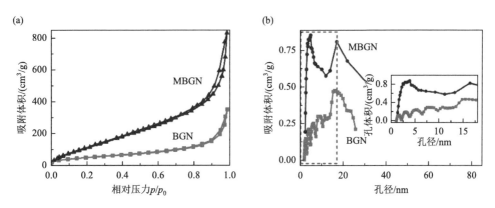

图 5-19　BG 纳米管（BGN）和 MBG 纳米管（MBGN）支架的氮气吸附/脱附曲线（a）及孔径分布图（b）[74]

　　该三维 MBG 纳米管支架可高量负载小分子药物——辛伐他丁（SIM），释放动力学结果显示 MBG 纳米管支架具有优异的缓释特性（图 5-20）、生物相容性和 ALP 活性（图 5-21）[75]。此外，采用 qRT-PCR 技术对 hBMSCs（人骨髓基质细胞）在载药 MBG 支架上培养 7 d 和 14 d 后的成骨相关基因（*Runx-2*、*OPN*、*OCN* 和 *Col-1*）的表达进行了检测。其中，*Runx-2* 被称为成骨细胞转录激活剂，是成骨细胞分化的关键调节器，在成骨分化的过程中起着重要的作用，控制着主要成骨基因的表达以及保护分化后的成骨细胞功能，是成骨分化早期的一个重要指标。在矿化前的附着和基质合成过程中，*OPN* 与成骨细胞成熟期有关，是成骨分化中期或者是相对早期的一个重要指标。*OCN* 是成骨分化晚期的一个重要指标，其也与基质的沉积和矿化有关。从图 5-22 可知，随着培养时间的增加，其各个成骨基因的表达均增强。另外，随着 SIM 初始浓度的增加，各个成骨基因的表达也逐渐增强[75]。

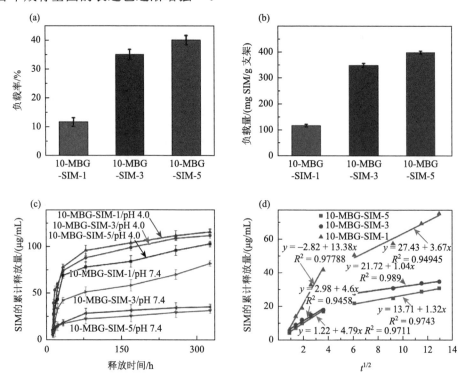

图 5-20　MBG 纳米管支架对辛伐他丁（SEM）的负载率（a）和负载量（b），SIM 释放曲线（c）及其线性拟合结果（d）[75]

10-MBG-SIM-*x*：含非离子嵌段共聚物 10 g，辛伐他丁 *x* mg/L

5.4.5　TiO₂ 纳米材料在细菌纤维素表面的组装

TiO₂ 纳米材料因具有优异的光催化、抗菌、化学稳定性、生物相容性等性能而广泛应用于化妆品、太阳能电池、光催化、创面愈合、组织工程支架等方面。

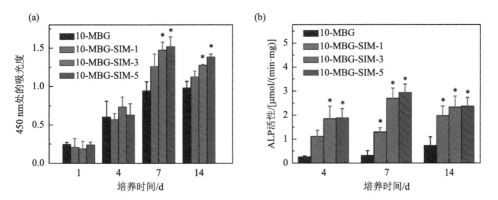

图 5-21　（a）hBMSCs 在不同载药 MBG 支架上培养 1 d、4 d 和 7 d 的 CCK-8 结果；
（b）hBMSCs 在不同载药 MBG 支架上培养 4 d 和 7 d 的 ALP 活性（*指 $p < 0.05$）[75]

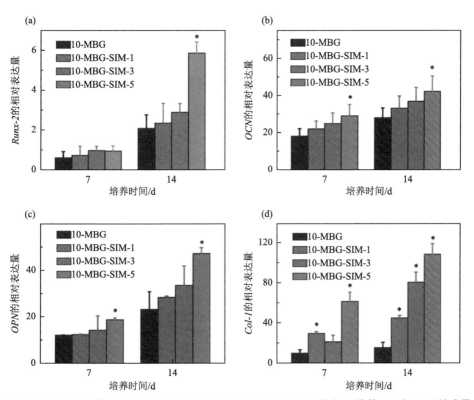

图 5-22　hBMSCs 在 MBG-NT、MBG-NT100 和 MBG-NT500 支架上培养 7 d 和 14 d 的成骨
相关基因的表达：（a）*Runx-2*，（b）*OCN*，（c）*OPN* 和（d）*Col-1*（*指 $p < 0.05$）[75]

TiO_2 纳米材料在 BC 表面的组装成为近年来的研究热点。万怡灶团队[76,77]以
BC 为模板，通过控制乙酰丙酮的使用量，实现了 TiO_2 纳米线和纳米管的可

控制备。其中所制备的 TiO_2 纳米管具有高的比表面积（1629 m^2/g），煅烧后得到的晶态 TiO_2 纳米管表现出良好的光催化性能（图 5-23）和骨组织工程应用潜力。

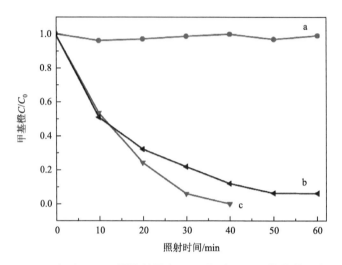

图 5-23　TiO_2/BC（a）、600℃煅烧的晶态 TiO_2（b）、800℃煅烧的晶态 TiO_2（c）的光催化性能[76]

Khan 等[78]将粉末状 BC 溶解于 N-甲基吗啉-N-氧化物（NMMO）水溶液中，然后将 TiO_2 纳米颗粒混合到 BC 溶液中，通过涂布器将复合溶液涂布在玻璃片上得到 TiO_2@RBC 纳米复合膜。TiO_2@RBC 纳米复合膜表现出优异的抗菌性能（图 5-24）以及细胞相容性，能够应用于创面愈合和组织再生领域。

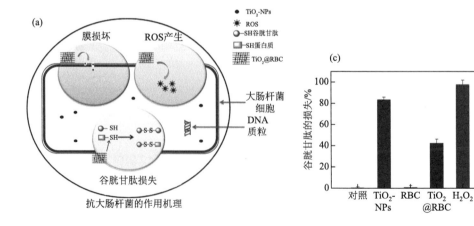

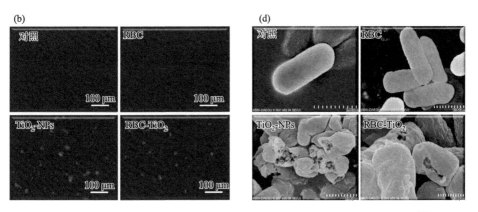

图 5-24   TiO$_2$ 纳米颗粒和 TiO$_2$@RBC 纳米复合膜对大肠杆菌的抗菌实验[78]

此外，Sun 等[43]在 BC 基体上合成了尺寸为 4.3～8.5 nm 的两种纳米 TiO$_2$ 颗粒，即 TiO$_2$@BC 纳米颗粒和 N 掺杂 TiO$_2$@BC 纳米颗粒。利用这两种纳米颗粒所制备的复合膜均表现出优异的光催化活性（图 5-25）。Zhang 等[44]利用 BC 作为空间限位剂模板，合成超细尺寸的多孔 TiO$_2$，在光催化、光电、骨组织工程领域均具有潜在的应用价值。Gutierrez 等[42]研究表明，对于施加在静电力显微镜（EFM）尖端的正负电位，TiO$_2$@BC 纳米复合膜均能够响应，表现出良好的导电性。

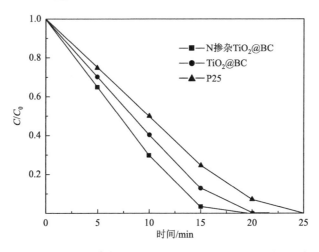

图 5-25   TiO$_2$@BC、N 掺杂 TiO$_2$@BC 以及 P25（TiO$_2$）的光催化活性[43]

万怡灶团队[76]以 BC 为模板、钛酸丁酯为钛源、异丙醇为溶剂、乙酰丙酮为络合剂，采用分步法，制得了具有三维空间网络结构的 TiO$_2$ 纳米线。图 5-26 所示为 TiO$_2$/BC-AcAc 杂化材料经过 500℃煅烧后得到的 TiO$_2$-01-AcAc-500 纳米线的 TEM 照片。随着煅烧温度升高至 600℃后，TiO$_2$ 纳米线中出现了金红石相，金红石相的催化能力弱于锐钛矿相，因此光催化性能减弱（图 5-27）。

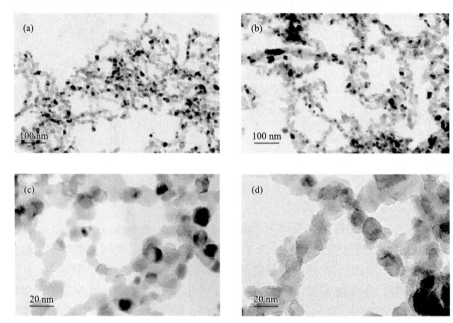

图 5-26　TiO$_2$-01-AcAc-500 纳米线的 TEM 照片[76]

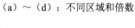

（a）～（d）：不同区域和倍数

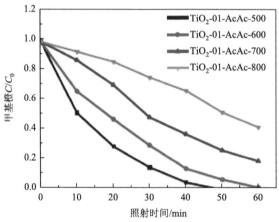

图 5-27　TiO$_2$-01-AcAc-500、TiO$_2$-01-AcAc-600、TiO$_2$-01-AcAc-700 以及 TiO$_2$-01-AcAc-800 的
甲基橙光催化曲线[76]

5.4.6　ZnO 纳米颗粒在细菌纤维素表面的组装

因 ZnO 纳米颗粒具有优良的光催化及抗菌性能，近年来以 BC 为模板制备

ZnO 纳米颗粒[2, 49, 50, 52, 79-82]的研究日益增加。万怡灶团队[79]研究发现，BC 的加入使得 ZnO 纳米颗粒的形貌从纺锤体转变为花形，这可能是由 BC 纳米纤维上的—OH 与 Zn^{2+} 之间的相互作用所导致（图 5-28）。

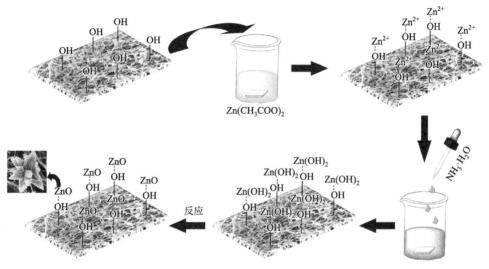

图 5-28　BC 纤维表面合成 ZnO 纳米颗粒的示意图[79]

Katepetch 等[2]以 BC 为模板，通过原位超声法制备出 ZnO@BC 纳米复合材料，得到的 ZnO 颗粒的粒径大致和 BC 孔径尺寸一致。抗菌实验表明，ZnO@BC 纳米复合材料对对大肠杆菌（革兰氏阴性菌）和金黄色葡萄球菌（革兰氏阳性菌）均具有良好的抑制作用（图 5-29）。

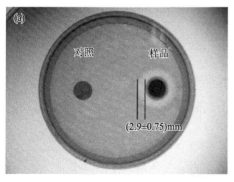
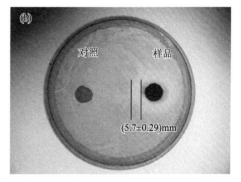

图 5-29　ZnO@BC 纳米复合材料的抗菌实验：（a）金黄色葡萄球菌；（b）大肠杆菌[2]

5.4.7　氧化铁纳米颗粒在细菌纤维素表面的组装

近年来，以 BC 为模板制备氧化铁纳米颗粒的研究逐渐增多。Zhu 等[54]通过搅拌法制备得到球形 Fe_3O_4@BC 纳米复合材料。吸附/脱附实验结果如图 5-30 所示，球形 Fe_3O_4@BC 纳米复合材料对重金属离子（Pb^{2+}、Mn^{2+}、Cr^{3+}）具有很高的吸附能力和脱附能力，并且能够重复使用。

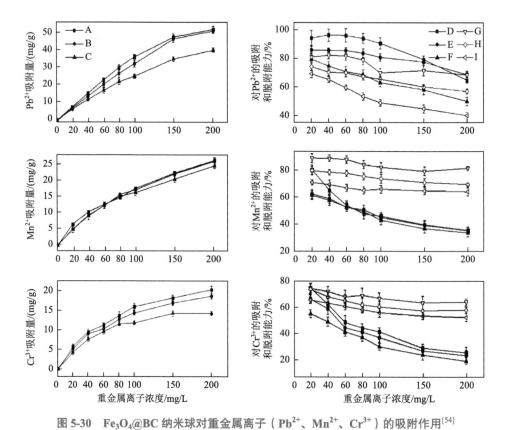

图 5-30　Fe_3O_4@BC 纳米球对重金属离子（Pb^{2+}、Mn^{2+}、Cr^{3+}）的吸附作用[54]

A. 一次吸附量；B. 二次吸附量；C. 三次吸附量；D. 一次吸附比例；E. 二次吸附比例；F. 三次吸附比例；G. 一次脱附比例；H. 二次脱附比例；I. 三次脱附比例

此外，万怡灶团队[55,57]率先利用水热法在 BC 纳米纤维表面沉积上 Fe_2O_3 纳米颗粒，再经热处理使 BC 转变为碳纳米纤维（CNF）。与此同时，Fe_2O_3 被还原成 Fe_3O_4，最终形成 Fe_3O_4@CNF 纳米复合材料。Fe_3O_4@CNF 纳米复合材料具有良好的柔度，能够直接用作自支撑锂离子电池负极材料，并且表现出较好的电化学性能（图 5-31）。优异的电化学性能归因于复合材料独特的结构特征：三维碳骨架显著提高电极的导电性；纵横交错的通孔既可缓冲循环过程中 Fc_3O_4 纳米颗粒的体积变化，又确保锂离子快速而有效地扩散；三维结构提供的较大比表面积和孔隙利于电解液的渗透，促进锂离子的扩散；高度分散的 Fe_3O_4 纳米颗粒增强活性成分的利用率。

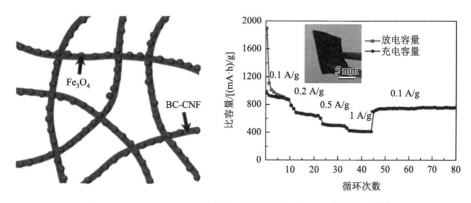

图 5-31　Fe_3O_4@CNF 纳米复合材料的示意图及倍率性能[55]

Huang 等[56]将柔性三维结构的碳化 BC（CBC）气凝胶作为非晶 Fe_2O_3（A-Fe_2O_3）载体制备锂离子电池（LIBs）的负极材料。CBC 独特的互连纳米纤维为复合材料提供了良好的导电性和坚固的框架，以维持由活性材料体积变化产生的应变。A-Fe_2O_3@CBC 复合材料具有层状多孔结构，有助于缓解体积变化，促进电解质渗透和锂离子扩散。与晶态 C-Fe_2O_3@CBC 相比，A-Fe_2O_3@CBC 阳极具有更高的比容量以及更优异的循环稳定性（图 5-32），有望制备高性能锂离子电池。

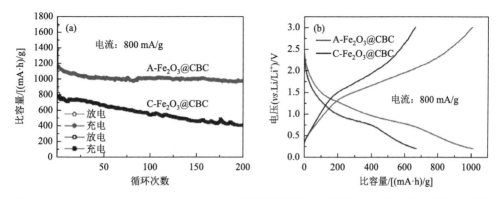

图 5-32　A-Fe_2O_3@CBC 和 C-Fe_2O_3@CBC 的循环稳定性（a）及第 50 次的充放电曲线（b）[56]

由于上述 Fe_2O_3 具有特殊的磁性能和良好的生物学性能，因此，除了应用于能源领域之外，其在生物医学领域的应用也值得期待。

5.4.8 Al_2O_3 纳米颗粒在细菌纤维素表面的组装

Xu 等[83]采用原位水热合成法在 BC 表面制备出 Al_2O_3 纳米颗粒，得到 BC/Al_2O_3 纳米复合薄膜。该薄膜因其热稳定性好（图 5-33）、孔隙率高、电解吸收能力好等特性，从而表现出离子电导率大、界面电阻低（图 5-34）、电化学稳定性好等优异性能。采用 BC/Al_2O_3 隔膜组装的锂离子半电池的比容量大、循环性能好（图 5-35）。这些结果表明，BC/Al_2O_3 纳米复合薄膜是锂离子电池理想的隔膜。

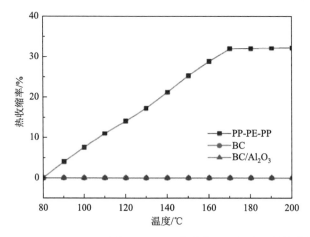

图 5-33　PP-PE-PP、BC 以及 BC/Al_2O_3 薄膜在不同温度下的热收缩率[83]

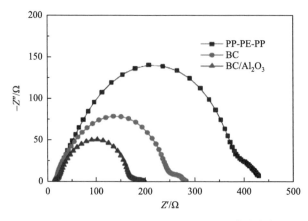

图 5-34　以 PP-PE-PP、BC 以及 BC/Al_2O_3 为隔膜的奈奎斯特图[83]

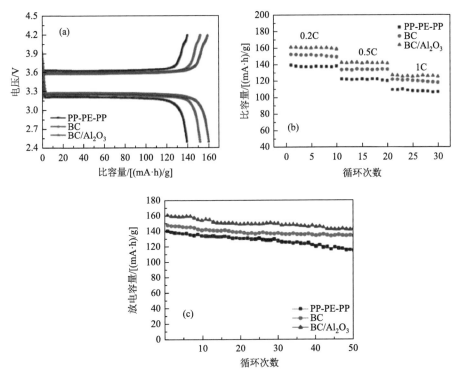

图 5-35　以 PP-PE-PP、BC 以及 BC/Al$_2$O$_3$ 为隔膜的锂离子电池的恒电流充放电行为（a）、充放电速率（b）以及循环性能（c）[83]

　　同样，由于 Al$_2$O$_3$ 材料的高度生物稳定性，BC/Al$_2$O$_3$ 复合材料在生物医学领域的应用也值得探索。

5.4.9　V$_2$O$_5$ 纳米带在细菌纤维素表面的组装

　　Mei 等[84]通过一步水热合成法在 CBC 表面制备出 V$_2$O$_5$ 纳米带。该 V$_2$O$_5$-CBC 纳米复合材料具有理想的赝电容效应，在 0.25 A/g 下的电容达到 281 F/g，200 次充放电循环后，电容仍然保持在 87%，有望用于水性超级电容器，但在生物医学领域的应用还需要系统的评价。

5.4.10　Cu$_2$O 纳米颗粒在细菌纤维素表面的组装

　　万怡灶团队[53]通过对 BC 纤维表面氧化引入醛基或羧基，然后在 BC 纳米纤维表面均匀包覆 Cu 的前驱体，再将前驱体还原得到在 BC 表面均匀沉积 Cu$_2$O 的纳米颗粒。与 Cu_2O 微晶及 P25（TiO_2）光催化剂相比，Cu_2O@BC 纳米复合材料具有更高、更稳定的催化活性（图 5-36），且具有更高韧性。

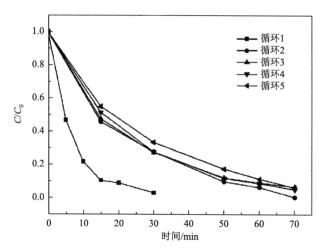

图 5-36　Cu_2O@BC 对亚甲基蓝的循环降解曲线[53]

综上所述，BC 作为一种新型纳米生物材料，不但具有优异的生物相容性、独特的机械性能，以及形成多孔结构的特性，而且还可作为无机纳米材料合成的理想模板，已日益受到广泛关注。以 BC 为模板，可通过不同的合成路线、合成条件组装具有优异性能的三维网状结构的新型无机纳米材料。

参 考 文 献

[1]　Wang P P，Geng Z B，Gao J X，et al. Zn$_x$Cd$_{1-x}$S/bacterial cellulose bionanocomposite foams with hierarchical architecture and enhanced visible-light photocatalytic hydrogen production activity. Journal of Materials Chemistry A，2015，3（4）：1709-1716.

[2]　Katepetch C，Rujiravanit R，Tamura H. Formation of nanocrystalline ZnO particles into bacterial cellulose pellicle by ultrasonic-assisted *in situ* synthesis. Cellulose，2013，20（3）：1275-1292.

[3]　Zheleznov V，Sushkov Y V，Voit E，et al. Effect of ZrO$_2$ on the structure of ZrO$_2$/TiO$_2$/SiO$_2$ nanocomposites fabricated by a template sol-gel method. Journal of Applied Spectroscopy，2015，81（6）：983-989.

[4]　Kuo H H，Kuo C G，Yen C Y，et al. Using anodic aluminum oxide templates and electrochemical method to deposit BiSbTe-based thermoelectric nanowires. Nanoscale Research Letters，2014，9（1）：1-7.

[5]　Qiu J，Yu W D，Gao X D，et al. Sol-gel assisted ZnO nanorod array template to synthesize TiO$_2$ nanotube arrays. Nanotechnology，2006，17（18）：4695-4698.

[6]　Zhang M，Bando Y，Wada K. Sol-gel template preparation of TiO$_2$ nanotubes and nanorods. Journal of Materials Science Letters，2001，20（2）：167-170.

[7]　Tian C X，Zhang Z，Hou J，et al. Surfactant/*co*-polymer template hydrothermal synthesis of thermally stable, mesoporous TiO$_2$ from TiOSO$_4$. Materials Letters，2008，62（1）：77-80.

[8] 王秀丽，曾永飞，卜显和. 模板法合成纳米结构材料. 化学通报，2006，68（10）：723-730.

[9] Nagamine S，Kosaka K，Tohyama S，et al. Silica nanofiber with hierarchical pore structure templated by a polymer blend nanofiber and surfactant micelle. Materials Research Bulletin，2014，50：108-112.

[10] Zhang M，Ciocan E，Bando Y，et al. Bright visible photoluminescence from silica nanotube flakes prepared by the sol-gel template method. Applied Physics Letters，2002，80（3）：491-493.

[11] Zhang F F，Sun D Y，Yu C L，et al. A sol-gel route to synthesize SiO_2/TiO_2 well-ordered nanocrystalline mesoporous photocatalysts through ionic liquid control. New Journal of Chemistry，2015，39（4）：3065-3070.

[12] Peng K，Yuanyin M Y，Zhu J J，et al. Study of viscosity and stability of SiO_2 sol prepared by sol-gel method. Advanced Materials Research，2014，834：454-457.

[13] Macwan D，Dave P N，Chaturvedi S. A review on nano-TiO_2 sol-gel type syntheses and its applications. Journal of Materials Science，2011，46（11）：3669-3686.

[14] Li W，Wang F，Feng S S，et al. Sol-gel design strategy for ultradispersed TiO_2 nanoparticles on graphene for high-performance lithium ion batteries. Journal of the American Chemical Society，2013，135（49）：18300-18303.

[15] 李玲，周长忍. 组织工程支架材料. 材料导报，2001，15（7）：47-49.

[16] 杨志明. 组织工程. 北京：化学工业出版社，2002.

[17] 成国祥，蔡志江. 纳米结构组织工程支架材料. 中国医学科学院学报，2002，24（2）：207-210.

[18] 李杜，何晓晓. 无机硅壳类纳米颗粒对细胞的毒性检测. 湖南大学学报：自然科学版，2002，29（6）：1-6.

[19] Abdul Jalil R，Zhang Y. Biocompatibility of silica coated $NaYF_4$ upconversion fluorescent nanocrystals. Biomaterials，2008，29（30）：4122-4128.

[20] Erogbogbo F，Yong K，Hu R，et al. Biocompatible magnetofluorescent probes：luminescent silicon quantum dots coupled with superparamagnetic iron（Ⅲ）oxide. ACS Nano，2010，4（9）：5131-5138.

[21] Gerion D，Pinaud F，Williams S C，et al. Synthesis and properties of biocompatible water-soluble silica-coated CdSe/ZnS semiconductor quantum dots. Journal of Physical Chemistry B，2001，105（37）：8861-8871.

[22] Kros A，Gerritsen M，Sprakel V S，et al. Silica-based hybrid materials as biocompatible coatings for glucose sensors. Sensors and Actuators B，2001，81（1）：68-75.

[23] Lu J，Liong M，Li Z X，et al. Biocompatibility，biodistribution，and drug-delivery efficiency of mesoporous silica nanoparticles for cancer therapy in animals. Small，2010，6（16）：1794-1805.

[24] Taboada E，Solanas R，Rodriguez E，et al. Supercritical-fluid-assisted one-pot synthesis of biocompatible core（γ-Fe_2O_3）/shell（SiO_2）nanoparticles as high relaxivity T_2-contrast agents for magnetic resonance imaging. Advanced Functional Materials，2009，19（14）：2319-2324.

[25] Yi D K，Selvan S T，Lee S S，et al. Silica-coated nanocomposites of magnetic nanoparticles and quantum dots. Journal of the American Chemical Society，2005，127（14）：4990-4991.

[26] Karpagavalli R，Zhou A，Chellamuthu P，et al. Corrosion behavior and biocompatibility of nanostructured TiO_2 film on Ti_6Al_4V. Journal of Biomedical Materials Research Part A，2007，83（4）：1087-1095.

[27] Fredel M，Boccaccini A. Processing and mechanical properties of biocompatible Al_2O_3 platelet-reinforced TiO_2. Journal of Materials Science，1996，31（16）：4375-4380.

[28] Das K，Bandyopadhyay A，Bose S. Biocompatibility and *in situ* growth of TiO_2 nanotubes on Ti using different electrolyte chemistry. Journal of the American Ceramic Society，2008，91（9）：2808-2814.

[29] Maneerung T，Tokura S，Rujiravanit R. Impregnation of silver nanoparticles into bacterial cellulose for antimicrobial wound dressing. Carbohydrate Polymers，2008，72（1）：43-51.

[30] Maria L，Santos A L，Oliveira P C，et al. Preparation and antibacterial activity of silver nanoparticles impregnated

in bacterial cellulose. Polimeros, 2010, 20 (1): 72-77.

[31] Barud H S, Regiani T, Marques R F, et al. Antimicrobial bacterial cellulose-silver nanoparticles composite membranes. Journal of Nanomaterials, 2011, 2011: 10.

[32] Pourreza N, Golmohammadi H, Naghdi T, et al. Green *in-situ* synthesized silver nanoparticles embedded in bacterial cellulose nanopaper as a bionanocomposite plasmonic sensor. Biosensors and Bioelectronics, 2015, 74: 353-359.

[33] Li G H, Sun K Y, Li D W, et al. Biosensor based on bacterial cellulose-Au nanoparticles electrode modified with laccase for hydroquinone detection. Colloids and Surfaces A, 2016, 509: 408-414.

[34] Wang W, Li H Y, Zhang D W, et al. Fabrication of bienzymatic glucose biosensor based on novel gold nanoparticles-bacteria cellulose nanofibers nanocomposite. Electroanalysis, 2010, 22 (21): 2543-2550.

[35] Wang W, Zhang T J, Zhang D W, et al. Amperometric hydrogen peroxide biosensor based on the immobilization of heme proteins on gold nanoparticles-bacteria cellulose nanofibers nanocomposite. Talanta, 2011, 84 (1): 71-77.

[36] Evans B R, O'Neill H M, Malyvanh V P, et al. Palladium-bacterial cellulose membranes for fuel cells. Biosensors and Bioelectronics, 2003, 18 (7): 917-923.

[37] Sun D P, Yang J Z, Li J, et al. Novel Pd-Cu/bacterial cellulose nanofibers: preparation and excellent performance in catalytic denitrification. Applied Surface Science, 2010, 256 (7): 2241-2244.

[38] Maeda H, Nakajima M, Hagiwara T, et al. Bacterial cellulose/silica hybrid fabricated by mimicking biocomposites. Journal of Materials Science, 2006, 41 (17): 5646-5656.

[39] Sai H Z, Xing L, Xiang J H, et al. Flexible aerogels based on an interpenetrating network of bacterial cellulose and silica by a non-supercritical drying process. Journal of Materials Chemistry A, 2013, 1 (27): 7963-7970.

[40] Barud H, Assunção R, Martines M, et al. Bacterial cellulose-silica organic-inorganic hybrids. Journal of Sol-Gel Science and Technology, 2008, 46 (3): 363-367.

[41] Zeng W, Wan T, Gou P P. Ultralong silica nanotubes assembling macroscopic non-woven mat from bacterial cellulose template. Materials Research Innovations, 2013, 17 (S1): 205-209.

[42] Gutierrez J, Tercjak A, Algar I, et al. Conductive properties of TiO$_2$/bacterial cellulose hybrid fibres. Journal of Colloid and Interface Science, 2012, 377 (1): 88-93.

[43] Sun D P, Yang J Z, Wang X. Bacterial cellulose/TiO$_2$ hybrid nanofibers prepared by the surface hydrolysis method with molecular precision. Nanoscale, 2010, 2 (2): 287-292.

[44] Zhang D Y, Qi L M. Synthesis of mesoporous titania networks consisting of anatase nanowires by templating of bacterial cellulose membranes. Chemical Communications, 2005 (21): 2735-2737.

[45] Geng J Q, Yang D, Zhu Y, et al. One-pot biosynthesis of polymer-inorganic nanocomposites. Journal of Nanoparticle Research, 2011, 13 (6): 2661-2670.

[46] Zhang X J, Chen W B, Lin Z D, et al. Photocatalytic degradation of a methyl orange wastewater solution using titanium dioxide loaded on bacterial cellulose. Synthesis and Reactivity in Inorganic, Metal-Organic, and Nano-Metal Chemistry, 2011, 41 (9): 1141-1147.

[47] Zhang X J, Chen W B, Lin Z D, et al. Preparation and photocatalysis properties of bacterial cellulose/TiO$_2$ composite membrane doped with rare earth elements. Synthesis and Reactivity in Inorganic, Metal-Organic, and Nano-Metal Chemistry, 2011, 41 (8): 997-1004.

[48] Wesarg F, Schlott F, Grabow J, et al. *In situ* synthesis of photocatalytically active hybrids consisting of bacterial nanocellulose and anatase nanoparticles. Langmuir, 2012, 28 (37): 13518-13525.

[49] Chen S Y, Zhou B H, Hu W L, et al. Polyol mediated synthesis of ZnO nanoparticles templated by bacterial

cellulose. Carbohydrate Polymers，2013，92（2）：1953-1959.

[50] Costa S V, Gonçalves A S, Zaguete M A, et al. ZnO nanostructures directly grown on paper and bacterial cellulose substrates without any surface modification layer. Chemical Communications，2013，49（73）：8096-8098.

[51] Wang P P, Zhao J, Xuan R F, et al. Flexible and monolithic zinc oxide bionanocomposite foams by a bacterial cellulose mediated approach for antibacterial applications. Dalton Transactions，2014，43（18）：6762-6768.

[52] Hu W L, Chen S Y, Zhou B H, et al. Facile synthesis of ZnO nanoparticles based on bacterial cellulose. Materials Science and Engineering：B，2010，170（1）：88-92.

[53] Liu G G, He F, Li X Q, et al. Three-dimensional cuprous oxide microtube lattices with high catalytic activity templated by bacterial cellulose nanofibers. Journal of Materials Chemistry，2011，21（29）：10637-10640.

[54] Zhu H X, Jia S R, Wan T, et al. Biosynthesis of spherical Fe_3O_4/bacterial cellulose nanocomposites as adsorbents for heavy metal ions. Carbohydrate Polymers，2011，86（4）：1558-1564.

[55] Wan Y Z, Yang Z W, Xiong G X, et al. Anchoring Fe_3O_4 nanoparticles on three-dimensional carbon nanofibers toward flexible high-performance anodes for lithium-ion batteries. Journal of Power Sources，2015，294：414-419.

[56] Huang Y, Lin Z X, Zheng M B, et al. Amorphous Fe_2O_3 nanoshells coated on carbonized bacterial cellulose nanofibers as a flexible anode for high-performance lithium ion batteries. Journal of Power Sources，2016，307：649-656.

[57] Wan Y Z, Yang Z W, Xiong G Y, et al. A general strategy of decorating 3D carbon nanofiber aerogels derived from bacterial cellulose with nano-Fe_3O_4 for high-performance flexible and binder-free lithium-ion battery anodes. Journal of Materials Chemistry A，2015，3（30）：15386-15393.

[58] Li X, Chen S Y, Hu W L, et al. *In situ* synthesis of CdS nanoparticles on bacterial cellulose nanofibers. Carbohydrate Polymers，2009，76（4）：509-512.

[59] Yano S, Maeda H, Nakajima M, et al. Preparation and mechanical properties of bacterial cellulose nanocomposites loaded with silica nanoparticles. Cellulose，2008，15（1）：111-120.

[60] Dinarvand P, Seyedjafari E, Shafiee A, et al. New approach to bone tissue engineering：simultaneous application of hydroxyapatite and bioactive glass coated on a poly（L-lactic acid）scaffold. ACS Applied Materials and Interfaces，2011，3（11）：4518-4524.

[61] Rahaman M N, Day D E, Bal B S, et al. Bioactive glass in tissue engineering. Acta Biomaterialia，2011，7（6）：2355-2373.

[62] Wang X Q, Zhang L, Ke X, et al. 45S5 Bioglass analogue reinforced akermanite ceramic favorable for additive manufacturing mechanically strong scaffolds. RSC Advances，2015，5（124）：102727-102735.

[63] Bretcanu O, Misra S K, Yunos D M, et al. Electrospun nanofibrous biodegradable polyester coatings on Bioglass®-based glass-ceramics for tissue engineering. Materials Chemistry and Physics，2009，118（2）：420-426.

[64] Govindan R, Kumar G S, Girija E K. Polymer coated phosphate glass/hydroxyapatite composite scaffolds for bone tissue engineering applications. RSC Advances，2015，5（74）：60188-60198.

[65] Li X, Wang X P, Chen H G, et al. Hierarchically porous bioactive glass scaffolds synthesized with a PUF and P123 cotemplated approach. Chemistry of Materials，2007，19（17）：4322-4326.

[66] Gao C X, Gao Q, Bao X X, et al. Preparation and *in vitro* bioactivity of novel mesoporous borosilicate bioactive glass nanofibers. Journal of the American Ceramic Society，2011，94（9）：2841-2845.

[67] Wan Y Z, Huang Y, Yuan C D, et al. Biomimetic synthesis of hydroxyapatite/bacterial cellulose nanocomposites for biomedical applications. Materials Science and Engineering：C，2007，27（4）：855-864.

[68] Baino F, Fiorilli S, Vitalebrovarone C. Bioactive glass-based materials with hierarchical porosity for medical

applications: review of recent advances. Acta Biomaterialia, 2016, 42: 18-32.

[69] 昌鹏. 以细菌纤维素为模板的 SiO_2 和生物玻璃纳米纤维支架的制备与性能研究. 天津: 天津大学, 2016.

[70] Wen C L, Hong Y, Wu J R, et al. The facile synthesis and bioactivity of a 3D nanofibrous bioglass scaffold using an amino-modified bacterial cellulose template. RSC Advances, 2018, 8 (26): 14561-14569.

[71] Luo H L, Ji D H, Li W, et al. Constructing a highly bioactive 3D nanofibrous bioglass scaffold via bacterial cellulose-templated sol-gel approach. Materials Chemistry and Physics, 2016, 176: 1-5.

[72] Luo H L, Zhang Y, Li G, et al. Sacrificial template method for the synthesis of three-dimensional nanofibrous 58S bioglass scaffold and its in vitro bioactivity and cell responses. Journal of Biomaterials Applications, 2017, 32(2): 265-275.

[73] Xiao J, Wan Y Z, Yao F L, et al. Constructing 3D scaffold with 40-nm-diameter hollow mesoporous bioactive glass nanofibers. Materials Letters, 2019, 248: 201-203.

[74] Xiao J, Wan Y Z, Yang Z W, et al. Bioactive glass nanotube scaffold with well-ordered mesoporous structure for improved bioactivity and controlled drug delivery. Journal of Materials Science and Technology, 2019, 35 (9): 1959-1965.

[75] Xiao J, Wan Y Z, Yang Z W, et al. Simvastatin-loaded nanotubular mesoporous bioactive glass scaffolds for bone tissue engineering. Microporous and Mesoporous Materials, 2019, 288: 109570.

[76] Wan Y Z, Liu P, Yang Z W, et al. Scalable synthesis of three-dimensional interconnected mesoporous TiO_2 nanotubes with ultra-large surface area. Acta Materialia, 2015, 93: 138-143.

[77] Wan Y Z, Chang P, Yang Z W, et al. Constructing a novel three-dimensional scaffold with mesoporous TiO_2 nanotubes for potential bone tissue engineering. Journal of Materials Chemistry C, 2015, 3: 5595-5602.

[78] Khan S, Ul-Islam M, Khattak W A, et al. Bacterial cellulose-titanium dioxide nanocomposites: nanostructural characteristics, antibacterial mechanism, and biocompatibility. Cellulose, 2015, 22 (1): 565-579.

[79] Xiong G Y, Luo H L, Zhang J, et al. Synthesis of ZnO by chemical bath deposition in the presence of bacterial cellulose. Acta Metallurgica Sinica-English Letters, 2014, 27 (4): 656-662.

[80] Jebel F S, Almasi H. Morphological, physical, antimicrobial and release properties of ZnO nanoparticles-loaded bacterial cellulose films. Carbohydrate Polymers, 2016, 149: 8-19.

[81] Janpetch N, Saito N, Rujiravanit R. Fabrication of bacterial cellulose-ZnO composite via solution plasma process for antibacterial applications. Carbohydrate Polymers, 2016, 148: 335-344.

[82] Ul-Islam M, Khattak W A, Ullah M W, et al. Synthesis of regenerated bacterial cellulose-zinc oxide nanocomposite films for biomedical applications. Cellulose, 2014, 21 (1): 433-447.

[83] Xu Q, Wei C Z, Fan L L, et al. A bacterial cellulose/Al_2O_3 nanofibrous composite membrane for a lithium-ion battery separator. Cellulose, 2017, 24 (4): 1889-1899.

[84] Mei J, Ma Y J, Pei C H. V_2O_5 nanobelt-carbonized bacterial cellulose composite with enhanced electrochemical performance for aqueous supercapacitors. Journal of Solid State Electrochemistry, 2017, 21 (2): 573-580.

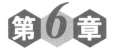

第6章

>>

细菌纤维素的降解

6.1 引言

细菌纤维素由于具有独特的生物相容性、生物可降解性，以及高的持水性、结晶度和良好的机械特性，在组织工程支架、人工血管、人工皮肤以及治疗皮肤损伤等方面具有广泛的应用前景，是国际生物医用材料研究的热点之一[1-10]。生物可降解性、降解可调性及降解无毒性是作为一种可应用于体内的优良生物材料的关键性能，这种材料应能在体内适时地降解并逐渐由新生组织替代形成新的有功能的器官而最终完成其使命[11]。目前可降解且降解速率可调控的大分子生物材料已成为研究重点，生物材料的降解性能根据植入部位和体内环境进行调控，并且能与新生组织的生长速率匹配，即可根据新生组织的生长快慢而调控其降解速率。细菌纤维素作为一种特殊的纤维素材料，在人体内不易自然降解，降解过程不易调控，这是限制细菌纤维素体内应用的一个主要问题。

本章首先简要介绍了纤维素的降解过程、降解方式和降解机理，同时对细菌纤维素的降解过程、降解种类和降解机理等进行了较为全面的阐述和对比。此外，结合国内外相关领域的研究现状，对细菌纤维素的降解改性，不同改性产物的降解性能和医学应用的基本原理、方法和研究实例进行了较全面的阐述和分析，并提出细菌纤维素降解改性及应用的发展方向。

6.2 纤维素及细菌纤维素的降解过程

细菌纤维素是由微生物发酵合成的多孔性网状纳米级生物高分子聚合物，它由独特的丝状纤维组成（图 6-1），纤维直径在 0.01~0.10 μm 之间，比植物纤维素（10 μm）小 2~3 个数量级，每一丝状纤维由一定数量的超微纤维组成网状结构，与植物纤维素的主要差别在于其不含半纤维素、木质素等[12, 13]。

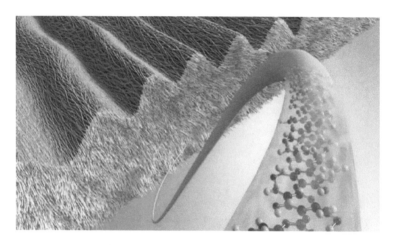

图 6-1 细菌纤维素微观结构和化学结构示意图[14]

细菌纤维素与植物纤维素相比无木质素、果胶和半纤维素等伴生产物，具有高结晶度（可达 95%，植物纤维素的为 65%）和高的聚合度（DP 值大于 2000）；细菌纤维素纤维是由直径 3～4 nm 的微纤组合成 40～60 nm 粗的纤维束，并相互交织形成发达的超精细网络结构；细菌纤维素的弹性模量为一般植物纤维素的数倍至数十倍，并且抗张强度高；细菌纤维素有很强的持水能力，未经干燥的细菌纤维素的持水能力高达 1000%以上，冷冻干燥后的持水能力仍超过 600%。经 100℃干燥后的细菌纤维素在水中的再溶胀能力与棉短绒相当[13, 15]。

细菌纤维素的化学结构与普通纤维素相似，弄清纤维素的降解机制对研究细菌纤维素的降解有借鉴意义。本节将重点呈现纤维素的降解机理和过程。

6.2.1 纤维素的微生物降解

目前，纤维素的生物降解机理尚未完全研究透彻。一般认为，高分子材料的生物降解是经过两个过程进行的。首先，微生物向体外分泌水解酶，和材料表面结合，通过水解切断高分子链，生成分子量小于 500 的小分子量化合物（有机酸、糖等）；然后，降解的生成物被微生物摄入体内，经过种种的代谢路线，合成为微生物的组成物或转化为微生物活动的能量，最终都转化为水和二氧化碳。这种降解具有生物物理效应、生物化学效应，同时还伴有其他物化作用，如水解、氧化等，是一个非常复杂的过程，它主要取决于高分子的结构、微生物的种类及温度、湿度等环境因素。高分子材料的化学结构直接影响着生物可降解能力的强弱，分子量大、分子排列规整、疏水性大的高分子材料不利于微生物的侵蚀和生长，不利于生物降解。高分子材料的生物降解通常情况下需要满足以下几个条件：①存在能降解高分子材料的微生物；②有足够的氧气、湿度和矿物质养分；③一定的温度条件；④pH 在 5～8 之间。

1. 用于纤维素降解的微生物介绍

在自然生态环境中，许多微生物、植物及昆虫在适宜的条件下均有产生纤维素酶的能力。近年来已发现的能降解纤维素的微生物就超过了 200 种，主要包括真菌、细菌（放线菌）等[16, 17]。

1) 真菌

降解纤维素的真菌有很多，如木霉属、青霉属、曲霉属、根霉属、漆斑霉属、枝顶孢霉属、毛壳霉属和脉孢霉属等。其中，很多纤维素降解真菌在生长过程中能产生菌丝，菌丝具有很强的穿透能力，能穿透植物角质层的阻碍，紧紧依附和穿插在纤维物质上，增大降解酶与纤维物质的接触面积，从而加快降解速率。目前，木霉属是迄今所知纤维素酶系最全面和研究较多的一个属，木霉菌和曲霉菌也早已应用于酶制剂的生产。

2) 细菌

细菌中酶活性较强的菌种有纤维杆菌属、生孢纤维菌属和梭菌属。根据细菌的生理学特性，一般将纤维素降解细菌分为厌氧细菌、好氧细菌和好氧滑动菌。好氧细菌以可溶性胞外酶的形式分泌出 3 种纤维素酶对纤维素进行水解，如纤维杆菌属的纤维单胞菌。厌氧细菌将 3 种纤维素酶联合组装成一个大复合体——纤维小体，是一种具有多种功能的超分子结构。纤维小体附着在细菌细胞表面，所以细菌需要黏附在纤维上，使纤维小体在纤维的接触点处对纤维素进行水解，如热纤梭菌。研究表明，细菌在降解纤维素过程中产生纤维素酶的量较少，且大多不能分泌到细菌细胞外，其大多数对结晶纤维素没有活性，纤维素降解能力明显低于真菌。

3) 放线菌

虽然放线菌繁殖缓慢且不及真菌和其他细菌对纤维素降解能力强，但放线菌分泌的胞外酶多数具有一定的耐碱性，在强碱性条件下仍能保持较高活性。能降解纤维素的放线菌主要包括纤维放线菌，以及诺卡氏菌属和链霉菌属的种类。

4) 纤维素降解复合菌群

纤维素结构复杂，将其有效降解往往涉及多种纤维素酶的协同作用。单一的纤维素降解菌大多不能同时产生三种类型的纤维素酶，而多菌株混合培养中，各种纤维素降解菌可产生不同配比的内切葡聚糖酶、外切葡聚糖酶、β-葡糖苷酶共同降解纤维物质。同时，在多菌株共存的环境中，产物的反馈抑制也可得到缓解，从而提高纤维素的转化率。

2. 纤维素微生物降解的机理和过程

纤维素是 D-葡萄糖以 β-1,4 糖苷键连接而成的线型大分子多糖，大约 30 个糖链合成一个小纤维（纤丝、原纤丝）单元，然后再聚集成微纤维，最后聚集成纤维。纤维素由结晶区和非晶区相交错形成，其致密的晶体结构严重阻碍了化学试剂或者生物酶与纤维素表面的有效接触和作用，这也正是天然纤维素难以被水解的重要结构屏障。自然界中的许多微生物具有纤维素降解能力，目前大家较为熟知的是以瑞氏木霉为代表的某些好氧真菌通过胞外游离纤维素酶组分作用的降解模式，以及以热纤梭菌为代表的某些厌氧细菌利用复合纤维小体策略的降解模式[18]。

近年来，人们发现某些好氧噬纤维菌同样具有很强的结晶纤维素降解能力[19]。该菌对纤维素的降解需要菌体与纤维素底物直接接触，但是该菌基因组中并无编码外切纤维素酶的基因，而且其内切纤维素酶缺少纤维素结合结构域，因此推测该菌可能具有不同于瑞氏木霉及热纤梭菌的第三种纤维素降解模式。不溶性的纤维素大分子底物由于无法运输至胞内，大多数的好氧细菌和真菌通过分泌大量游离的胞外纤维素酶来实现纤维素的有效水解。这些纤维素酶和其他非酶因子之间协同作用，将纤维素分子降解成可溶性的葡萄糖、纤维二糖或纤维寡糖分子后运输到胞内进行利用。

丝状真菌是自然界中以游离纤维素酶系降解木质纤维素的主要微生物类别，其中以红褐肉座菌的无性型——瑞氏木霉为典型代表。瑞氏木霉的纤维素酶系主要包括三类不同的纤维素酶组分，其中包括五种内切葡聚糖酶、两种外切葡聚糖酶以及两种 β-葡糖苷酶。其中外切葡聚糖酶 CBH I 占瑞氏木霉分泌纤维素酶系的 60%，其次为 CBH II 和 EG V。CBH I 和 CBH II 能够分别从结晶纤维素的还原端或非还原端持续催化释放纤维二糖从而高效降解结晶纤维素。

除真菌以外，一些好氧细菌也采用游离酶系模式降解纤维素，研究较多的包括纤维菌属和嗜热放线菌属细菌。很多纤维素降解厌氧细菌存在一种特殊的纤维素酶复合体结构——纤维小体。纤维小体最早是由 Lamed 等在可降解纤维素的热纤梭菌培养物中分离纯化得到。纤维小体是由多种纤维素酶、半纤维素酶依靠"锚定-黏附"机制形成的一种结构化的多酶复合体结构，它可以通过细胞黏附蛋白附着在细胞膜上，呈封闭状态。当其接触纤维素底物时封闭结构打开，将菌体固定在底物上，催化结构域与纤维素充分接触，从而高效彻底地降解纤维素，水解产生的可溶性糖被细胞吸收。纤维小体结构在各种不同菌中虽然成分有所差异，但整体结构相似。

以哈氏噬纤维菌为代表的好氧菌和以产琥珀酸丝状杆菌为代表的厌氧菌可能具有独特的纤维素降解策略，它们对纤维素的降解可能依赖于与细胞表面相关联的非游离纤维素酶组分。哈氏噬纤维菌属于拟杆菌门，具有高效降解结晶纤维素的能力。哈氏噬纤维菌菌体在降解纤维素时可以沿纤维素表面滑动，但不能在液体中泳动。该菌只能够利用不溶性纤维素及葡萄糖、纤维二糖或纤维寡糖等可溶性碳源为底物。近年来已有的实验结果显示哈氏噬纤维菌可能存在独特的纤维素降解模式。哈氏噬纤维菌细胞外膜上存在一种可以将纤维素链从纤维素纤维中剥离出来的蛋白质复合物，在该复合物和细胞外部膜通道蛋白的协同作用下将纤维素链运输到周质空间中，最后通过内切酶的作用将其降解（图 6-2）。

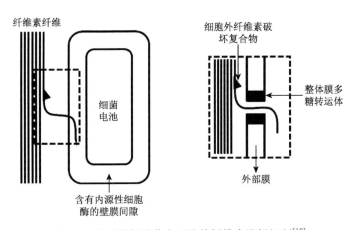

图 6-2　哈氏噬纤维菌中可能的纤维素降解机制[18]

3. 细菌纤维素的微生物降解和环境降解

细菌纤维素的化学成分与纤维素基本相同，有研究者也将微生物应用在细菌纤维素的降解研究中[20-22]。目前关于可降解塑料的评价方法及测试手段较多[23]。常用方法如下：①土埋实验是将试样填埋在土壤、污泥、堆肥中，这种方法可以真实地反映材料在自然界中的降解情况，但实验时间长，且分解产物难以确定。②环境微生物试管实验从环境土壤或水中取得微生物群，在一定实验条件下培养，并将试样埋入其中。这种方法类似土埋，实验时间可以缩短。但在实验过程中必须保持实验条件的稳定性，以防干扰。③培养特定的微生物实验选取特定的微生物在实验室中培养，并将试样置入，进行分解实验，可以缩短实验时间，明确分解过程和分解产物，但不能反映自然环境中的分解状况。④酶解实验选取特定的酶在一定条件下进行酶分解实验，时间短，数据定量性高，可以确定分解机理及分解产物，但不能反映自然环境中的分解情况[24]。

Stoica-Guzun 等[20]利用黑曲霉对聚乙烯醇（PVA）/细菌纤维素复合膜的生物降解进行了研究，旨在证明黑曲霉菌种在聚乙烯醇和细菌纤维素组成的高分子复合材料上生长和降解的能力。比较不同比例的聚乙烯醇和细菌纤维素组成的三种复合膜，对其在水下培养中的降解能力进行了测试，真菌菌株能够在适当的条件下破坏聚合物复合材料，微生物降解程度取决于培养基和聚合物材料的组成。黑曲霉可促进聚乙烯醇/细菌纤维素复合材料的生物降解。Dobre 等[25]将湿态的细菌纤维素浸泡到 5%聚乙烯醇溶液中制备 BC/PVA 复合材料，采用堆肥法研究复合材料的生物降解动力学，采用失重法和分光光度法对这些材料的生物降解过程进行了表征。结果表明，该材料具有良好的生物降解性能。

Schröpfer 等[22]报道了细菌纤维素在土壤中的降解，利用热重分析及扫描电子显微镜来监测及评估细菌纤维素、植物纤维素及聚（3-羟基丁酸）的降解。聚合物在与土壤接触的第一个月内质量增加，但随后质量下降，样品表面发生变化。Wan 等[21]采用土埋降解法对细菌纤维素的降解性能进行表征。土壤填埋 6 d 后，细菌纤维素复合材料中由于纤维与基体亲水性不同，试样开始卷曲并且发生体积膨胀；土壤填埋 18 d 左右，微生物开始附着在材料表面，基体材料的透明度显著降低，复合材料颜色加深；土埋 30 d 左右时，试样严重腐蚀，表面开始脱落，材料破碎、断裂。

6.2.2 纤维素的酶降解

1. 纤维素降解酶介绍

纤维素酶不是单一的酶，是一类能够将纤维素降解为葡萄糖的多组分酶系的总称，它们协同作用，分解纤维素产生纤维寡糖和纤维二糖，最终水解为葡萄糖[26]。纤维素酶是一种多组成复合酶，它包括内切葡聚糖酶、外切葡聚糖酶、β-葡糖苷酶。在它们相互协同作用下可以降解纤维素生成葡萄糖。

1）内切葡聚糖酶（CMC 酶）

CMC 酶随机地水解 β-1, 4-糖苷键，将长链的纤维素分子截短变成许多短纤维素。它主要作用于纤维素的非晶区和一些可溶性的底物如羧甲基纤维素和羟乙基纤维素。同时，它也可以将小分子的纤维寡糖水解，但不能降解结晶区的纤维素。

2）外切葡聚糖酶（CBH 酶）

CBH 酶水解 β-1, 4-糖苷键，每次作用只切下一个纤维二糖分子。和 CMC 酶不同的是，CBH 酶中的一类可以作用于纤维素分子的结晶区、非晶区以及羧甲基纤维素，而另一类先从还原性末端将纤维二糖切下。可以看出自然界中存在两类 CBH 酶，分别从还原端和非还原端水解纤维素分子。

3）β-葡糖苷酶（BG 酶）

BG 酶水解纤维二糖和较短链的纤维寡糖生成葡萄糖，是一种非专一性酶，

可以水解多种 β-糖苷键。纤维二糖抑制纤维素酶的反馈作用，而 BG 酶可以减轻这种抑制从而加快反应速率。

目前认为，纤维素完全降解成葡萄糖至少需要以上三种功能不同但又互补的纤维素酶组分协同作用才能完成。

2. 纤维素酶降解过程和机理

纤维素酶的作用机理与纤维素酶的组成、活性特点、分子结构及其作用底物的性质等多方面因素相关。将天然纤维素水解为葡萄糖是从内切葡聚糖酶开始的[27]，内切葡聚糖酶首先会在纤维素分子链上一些相对比较薄弱的位置上作用，打开分子链，将结晶纤维素水解成无定形纤维素和可溶性低聚糖，然后外切葡聚糖酶断开纤维素分子链中的氢键，这时会产生很多纤维素片段，纤维素分子被分解为纤维二糖和纤维三糖等，其作用很可能是从微晶纤维素中使纤维素链脱离解聚，释放游离端。最终内切葡聚糖酶和 β-葡糖苷酶将这些纤维素片段断开变成单个的葡萄糖分子。β-葡糖苷酶一般不直接作用于纤维素，而是通过降解内切葡聚糖酶和外切葡聚糖酶的水解产物，最终产生葡萄糖而消除纤维二糖对纤维素降解的抑制作用，因此它是能够将纤维素快速降解的一类酶。由此可知，内切葡聚糖酶、外切葡聚糖酶、β-葡糖苷酶在作用机制上不具有绝对专一性，在功能效果上也不同，但将纤维素降解成葡萄糖的过程是通过它们之间的协同作用完成的，若将各种纤维素酶组分按照一定质量比混合，可获得最大的协同水解作用。此外，还有研究者认为纤维素酶对纤维表面的吸附会导致分子间氢键断裂，造成纤维素聚集态结构的改变，这是降解过程的限速阶段[28]。

3. 细菌纤维素的酶解

Samejima 等[29]观察到 BC 易被纤维素酶分解的现象。他们发现绿色木霉的内切几丁质酶（CHBI）与内切葡聚糖酶Ⅱ（CMCⅡ）的混合物能够完全地将微纤维束的扭曲及弯曲的带状结构分解为线型的针状微晶结构，同时引起大分子的迅速断裂。同时还发现，含有大量微纤维的、用酸处理过的 BC 不容易与这两种酶发生反应。陈彦等[30, 31]研究了 BC 在炸药环境中的酶解情况，证明了黑索今对 BC 的酶降解有一定抑制作用。同时他们对 BC 的酶解进行了单因素实验研究，探讨了纤维素酶在最适条件下酶用量、酶解时间及酶解温度等工艺条件对 BC 酶解程度的影响。杜艳芳等[30]对细菌纤维素的酶解进行了单因素实验研究，探讨了酶用量、酶解时间及酶解温度等工艺条件对细菌纤维素酶解程度的影响。结果表明：在 0.6%～1.6%的酶用量范围内，细菌纤维素的降解程度随酶用量的增加而提高；在 0.4%～1.2%的酶用量范围内，细菌纤维素的降解程度随酶解时间的延长而提高；在 1～7 d 的酶解时间内，细菌纤维素的降解程度随酶解时间的延长而不断提高；在 45～55℃的酶解温度范围内，细菌纤维素的降解程度随温度升高呈先升后降的趋势，较适温度为 50℃。

为了实现细菌纤维素的体内降解，一种主要的方法是将纤维素酶整合到细菌纤维素中，制备可生物吸收的纤维素酶/细菌纤维素复合材料。Hu 等[32]引入了双重冻干工艺来保留细菌纤维素的微观结构以及嵌入酶的活性，研究了与不同纤维素酶复合的细菌纤维素的体外降解。结果发现，来自绿色木霉的酸性纤维素酶显示出较高的活性。商业纤维素酶（纤维素酶-5000）在 pH = 7.4 下没有显示出良好的活性，但当与来自枯草芽孢杆菌或木霉菌的 β-葡糖苷酶一起使用时其降解能力增加。

Wang 等[33]对纤维素酶/BC 复合材料在降解过程中的形貌、结构、降解率和力学性能进行了研究。体外研究表明，BC 材料在 24 周内在模拟体液中逐渐降解，降解速率可通过调控纤维素酶含量来调节。纤维素酶/BC 复合材料在降解 24 d 的拉伸强度仍能保持稳定。在纤维素酶/BC 复合材料上观察到明显的细胞黏附和生长，这表明材料具有良好的细胞相容性。体内评估显示没有组织变性、组织切片坏死现象，并能观察到植入的材料随着细胞向内生长而降解。

孙晓晓等[34, 35]研究了不同类型的纤维素酶对 BC 的降解活性，采用冻干法及吸附法成功将纤维素酶固定在 BC 表面，研究了纤维素酶/BC 复合膜在模拟人体环境下的降解行为，包括不同类型的纤维素酶对 BC 的降解活性，纤维素酶长期在模拟人体环境下酶活性的变化情况和 β-葡糖苷酶在复合酶中的含量对 BC 降解的影响。结果表明，中性纤维素酶在模拟人体环境的条件下对 BC 具有较高的降解活性。纤维素酶在模拟体液中的活性会随着时间延长而降低，但依然具有长期降解 BC 的作用。β-葡糖苷酶对 BC 的降解有很大的促进作用，当 β-葡糖苷酶在复合酶中添加含量为 60 wt%时，复合酶降解 BC 的速率达到最大。

6.2.3 纤维素的体内无酶降解

生物降解材料能够在生物环境下发生结构破坏和性能蜕变，降解产物可通过正常新陈代谢排出体外或被吸收利用。对高分子材料降解机理的研究表明，其体内降解可以分为两种方式：化学降解和生物降解[36, 37]。

体内化学降解：主要是指高分子材料水解形成小分子单体，小分子单体离开材料本体，造成材料质量损失的过程。高分子材料植入生物体内后，处于一个盐溶液环境中，这一环境非常有利于水解的进行，材料首先会吸水发生溶胀和浸析，在这一溶胀过程中材料体积变大，结构产生孔隙，液体随之进入材料内部，这就为材料的进一步水解创造了条件，随后，材料的主链受水溶液的作用，化学键断裂，形成大分子低聚物片段，这些片段同样会受溶液断裂化学键的作用而形成更小的低聚物片段,直至材料最终被水解成相应的小分子单体。高分子材料水解的速率还受其他多方面因素的影响[38],材料的水解不是一个过程单一的反应,在材料水解的同时会发生低聚物和单体等无定形分子链的重排,对于一些半结晶材料就会造成材料结晶度的升高,而结晶度的升高会减缓材料的水解速率;降解产物在局部蓄积可能带来局部环境 pH 的变化,溶液 pH 的变化会显著影响材料水解的速率;生物体内材料的水解还会受生物活性物质的影响,此时材料的降解过程是在化学和生物两种作用下进行的。

体内生物降解:高分子材料的生物降解又称为生物侵蚀。主要有酶、脂质体、微生物以及巨噬细胞等生物活性物质参与其中,降解过程大致是:材料植入体内后,从生物免疫的角度分析,植入时的创伤、材料及其降解产物的异物刺激必定会引起机体的炎症反应,生物体会分泌各种细胞介质和酶,产生许多自由基和过氧化物阴离子,这些生物活性物质有的会加速材料的水解,有的会直接裂解材料的化学键,从而推动生物降解的进行。生物降解过程中还有这样一种现象,对于一些因为溶胀过程不明显而降解缓慢的材料,先期水解和酶等物质对材料表面的腐蚀会造成材料上出现较深的孔洞,小分子物质如自由基和过氧化物等借此渗入材料内部,造成材料的整体侵蚀,加速材料的降解。许多研究表明,高分子材料的降解速率与材料介导的机体炎症反应的强弱、局部巨噬细胞的数量有密切的关系,而植入材料后机体炎症反应的强弱除了受生物体个体差异、材料本身性质等一般因素影响外,材料片段颗粒的分子量大小、浓度、表面形态、聚合程度等对其也有影响。

在降解过程中随着高分子材料的裂解,产生了大量的材料单体小分子或小片段低聚物,此时表现为材料平均分子量的下降,而当小分子的量蓄积到一定程度,它们就会离开材料结构扩散到周围环境中去,材料就出现失重和力学性能的改变。材料小分子在生物体内环境中的扩散一方面遵循热力学扩散过程,另一方面受到如巨噬细胞吞噬作用等生物转运系统的影响。

1. 纤维素体内降解过程

纤维素在人体内没有明显降解过程,只有明显的水解过程。纤维素与水分子的相互作用可以认为是纤维素与水分子之间、纤维素与纤维素之间氢键相互作用的竞争,并强烈地依赖于纤维素的聚集态结构、含水量以及能够改变水分子结构的其他因素。例如,水分子不能渗透进天然纤维素的结晶区,但少量的水可以渗透进再生纤维素的结晶区,使其(101)晶面间距增加。少量的自由水会与干燥纤维素上的羟基作用,发生放热反应并形成较强的结合力,如果纤维素中已有部分水分子与羟基结合,则熔变会明显降低。

纤维素能够与水分子形成氢键作用,使其具有很高的吸湿性。纤维素与水接触瞬间产生的快速溶胀是最典型的晶区间溶胀，主要是纤维素的非晶区对水的化学吸附以及孔洞结构对水的物理吸附，它由纤维素微纤表面的亲、疏水平衡控制，并且微纤体积的增加主要表现为纤维的横向溶胀，在长度方向上并无显著变化。这种溶胀的各向异性是由纤维素微纤沿着轴向方向上的择优取向所引起的。纤维素纤维在水中溶胀后，生物体内分子能扩散到纤维内部，从而促进纤维素在体内的进一步变化。

2. 细菌纤维素体内降解过程[39, 40]

陈艳梅等[41]为了研究细菌纤维素植入皮下组织后对其周围组织细胞产生的影响，以及由于周围细胞的长入和组织液中相关成分的直接接触，材料在体内复杂环境下所发生的物理结构变化，以细菌纤维素为研究对象，对其体内降解行为和体内组织相容性进行研究。选取成熟的 Wistar 大鼠，采取背部皮下植入的方式将 BC 植入一定时间后，取出 BC 清洗干净后进行分析，并对植入部位的组织进行组织学观察。发现随着植入时间的延长，在细胞和组织液的综合作用下，BC 分子链中部分 C—O—C 键断裂，分子间结合力降低，结晶度逐渐下降。因此，BC 在体内复杂环境的影响下会发生轻微降解。BC 与皮下组织有较好的生物相容性，材料周围组织细胞状态良好，能长入材料 30 μm 处的空间网络结构中，并且伴有血管生成。

Chen 等[42]将细菌纤维素浸泡在模拟体液中沉积而形成纳米羟基磷灰石/细菌纤维素复合材料（nano-HAp/BC），并从以下几方面分析 nano-HAp/BC 在磷酸盐缓冲液（PBS）中浸泡不同时间后的降解行为及其相应的机制：材料的降解程度、nano-HAp 颗粒的稳定性和 BC 的结构变化。结果表明，nano-HAp/BC 在 PBS 溶液中浸泡一定时间后，nano-HAp 颗粒会逐渐溶解或脱落，水分子直接与 BC 纤维丝相互作用。在水分子和离子的作用下，BC 的结晶度降低，BC 分子链中分子间和分子内的结合力减弱，甚至部分非晶区内 C—O—C 键断裂。而 C—O—C 键的断裂是 nano-HAp/BC 在 PBS 溶液中 BC 大分子降解的主要机制。

在 PBS 中浸泡一段时间后，nano-HAp/BC 的初始失重主要是由纳米 HAp 颗粒的溶解和脱落引起的。然后，BC 直接与水分子接触，使 BC 处于膨胀阶段。与第六个碳原子相连的羟基的氢键将被断开，羟基的其余氢键将与水分子的氢键相连，形成新的羟基，如式（6-1）所示。由于上述过程不断发生，分子间氢键的结合强度将下降。这是 BC 降解为可溶性还原糖前结构变化的主要原因。另外，在晶体结构转变为无序非晶结构的特殊区域，部分 C—O—C 键的结合强度降低甚至断开，形成小分子还原糖。但在没有特异酶的作用情况下，C—O—C 键很难断开，降解程度也低于正常值。断开 C—O—C 键的化学反应方程式如式（6-2）和式（6-3）所示。

$$\text{(6-1)}$$

$$\text{(6-2)}$$

$$\text{(6-3)}$$

　　nano-HAp/BC 浸入 PBS 后的变化如图 6-3 所示。在 PBS 中浸泡 12 周后，HAp 颗粒几乎消失，剩余的 BC 纤维吸附水分子并处于膨胀状态。在水分子的作用下，部分结晶区域转化为非晶区，随后非晶区的分子链相继断开，并随着时间的增加转化为小分子纤维素、纤维二糖甚至葡萄糖（可溶性还原糖）。在整个过程中，结构的变化主要表现为网络结构的断裂，结晶度降低等。此外，宏观变化是材料质量的损失。

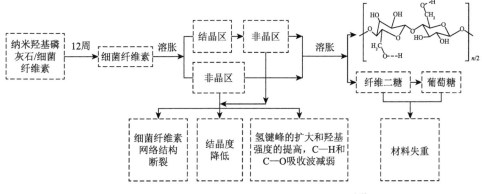

图 6-3　细菌纤维素在 PBS 溶液中的降解过程[42]

　　nano-HAp/BC 复合材料在 PBS 中不稳定，在 PBS 中浸泡有两个过程。首先，nano-HAp 能够逐渐溶解或脱落。其次，水分子攻击暴露的 BC 纤维。nano-HAp

的存在阻碍了 BC 与水的接触降解。在水分子和离子的作用下，BC 纤维明显膨胀。在膨胀状态下，BC 的部分晶区转变为非晶区，由于部分 C—O—C 键的断开，分子链的键强度降低，羟基、C—H 键和 C—O 键的振动谱带明显展宽，从而形成的小分子葡萄糖（可溶性还原糖）也随着时间的增加而增多。因此，断开 C—O—C 键是 nano-HAp/BC 浸入 PBS 后 BC 大分子链降解的主要机制。

6.2.4 细菌纤维素的化学降解

1. 纤维素和细菌纤维素的酸水解

纤维素大分子中均具有一种缩醛键——β-1, 4-糖苷键。在酸的作用下，纤维素中的糖苷键断裂，聚合度不断降低，我们把这类反应称为纤维素的酸水解。其过程为［式（6-4）］：葡萄糖的缩醛原子在氢离子的作用下原子化，形成共轭酸；由于 C—O 键的断裂，糖苷键上的正电荷转移到 C1 上形成碳鎓阳离子；水分子攻击碳鎓阳离子得到游离的糖残基，然后重新结合成为水合氢离子。纤维素酸水解常用盐酸、硫酸和磷酸等质子酸。水解方法有多相和均相两种方式[43-51]。

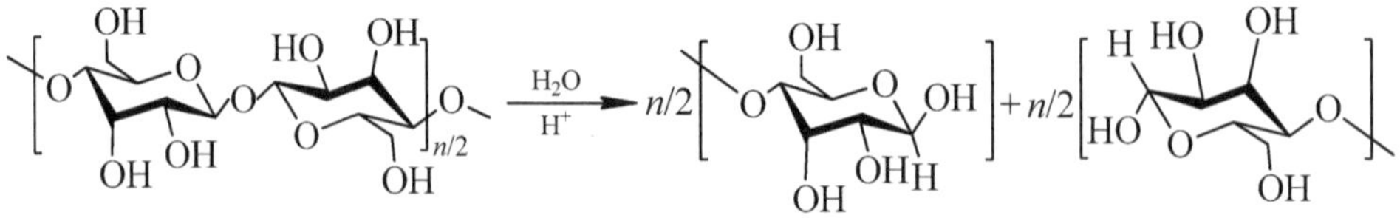

$$（6\text{-}4）$$

2. 纤维素和细菌纤维素的碱水解

纤维素在碱液中发生各种降解，使聚合度下降，造成酯醚化产物的黏度减小和其他性质的变化。纤维素在碱液中的降解与氧的存在密切相关：真空下，只有在温度较高时，纤维素的还原性末端为热碱所攻击，通过烷氧的消除反应，碱纤维素由还原性末端开始一个个脱落引起降解，这种降解是逐步进行的。在空气存在条件下，可引起碱纤维素的严重降解，称为碱纤维素的自动氧化。

碱液作用于纤维素时，达到一定浓度后，除化学反应生成碱纤维素外，还发生物理化学变化，使纤维素剧烈溶胀，以致低分子量部分发生溶解。在碱纤维素生成的同时，纤维素产生最大溶胀度与碱液浓度之间的曲线函数关系：纤维素的溶胀度，开始时随着碱液浓度的增加而增加，在达到最大值后，随着碱液浓度的增加，其溶胀度却降低[52]。有人认为，这种现象与碱性氢氧离子的水化度有关，碱液浓度超过某一界限后，虽然溶液中 Na$^+$ 数量继续增加，但结合的水分子量相对减少而使纤维素溶胀度反而下降；也有人认为，这种现象可能是由盐效应引起以及溶液黏度增大导致渗透速率下降的缘故[52]。

纤维素在碱液中的最大溶胀现象与碱性氢氧离子的水化产生的"体积效应"有关，即与不同浓度 NaOH 水溶液产生的水化物类型和相应的流体动力学相关。碱性氢氧离子的溶剂化水合物，不仅到达非晶区，而且能到达准结晶区和结晶区，对纤维素的溶胀作用最大。碱溶液处理纤维素的溶胀现象与处理时的温度、不同再生溶剂和洗涤溶剂的关系，也基于碱性氢氧离子水合物的"体积效应"原理。

Wu 等[53]的研究表明，高浓度 NaOH 下的细菌纤维素置于–5℃时，材料的宏观结构发生了变化，失去了原有的力学性能，经细胞粉碎机处理后可形成絮状分散物。通过反复稀释离心，去除溶液中高浓度的 NaOH，溶液静置数天后，可以发现絮状的细菌纤维素再次结成块状。细菌纤维素在吸水膨胀状态下，分子链上的自由羟基（C6 上的羟基）具有较高的活性。因此，氢键很容易断裂，所涉及的基团可以与水分子复合形成新的羟基。同时分子内和分子间氢键的密度降低，并观察到式（6-5）所示的化学反应。

$$\tag{6-5}$$

碱性环境中，细菌纤维素先与水发生溶胀反应，在碱存在的条件下，发生如式（6-6）所示的反应。

$$\tag{6-6}$$

理论上，浓碱与纤维素的相互作用可以通过以下两种方式实现：

$$C_6H_7O_2(OH)_3 + NaOH \longrightarrow C_6H_7O_2(OH)_2ONa + H_2O \tag{6-7}$$

$$C_6H_7O_2(OH)_3 + NaOH \longrightarrow C_6H_7O_2(OH)_2OH\cdots NaOH \tag{6-8}$$

细菌纤维素经碱液处理后，其纤维直径由（41.5±9.8）nm 增加到（73.8±11.7）nm。细菌纤维素与氢氧化钠发生反应，纤维素微纤发生氧化断裂，并部分脱落。细菌纤维素与碱反应生成醇类化合物，或碱分子与细菌纤维素的羟基结合形成分子化合物。这减少了可与水分子结合的游离羟基的数量，导致细菌纤维素的保水能力显著下降。

6.2.5 纤维素的其他降解方式

1. 光降解

纤维素在光的辐射作用下吸收光能，破坏 C—C 键和 C—O 键，引起化学键的断裂，称为纤维素的直接光降解。氧气有利于增加纤维素光降解的速率，水则可以抑制其光降解。纤维素的直接光降解机理复杂，纤维素分子吸收光发生直接光降解所需的最低能量相当于波长 3400×10^{-10} m 或更短的紫外光，在降解过程中纤维素强度降低，溶解度增加[34]。

扈立等[24]制备了细菌纤维素/不饱和聚酯树脂复合材料，采用主峰波长为 365 nm 的紫外光灯对试样进行照射，模拟自然环境下材料的老化过程，照射时间分别为 40 min 和 80 min。随后进行 X 射线光电子能谱测试，考察复合材料化学键的变化。经紫外光照射 40 min 后，试样 C—C 键含量下降，C—O 键的含量有所增加，此段时间内酯键（—COO）含量变化不大；随紫外光照射时间延长至 80 min，C—C 键的含量进一步降低，说明聚合物分子链进一步断裂，链段长度继续下降，同时酯键含量明显上升，表明在此段时间内，C—C 键和 C—O 键在有氧条件下发生氧化反应，其结果是在聚合物内部分子链发生交联，导致高分子材料变脆，力学性能下降，最终被完全分解。

2. 热降解

纤维素在温度高于 120℃ 的条件时性质不稳定，分解成挥发性小分子。在高于 300℃ 的温度下，纤维素发生物理性质和化学性质的改变，发生石墨化和碳化[34]。Roman 等[54]用硫酸水解细菌纤维素，并用热重分析法研究了细菌纤维素的热降解行为。硫酸盐基降解反应中热分离过程分为低温和高温两个阶段。硫酸盐基的活化能较低，对降解反应有催化作用，即使少量硫酸盐也会导致降解温度显著降低，损害纤维素的热稳定性。

3. 机械降解

在机械加工过程中，机械的应力作用可以改变纤维素的物理性质和化学性质。在机械力的作用下，纤维束开始分散，纤维长度变短，纤维素的还原端基增加、聚合度降低，分子链断裂，发生纤维素机械降解[34]。

6.3 细菌纤维素的改性降解

细菌纤维素作为细菌代谢产物，是一种具有纳米空间网状结构的纤维素，具有较高的结晶度和纯度，同时保持纤维素基本的物理、化学性质。从化学成分看，纤维素为$(C_6H_{12}O_5)_n$，是一种线型多聚糖，可以发生热解、酸解、碱解、光氧降解以及酶水解[55]。天然条件下，在一些霉菌或其他真菌的作用下纤维素可以发生酶水解而降解成为简单有机化合物，因此是一种可天然降解的材料[56, 57]。纤维素无论在何种条件下降解，都是线型大分子断链形成小分子的过程。自然条件下，纤维素可以在纤维素酶的作用下，降解成为纤维二糖，最终成为葡萄糖。食草动物则是依靠消化道内生存的细菌对植物纤维素预消化降解，使其成为糖类才能吸收。但是，人体内没有强酸碱条件，没有光氧环境，不含有纤维素酶，很难直接降解纤维素和 BC。多年来的研究通常是将纤维素改性成为纤维素的衍生物，来调控其体内降解。当前可降解纤维素类医用材料主要是氧化纤维素，其商品化的用途为止血纱布，如由美国强生公司生产的 Interceed[®]和 Surgcel[®][58]。

　　BC 作为生物医用材料或组织工程支架材料使用时，体内降解过程的研究和调控引起极大关注。由于人类和哺乳动物体内不含纤维素酶，因此 BC 不能在体内发生酶水解。尤其当作为其他组织工程支架材料处于微碱性（pH = 7.4）的体液环境中使用时，BC 本身不易水解，因此人们大量探索了对 BC 进行改性以调控其体内降解性能。

6.3.1　氧化改性降解

　　纤维素受到空气、氧气、漂白剂之类的氧化作用，在葡萄糖基环的 C2、C3、C6 位的游离羟基，以及还原性末端基 C1 位置上，根据不同条件相应生成醛基、酮基或羧基，形成氧化纤维素，氧化纤维素的结构和性质与纤维素有差异，随氧化剂的种类和条件而定。在多数情况下，随着羟基被氧化，纤维素的聚合度也同时下降而发生氧化降解[59]。BC 在氧化剂作用下，也会发生一定程度的氧化降解[60-64]。更值得关注的是，当纤维素被氧化形成氧化纤维素后，分子链中葡萄糖基环中引入羧基，就形成了 β-烷氧基羧基结构，故使得配糖键在碱性溶液中断裂，从而降低了聚合度。

1. 羧基化改性

1）TEMPO 氧化体系

2, 2, 6, 6-四甲基哌啶-1-氧化物自由基（TEMPO）是一种哌啶类氮氧自由基。TEMPO 作为催化剂加入 NaClO 和 NaBr 水溶液中，可形成共氧化体系 TEMPO/NaBr/NaClO。研究表明，该体系对纤维素 C6 位伯羟基具有良好的选择性，而对 C2、C3 位仲羟基无作用[65, 66]。在目前公开报道的文献中，所用纤维素的原料来源主要集中在植物纤维素[65, 67]或再生纤维素纤维[68]。TEMPO/NaBr/ NaClO 体系中纤维素发生图 6-4 中的化学反应。

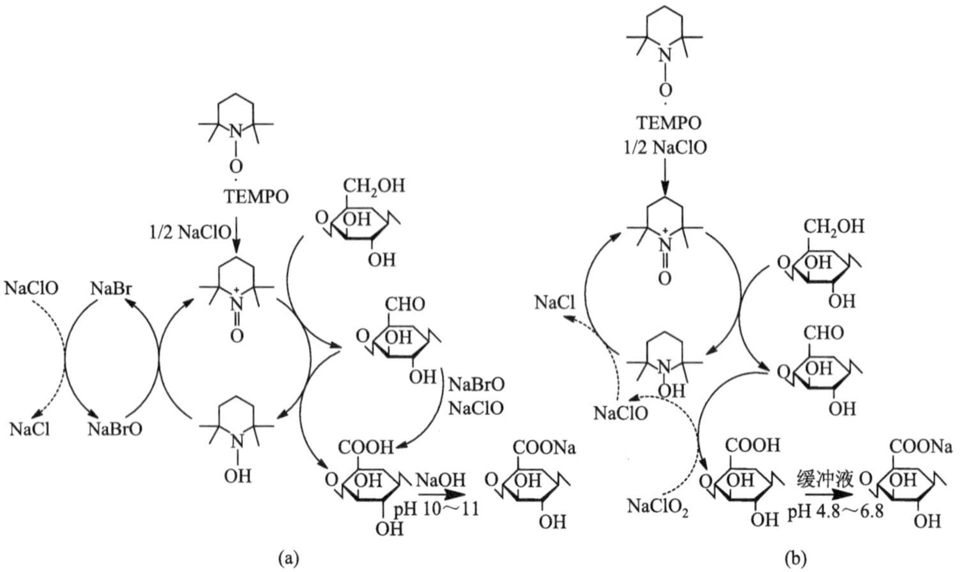

图 6-4　TEMPO/NaBr/NaClO 氧化体系下纤维素的 C6 位伯羟基在 pH 10～11（a）和 pH 4.8～
6.8（b）下的氧化路径[69]

  Isogai 等[69]最先尝试用图 6-4 中的体系，对包括细菌纤维素在内的天然纤维素及相对应的再生纤维素进行氧化，得出天然纤维素（包括细菌纤维素）很难被氧化的结论。Nge 等[70]在研究 BC 体外矿化性能时，用上述体系氧化制备了羧基含量为 0.25 mol/kg 的 BC 膜。在上述研究中，均直接以 BC 膜作为反应物。在随后的研究中，Nge 等[71]和 Okita 等[72]用 BC 分散浆料经 TEMPO/NaBr/NaClO 体系氧化，分别制得了羧基含量为 0.74 mol/kg 和 1.05 mol/kg 的氧化型 BC，但均未对最佳氧化条件进行探索。最近，Luo 等[73]用上述体系在 BC 膜表面引入功能性醛基，结果表明氧化后 BC 膜优异的机械性能得以保留，故认为 TEMPO 氧化型 BC 在组织工程支架中具有潜在的应用价值。Lai 等[74]也用上述体系对 BC 分散浆料进行氧化，并对产物的微观形态、表面成分、润湿性和表面自由能等进行了研究和报道。

  Ifuku 等[75]将 TEMPO 介导的氧化型 BC 膜作为银纳米粒子的合成模板，制备的 BC 膜的羧基含量达 0.84 mol/kg，相当于在每 7 个葡萄糖重复单元上引入了 1 个羧基。Hong 等[76]则详细地研究了 TEMPO 氧化对 BC 物理化学性能的影响以及氧化后 BC 的降解情况。研究表明，TEMPO 氧化的 BC 在模拟体液中降解不明显，60 天后降解不到 10%。Lai 等[39]以 TEMPO 体系制备了氧化细菌纤维素 TBC，并以 TBC 为基础制备了 TBC/HAp 复合材料。Ca^{2+}常常破坏纤维素网络的氢键结构，从而降低其力学性能、结晶度和相对密度，能够一定程度上促进纤维素降解。Luo

等[73]通过 TEMPO 将醛基引入进行改性来达到组织工程应用的目的，并评价其作为组织工程支架的可行性。分析表明，这种方法在保证 BC 的三维结构没有被破坏的前提下引入了醛基，同时表面形貌、纤维直径、拉伸结构以及体内降解性能并没有变差。

2）NO$_2$-HNO$_3$ 氧化体系

1942 年发现气相下 NO$_2$ 可选择性氧化纤维素 C6 位伯羟基，之后 NO$_2$ 系列氧化体系对纤维素的选择性氧化得到了广泛的研究。该体系对伯羟基的选择性氧化程度较好，但也存在很多缺点：氧化产品因含氮而呈黄到棕色；由于体系发生气态非均相反应，因此产物高度降解；该氧化反应过慢，一般需 60～70 h。由于该体系存在这几大缺点，一些学者对该体系进行了改进：①用 8% 的 NO$_2$ 水溶液氧化，可以提高反应速率。②以 CCl$_4$ 为惰性催化剂，用 NO$_2$ 作为氧化剂制备氧化纤维素，由于该体系在液体中进行，可以控制，反应双方可以更好地接触，因而产物质量均一。③首先在 8℃时用 NO$_2$ 水溶液润湿纤维素材料，然后置于热的 NO$_2$ 水溶液中进行氧化反应。连续反应时得到的产物较好。④用 NO$_2$ 的硝酸水溶液氧化纤维素伯羟基，通过控制硝酸的浓度和反应条件，可将纤维素伯羟基完全地氧化成羧基，且该体系的选择性极高。这些改进方法均有各自的优点，但它们的共同缺点是废气回收困难，NO$_2$ 价格昂贵。

北京科技大学郑裕东团队[77]利用 NO$_2$-HNO$_3$ 体系对细菌纤维素进行选择性氧化，该氧化方法同样是氧化细菌纤维素的 C6 位，但最终将 C6 位的伯醇氧化成为羧酸根，此种方法氧化得到的细菌纤维素在 60 d 内降解失重达 45%。降解过程首先发生在非晶区，进而逐渐扩展到结晶区，羧基相较于羟基具有更高的键能并更易旋转，因此化学键更易发生断裂，从而发生降解反应。在降解过程中材料的结晶度随着降解时间的增加而降低，降解首先发生在高分子链段被氧化的部分，氧化细菌纤维素（OBC）降解后的空间结构发生较大变化，大量纤维断裂，原始的三维纳米纤维网状结构在降解过程中被破坏。NO$_2$-HNO$_3$ 体系氧化的细菌纤维素具有优异的蛋白质吸附能力和表皮细胞亲和性，因此 NO$_2$-HNO$_3$ 体系氧化细菌纤维素是一种有效地改善细菌纤维素降解性能而不改变其生物相容性的方法。NO$_2$ 对 BC 进行选择性氧化的反应式如下：

$$\tag{6-9}$$

崔秋燕等[78]在硝酸溶液中用 BC 与 NO$_2$ 反应制备了一种氧化细菌纤维素，使其中的羟基氧化为羧基，结果显示这种方法不仅防止副反应的发生，而且还会提高材料的机械性能，实现生物降解和蛋白质吸收的可控性。BC 的选择性氧化仅发生在 C6 位，羟基快速氧化为羧基，40 h 后最大氧化程度达到 32.54%。氧化过程不仅保留了 BC 的晶体结构，而且使其结晶度略有提高，从而提高了 BC 的强度和韧性，而且在此过程中一直保持纤维素 I 的结晶结构。

史湘宁等[63]在无光条件下用 NO₂ 选择性氧化法制备了氧化细菌纤维素（OBC），并对其结构进行表征，结果表明（图 6-5）这种氧化方法并没有破坏 BC 的晶体结构和氧化性能，并且还保持其原来的三维网络结构，只是每一根纤维的尺寸变大了。在 PBS 中浸泡，OBC 逐渐降解，60 d 后，OBC 的质量损失率（45%）和降解率均比 BC（质量损失率 10%）高。降解由外向内发生，首先从非晶区开始，然后逐渐扩散到晶区表面以及内部，这是由于具有较高能量和活性的羧基比羟基更容易在 C5—C6 键间旋转。这说明网络的氧化有利于体系降解。细胞实验表明此材料具有较好的细胞相容性。

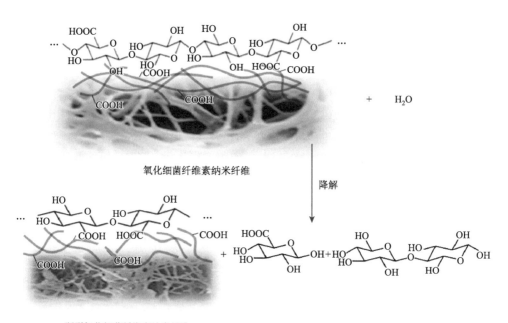

图 6-5　氧化细菌纤维素降解前后的形貌和结构变化[63]

2. 醛基化改性

高碘酸盐氧化反应是一种没有明显的副反应、针对仲羟基的选择性氧化反应。用高碘酸或高碘酸盐氧化纤维素时，可使纤维素结构单元中 C2、C3 位上的 2 个仲羟基氧化成醛基，得到二醛纤维素；二醛纤维素用亚氯酸钠继续氧化，可进一步氧化成二羧基纤维素[79]。反应式如下：

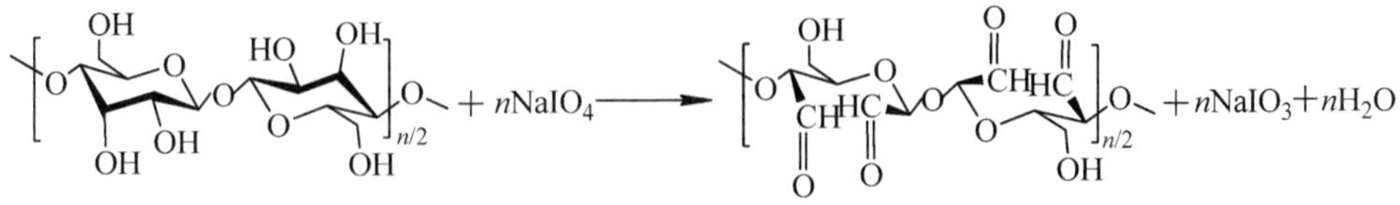

$$\text{二醛纤维素结构} + n\text{NaIO}_4 \longrightarrow \text{二醛纤维素氧化结构} + n\text{NaIO}_3 + n\text{H}_2\text{O}$$

$$(6\text{-}10)$$

Speeding[80]、Fan 等[81]研究了 NaIO_4 氧化纤维素的产物的红外光谱，认为 $1734\ \text{cm}^{-1}$ 是醛基的吸收峰，$1640\ \text{cm}^{-1}$ 是产物吸水的结果，$910\ \text{cm}^{-1}$ 是半缩醛的特征吸收峰。纤维素及其氧化产物极易吸水，使得醛基以半缩醛、水合醛等形式存在，导致红外光谱图中难以分辨出醛基的吸收峰，只有将样品在 110℃下干燥 24 h后，才能够用红外光谱分辨出醛基吸收峰。近年来，对高碘酸盐选择性氧化产物二醛纤维素（DAC）、二羧基纤维素钠（NaDCC）和二羧基纤维素（DCC）的分子间氢键作用、结晶度及非晶区结构变化的研究也逐渐深入。

高碘酸盐的氧化体系反应条件温和，反应程度可控，产物二醛纤维素具有 β-烷氧基羰基结构，可发生水解，水解机理示意如图 6-6 所示。正是因为二醛纤维素可在体内的无酶环境下降解，而且产物可以被人体吸收或进入代谢循环，因此通过选择适当的条件将BC改性成为DBC支架材料，即可获得可降解的支架材料，并可通过调控氧化程度控制改性BC支架材料的降解性能。

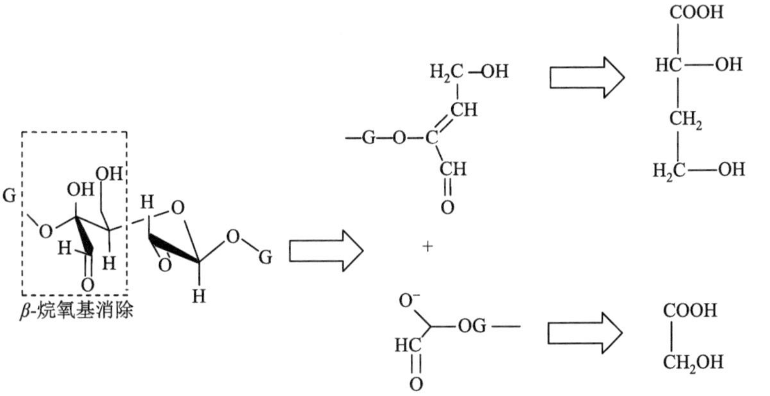

图 6-6　二醛纤维素的 β-烷氧基消除和水解示意图[81]

吴健等[82]采用高碘酸钠氧化体系对细菌纤维素进行选择性氧化，氧化过程中细菌纤维素分子中 C2、C3 位的 C—C 键断裂，同时羟基被氧化生成醛基，其分子结构由多元杂环链转变成线型分子链。随着氧化时间的延长和氧化剂浓度的增大，氧化失重增大，氧化后试样直径减小，氧化反应不改变细菌纤维素的晶体结构，且反应优先发生在非晶区。细菌纤维素经高碘酸钠氧化后，表面出现明显的氧化侵蚀，且侵蚀纹理随着氧化程度的增大逐渐加深细密。同时，分子模拟的结果证实了氧化细菌纤维素微观结构和力学性能的变化。

在氧化反应过程中，细菌纤维素中 C2、C3 位的 C—C 键断裂，六元杂环被破坏转变成线型分子链。氧化细菌纤维素的氧化率越高，分子链中的线型链段占比越高，纤维素的半柔性分子链的柔性特性越明显。

根据细菌纤维素氧化前后分子结构的变化，模拟计算了分子长度的变化。结果表明，稳定的细菌纤维素六元环结构中一个葡萄糖单元的长度为 5.2 Å（表 6-1），由 X 射线衍射谱图计算得到的晶胞参数 $b = 10.710$ Å，细菌纤维素单胞中 b 为两个葡萄糖单元的长度，即计算得到的一个葡萄糖单元的长度为 5.355 Å，这与软件模拟的结果相近。同样，由 X 射线衍射谱图计算得到的氧化细菌纤维素的一个葡萄糖单元的长度为 5.25～5.33 Å，相对细菌纤维素的葡萄糖单元的长度有所减小。而软件模拟的结果显示，被高碘酸钠氧化的一个葡萄糖单元的长度为 4.5 Å，实测结果与模拟结果之间存在很大的差异。葡萄糖单元长度的实测结果与模拟结果之间的差异可能是细菌纤维素中由于存在大量的羟基，使得细菌纤维素分子中能够形成很强的分子内和分子间氢键，而氢键的存在对纤维素分子的稳定有着很重要的影响。

表 6-1   OBC 与 BC 结构变化比较

续表

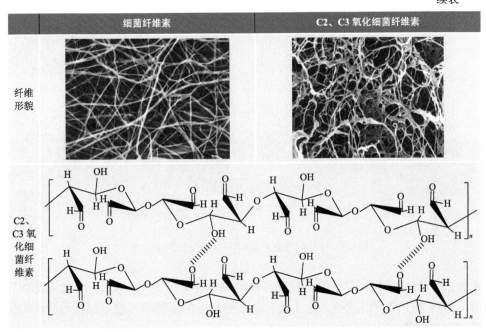

　　总的来说，氧化细菌纤维素结构性能的变化与细菌纤维素高碘酸钠选择性氧化前后分子结构的变化息息相关，通过以上分析可以发现，分子链的刚性柔性转变理论能够很好地解释实验过程中发现的现象。

　　生物材料表面的化学基团调节材料表面的亲疏水性，同时能够调节材料本身的生物活性，促进细胞的黏附和生长。显然，氧化细菌纤维素的纳米纤维表面存在大量的醛基，有报道显示，存在于细胞表面蛋白质中的氨基和酰胺基团可与醛基发生交联。可能的反应是形成席夫碱类化合物的曼尼希反应，反应过程中细胞表面蛋白质中的氨基与醛基形成 C=N 键，这个反应有利于细胞在氧化细菌纤维素表面的黏附[83]。

　　存在于细胞外基质中的弹性蛋白为生物组织提供弹性，这允许组织变形并能在变形后恢复到初始状态。Kozel 等[84]报道，弹性蛋白原在细胞外基质中的沉积需要一个合适的弹性纤维支架而并不一定需要活细胞的存在。氧化细菌纤维素的弹性纳米纤维网络可能会有利于弹性蛋白原的沉积，并且能代替细胞外基质为生物组织提供弹性。细胞与氧化细菌纤维素纤维网络的相互作用如图 6-7 所示。

　　氧化细菌纤维素表面的化学基团、特殊的表面和微观拓扑结构以及非线性弹性等类似于细胞外基质的某些特性，BC 通过氧化得到氧化细菌纤维素，氧化细菌纤维素可以在微碱性条件下水解成为乙醇酸和 2,4-二羟基丁酸，可以进入人体代

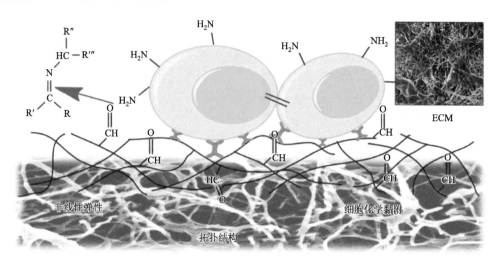

图 6-7　细胞与氧化细菌纤维素相互作用示意图[84]

谢排出，通过控制 OBC 的氧化程度可控制降解速率，使得在体内无纤维素酶的环境下实现 BC 降解的调控。因此它有望在修复组织损伤的过程中部分地替代细胞外基质的功能。

6.3.2　接枝改性降解

　　林清华等[85]通过"碱化-醚化"的方法对细菌纤维素接枝氯乙酸钠，从而得到羧甲基改性的细菌纤维素（CM-BC），并与海藻酸钠（SA）复合，得到具有可生物降解潜力的复合凝胶材料（图 6-8）。

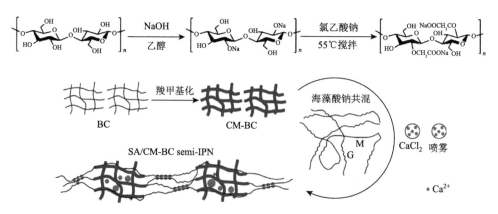

图 6-8　羧甲基细菌纤维素制备过程[85]

乔慧等[86]制备了新型微孔氧化细菌纤维素（MOBC）/精氨酸（Arg）复合物，研究了其对成纤维细胞/内皮细胞行为的影响。在 MOBC 上原位接枝活性 Arg 的生物复合材料，其微孔提高了细菌纤维素与氧化剂的接触面积，增强了 MOBC 与 Arg 之间的反应，提高了生物相容性，应用微流控芯片来评估细胞迁移。MOBC/Arg 能促进成纤维细胞和内皮细胞的 I 型胶原的增殖、迁移和表达，MOBC/Arg 复合材料有望用作伤口敷料。

6.3.3　合成改性降解

Yadav 等[87]通过改变木葡糖醋杆菌的代谢过程制备了一种可体内降解的溶菌酶敏感性改性细菌纤维素（MBC），并将其与人间充质干细胞（hMSCs）结合用于软骨组织工程。该 MBC 可以支持细胞黏附及增殖。在 4 周的培养过程中，hMSCs 朝着软骨细胞方向分化。生物相容性好且可降解的 MBC 支架为 hMSCs 提供了额外支撑，使其形成了致密的富含软骨 ECM 的结构。MBC 可以被葡萄球菌降解，软骨细胞可以在 MBC 支架上合成含有蛋白多糖的 ECM 和 II 型胶原，在软骨组织替代或其他组织工程领域中有很好的应用前景。研究结果显示，多孔 MBC 支架能够支持 hMSCs 的附着、增殖和软骨特异性基质的生物合成。与 MBC 支架一样，已证明其他几种天然（包括 BC）和合成聚合物支持在体外使用 hMSCs 或软骨细胞进行软骨特异性 ECM 合成［II 型胶原和硫酸盐黏多糖（sGAG）］。此外，多孔 BC 支架也被证明支持软骨细胞合成 ECM。

6.3.4　复合改性降解

除了对细菌纤维素进行合成改性降解，研究者们还将细菌纤维素与可生物降解材料复合来提高其降解性能。Dean 等[88]将可生物降解聚合物聚-3-羟基丁酸酯（PHB）与 BC 复合，PHB/BC 复合物有比单独的 PHB 更高的降解速率和降解程度。降解主要发生在 PHB 的无定形区域和复合物的无定形区域或重结晶区域。Barud 等[89]制备了 BC/聚-3-羟基丁酸酯（PHB）复合膜，PHB 沉积在 BC 三维纳米网络中，与单一组分材料相比，不仅复合物的机械性能得到改善，而且也赋予了 BC 一定的降解性能。Roy 等[90, 91]开发出新型聚-3-羟基辛酸酯（PHO）和 BC 复合的可生物降解的组织工程支架。在 PHO 膜中掺入改性 BC 微晶不仅可以提高复合物的生物力学性能和可成型性，还会提高复合膜的生物降解性。

Ruka 等[92]使用细菌纤维素增强聚-3-羟基丁酸酯（PHB），得到具有降解性能的复合材料，并通过二氧化碳析出法测量其生物降解性，同时结合光谱和衍射方法评估其生物降解过程。结果表明，PHB/BC 复合材料比单独的 PHB 具有更高的降解速率，30 d 后可以达到 80%的降解率，且降解主要发生在材料的无定形区域。

6.4　可降解细菌纤维素的应用

6.4.1　可降解细菌纤维素止血材料

林清华等[85]研究了一种聚合物网络结构的离子交联海藻酸钠（SA）和羧甲基细菌纤维素（CM-BC）复合材料，是将 SA 和 CM-BC 共混，然后通过冷冻干燥制备。扫描电子显微镜结果显示复合物基质以羧甲基细菌纤维素的三维网络形式排列，与海藻酸钠分子链互穿，且表面有大量海藻酸钙微球。随着 CM-BC 的质量增加，复合材料的溶胀率逐渐增加，而且随着 pH 的变化而变化。加入 50 wt%的 CM-BC 后，SA 的拉伸模量、拉伸强度和断裂伸长率都有很大提高，结果证明，半互穿的网络结构可以有效地提高复合材料的溶胀和力学性能，在伤口敷料和皮肤修复等领域有很好的应用前景。同时将 BC、CM-BC 和不同质量比的 SA/CM-BC 复合材料与成纤维细胞进行培养，利用细胞计数、细胞生长形态观察，对材料的细胞相容性进行研究，结果表明，SA/CM-BC 多孔复合材料具有优异的凝血性能和细胞相容性。

6.4.2　细菌纤维素药物载体

BC 具有纳米纤维束交织形成的独特的三维网状结构，比表面积大，纤维的宽度维度为 1～25 nm，长度维度在 1～9 μm 之间，因此可以通过冻干法及吸附法等固定各类药物，并且提供很好的载体作用，同时还可以实现药物的缓慢释放，是理想的药物载体。

1. 细菌纤维素经皮给药系统的应用

经皮系统可以作为 BC 进入药物传递系统领域的突破口。很明显，BC 在伤口愈合方面非常有效。这种伤口愈合系统可以很容易实现经皮给药，因为它可以防止水分蒸发，避免外部污染，并保持与暴露、发炎或患病区域的密切接触[93, 94]，这有助于局部给药到目标部位。

BC 干膜上复合苯扎氯铵（一种抗菌剂），单位表面积的载药量为 0.116 mg/cm²，对金黄色葡萄球菌和枯草芽孢杆菌等受污染的伤口菌群的杀灭作用至少持续 24 h[95]。使用 Ag/BC 纳米复合材料已被认可为一种有前景的策略，这种复合材料的抗菌性能是优良的[96]。普萘洛尔（一种抗高血压药物）的 *S*-对映体可以从 BC 膜与甲基丙烯酸盐的复合层中释放出来，并应用于经皮给药系统[97]。

经皮给药系统可以双向工作，即提供药物和吸收渗出液。通过在电子束辐照和未辐照样品中加载四环素，研究了 BC 膜的扩散电位。发现药物从富药区向纯溶剂区的扩散是对流机制[98]。此外，有研究表明，亲脂药物布洛芬的渗透速率是盐酸利多卡因的 3 倍[99]。

2. 细菌纤维素作为药物辅料

通过原位发酵技术制备的羟丙基甲基纤维素/BC 复合材料，可提高 BC 的再水化和小分子吸收能力。可以用于输送小分子药物，其中羟丙基甲基纤维素是一种成熟的片剂赋形剂，已经在各种口服药物输送系统中进行了测试[100]。此外，BC 已被用于合成薄膜包衣材料，这表明其能够形成具有相对良好的膜性能的片剂和水分散体，使用增塑剂和添加剂改善成膜性能也可以改善形成膜的颗粒之间的黏结性能[101]。

3. 细菌纤维素水凝胶药物系统

水凝胶在临床和药理学上有很好的应用前景，是目前的研究热点之一。有研究者开发出一种基于 BC 与聚丙烯酸接枝的阴离子水凝胶，其在小肠 pH 下模型蛋白［牛血清白蛋白（BSA）］的释放，显示出对 pH 的敏感性。其中具有较大孔径（20～110 μm）的水凝胶制剂可携带更多的模型蛋白，在模拟肠液中具有更大的累积释放量[102]。在另一项最近的研究中，BC 纳米纤维被证明能够有效地控制白蛋白的吸收和释放，并且可以保证蛋白质特性的完整性，可用于蛋白质类药物的控制释放[103]。聚乙二醇（PEG）也可以通过冻融等方法复合进 BC 的网络中形成水凝胶，聚乙二醇在凝胶中生成孔隙，调控其药代动力学，并且可以改善 BC 的药物传递特性[104]。

史湘宁等[105]采用共混复合、离子交联的方法制备具有半互穿网络结构和双重刺激响应的细菌纤维素/海藻酸钠（BC/SA）复合水凝胶。通过控制工艺过程、材料的质量比、交联剂的浓度、用量及时间等参数，对复合材料的内部微观结构进行调控。研究表明，BC 与 SA 微观结构中相容性良好，SA 分散在 BC 纳米纤维网络基体中形成了均匀交缠的三维网络结构。当 SA 的含量为 33 wt%时，得到的 BC/SA 多孔复合导电水凝胶性能较优。BC/SA 具有良好的 pH 响应性，当 pH 由 1.5 变化至 11.8 时，复合水凝胶吸水率也由小于其干重的 8 倍增至 13 倍以上。同时 BC/SA 也具有良好的电刺激响应性，当外加电场强度由 0 V 增至 0.5 V，复合水凝胶吸水率由其干重的 8 倍上升至 12 倍。体外药物释放行为显示药物释放具有 pH 响应性，酸性条件下释放缓慢而碱性条件下释放迅速。药物释放速率同时也受外加电场强度影响，电场施加可以明显提高药物释放速率。该研究表明，具有 pH 和电场双刺激响应的 BC/SA 复合水凝胶有望作为一种新型智能药物控释系统使用。

6.4.3　软组织内膜修复

细菌纤维素可用于组织内膜的修复，美国强生公司将细菌纤维素用于人工硬脑膜修复，临床试验表明该产品有较好的疗效[106]。彭帅等[107]将 BC 复合材料用于疝气修复，采用冷冻解冻法通过添加复合致孔剂得到了 BC/PVA、OBC/PVA 复合多孔材料，复合多孔材料的孔隙尺度是微米级别。BC/PVA 复合多孔材料的性能与 BC 和 PVA 的质量比有关，当质量比为 1∶1 时，复合多孔材料内部的孔分布均匀，孔隙率高于质量比为 2∶1 的复合材料；其拉伸强度与杨氏模量也高于质量比为 2∶1 的材料。BC/PVA、OBC/PVA 复合材料的拉伸强度与杨氏模量均比 BC 有明显提高。动物实验表明，这些复合材料与人的平滑肌细胞的相容性很好，孔隙中有细胞和血管长入，显示动物疝气缺损处愈合反应良好。

6.4.4　可降解细菌纤维素组织工程支架

近几年的研究证明，细菌纤维素是一种具有广阔应用前景以及多功能的生物材料。其由于具有独特的纳米网络结构，以及高纯度和高结晶度，因而具有优良的力学性能。优异的生物相容性以及生物可降解性，使其成为生物医药以及组织工程材料研究的热点。细菌纤维素类似于细胞外基质的微观结构赋予其细胞固定以及细胞承载的能力，是理想的组织工程支架材料之一[108, 109]。

Ramani 等[110]研究开发了以细菌纤维素增强的羟基磷灰石功能化氧化石墨烯复合材料，将其作为一种具有潜在应用价值的骨诱导材料。de Olyveira 及其研究团队[111]首次报道了一种耳石/胶原/细菌纤维素纳米复合材料应用于骨组织工程修复支架。这些复合材料组织工程支架都体现出了良好的生物相容性，能够促进成骨细胞的增殖与分化，并且因为细菌纤维素的使用，材料获得了更加优异的生物降解性能以及更适合骨组织修复要求的力学性能[109]。

Basnett 教授及其团队[91]将细菌纤维素/聚 3-羟基辛酸复合材料作为一种可降解血管组织工程支架。结果表明，相较于单一的聚 3-羟基辛酸材料，复合材料体系具有更加优异的生物相容性以及促进细胞增殖分化的能力，同时具有更加优良的机械力学性能。Fan 等[112]使用溶解再生方法制备了细菌纤维素/山羊骨磷灰石复合材料，通过改变复合材料中的山羊骨磷灰石含量调节复合材料的降解率。复合材料浸入 PBS 中 12 周后，培养基的 pH 稳定在 7.38 左右，有利于骨细胞的分化，MTT 试验结果表明复合物可以刺激细胞增殖，促进细胞分化。

　　Favi 等[113]使用激光图案化技术制备具有蜂窝孔阵列的微孔 BC 支架，孔径为 300 μm。使用高碘酸盐氧化修饰 BC 支架使其降解速率大幅提高，并用沉淀的纳米羟基磷灰石矿化以模拟骨组织，在纤维素支架的纤维网络内形成不规则形状的纳米羟基磷灰石，尽管该 BC 支架的弹性模量低于人皮质骨的弹性模量，但支架适合在非负荷条件下进行骨修复，如面部和头骨的松质骨。

　　Czaja 等[114]通过用高碘酸钠氧化 γ 射线辐照过的 BC 制备了可降解的 BC 膜。体外实验表明，该膜的降解主要分两个阶段：①全部质量的 70%～80%的快速降解；②另外 5%～10%的慢速降解。体内实验表明，该 BC 膜发生了显著的降解，最快的降解发生在前 2～4 周。

　　四川大学单志华等[115]利用电芬顿技术，在过氧化氢和 Fe^{2+} 存在的条件下，制备了一种氧化细菌纤维素/明胶/羟基磷灰石的可降解组织工程支架材料。材料制备的氧化过程在电解池中进行，细菌纤维素 C6 位的伯醇被氧化成羧基，六元环上氧化得到羰基。该支架材料在降解实验 60 d 后，基本全部降解，完全满足骨组织再生的要求。

6.5　总结与展望

　　细菌纤维素具有优异的生物相容性，在活体中无明显的排异性和炎症反应，同时具有高的持水性和结晶度、良好的纳米纤维网络和良好的机械特性，这些优越的性能使得细菌纤维素在组织工程支架、人工血管、人工皮肤以及治疗皮肤损伤等方面具有广泛的应用前景。细菌纤维素与纤维素一样，在人体内没有纤维素降解酶的条件下难以降解。通过氧化、接枝等改性后，细菌纤维素可实现体内一定程度的降解，但至今这些降解机理的研究仍不透彻，需要针对细菌纤维素开发并系统研究降解改性方法，同时深入探讨不同改性方法下细菌纤维素的降解过程、降解产物、降解速率等对其在医学领域特别是组织工程应用方面的影响，从而进一步拓展细菌纤维素在医学领域的应用。

参 考 文 献

[1]　Torres F G, Commeaux S, Troncoso O P. Biocompatibility of bacterial cellulose based biomaterials. Journal of Functional Biomaterials，2012，3（4）：864-878.

[2]　Hu Y, Catchmark J M. *In vitro* biodegradability and mechanical properties of bioabsorbable bacterial cellulose incorporating cellulases. Acta Biomaterialia，2011，7（7）：2835-2845.

[3]　Dourado F, Gama M, Rodrigues A C. A review on the toxicology and dietetic role of bacterial cellulose. Toxicology Reports，2017，4：543-553.

[4]　Iguchi M, Yamanaka S, Budhiono A. Bacterial cellulose：a masterpiece of nature's arts. Journal of Materials Science，2000，35（2）：261-270.

[5] Svensson A，Nicklasson E，Harrah T，et al. Bacterial cellulose as a potential scaffold for tissue engineering of cartilage. Biomaterials，2005，26（4）：419-431.

[6] Zaborowska M，Bodin A，Backdahl H，et al. Microporous bacterial cellulose as a potential scaffold for bone regeneration. Acta Biomaterialia，2010，6（7）：2540-2547.

[7] Dugan J M，Gough J E，Eichhorn S J. Bacterial cellulose scaffolds and cellulose nanowhiskers for tissue engineering. Nanomedicine，2013，8（2）：287-298.

[8] Andrade F K，Costa R，Domingues L，et al. Improving bacterial cellulose for blood vessel replacement：functionalization with a chimeric protein containing a cellulose-binding module and an adhesion peptide. Acta Biomaterialia，2010，6（10）：4034-4041.

[9] Klemm D，Schumann D，Udhardt U，et al. Bacterial synthesized cellulose-artificial blood vessels for microsurgery. Progress in Polymer Science，2001，26（9）：1561-1603.

[10] Picheth G F，Pirich C L，Sierakowski M R，et al. Bacterial cellulose in biomedical applications：a review. International Journal of Biological Macromolecules，2017，104：97-106.

[11] 陈滨，裴国献. 组织工程学的临床应用要求. 现代康复，2001，（12）：10-12.

[12] 汪丽粉，李政，贾士儒，等. 细菌纤维素性质及应用的研究进展. 微生物学通报，2014，41（8）：1675-1683.

[13] Ashjaran A，Yazdanshenas M E，Rashidi A，et al. Overview of bio nanofabric from bacterial cellulose. Journal of the Textile Institute，2013，104（2）：121-131.

[14] 详解细菌纤维素的性质及应用. http://www.texleader.com.cn/article/29396.html. 2018-05-29.

[15] 张秀菊，林志丹，陈文彬，等. 细菌纤维素纳米复合材料的研究进展. 合成纤维，2010，（1）：1-6.

[16] 熊冬梅，周红丽. 纤维素降解菌群的研究进展. 酿酒科技，2011，（5）：94-97.

[17] 文少白，李勤奋，侯宪文，等. 微生物降解纤维素的研究概况. 中国农学通报，2010，26（1）：231-236.

[18] 杨腾腾，周宏，王霞，等. 微生物降解纤维素的新机制. 微生物学通报，2015，42（5）：928-935.

[19] Xie G，Bruce D C，Challacombe J F，et al. Genome sequence of the cellulolytic gliding bacterium *Cytophaga hutchinsonii*. Applied and Environmental Microbiology，2007，73（11）：3536-3546.

[20] Stoica-Guzun A，Jecu L，Gheorghe A，et al. Biodegradation of poly（vinyl alcohol）and bacterial cellulose composites by aspergillus niger. Journal of Polymers and the Environment，2010，19（1）：69-79.

[21] Wan Y Z，Luo H L，He F，et al. Mechanical，moisture absorption，and biodegradation behaviours of bacterial cellulose fibre-reinforced starch biocomposites. Composites Science and Technology，2009，69（7-8）：1212-1217.

[22] Schröpfer S B，Bottene M K，Bianchin L，et al. Biodegradation evaluation of bacterial cellulose，vegetable cellulose and poly（3-hydroxybutyrate）in soil. Polímeros，2015，25（2）：154-160.

[23] Guo H Z，Ya L，Cui L F，et al. Water resistance，mechanical properties and biodegradability of methylated-cornstarch/poly（vinyl alcohol）blend film. Polymer Degradation and Stability，2006，91（4）：703-711.

[24] 扈立. 细菌纤维素纳米环境友好复合材料的制备及性能研究. 天津：天津大学，2007.

[25] Dobre L M，Dobre T，Ferdes M. Biodegradation kinetics of antimicrobial composite films based on polyvinyl alcohol-bacterial cellulose. Revista De Chimie，2012，63（5）：540-544.

[26] 张隽. 纤维素酶的研究现状与前景. 科技视界，2014，（35）：145-146.

[27] Mansfield S D，Meder R. Cellulose hydrolysis：the role of monocomponent cellulases in crystalline cellulose degradation. Cellulose，2003，10（2）：159-169.

[28] 高培基. 纤维素酶降解机制及纤维素酶分子结构与功能研究进展. 自然科学进展，2003，（1）：23-31.

[29] Samejima M，Sugiyama J，Igarashi K，et al. Enzymatic hydrolysis of bacterial cellulose. Carbohydrate Research，1997，305（2）：281-288.

[30]　杜艳芳, 陈彦, 裴重华. 细菌纤维素纳米支架材料生物酶解的初步研究. 化学与生物工程, 2007, (3): 52-54.

[31]　陈彦, 杜艳芳, 罗庆平, 等. 细菌纤维素/黑索今复合材料的动态酶降解及表征. 含能材料, 2009, (4): 408-411.

[32]　Hu Y, Catchmark J M. Integration of cellulases into bacterial cellulose: toward bioabsorbable cellulose composites. Journal of Biomedical Materials Research Part B, 2011, 97 (1): 114-123.

[33]　Wang B X, Lv X G, Chen S Y, et al. In vitro biodegradability of bacterial cellulose by cellulase in simulated body fluid and compatibility in vivo. Cellulose, 2016, 23 (5): 3187-3198.

[34]　孙晓晓. 细菌纤维素在模拟体液中的酶降解研究. 上海: 东华大学, 2015.

[35]　孙晓晓, 王华平, 杨敬轩, 等. 细菌纤维素在模拟体液中的降解研究. 材料导报, 2014, 28 (24): 26-29.

[36]　华楠. 生物降解材料的体内降解机理. 国外医学 (生物医学工程分册), 2004 (03): 181-184.

[37]　袭迎祥, 王迎军, 郑岳华. 可降解生物医用材料的降解机理. 硅酸盐通报, 2000 (03): 40-44.

[38]　Liu J W, Zhao Q, Wan C X. Research progresses on degradation mechanism in vivo and medical applications of polylactic acid. Space Medicine and Medical Engineering, 2001, 14 (4): 308-312.

[39]　Lai C, Zhang S J, Wang L Q, et al. The relationship between microstructure and in vivo degradation of modified bacterial cellulose sponges. Journal of Materials Chemistry B, 2015, 3 (46): 9001-9010.

[40]　Chen Y M, Xi T F, Zheng Q, et al. Degradation and histocompatibility of bacterial cellulose. Science and Technology Review, 2009, 27 (21): 61-66.

[41]　陈艳梅, 奚廷斐, 郑琪, 等. 细菌纤维素的体内降解及其组织相容性. 科技导报, 2009 (21): 61-66.

[42]　Chen Y M, Xi T F, Zheng Y, et al. In vitro degradation performance of nano-hydroxyapatite/bacterial cellulose for bone tissue engineering. Acta Scientiarum Naturalium Universitatis Pekinensis, 2012, 48 (4): 524-532.

[43]　刘友勋. 稀硫酸降解水葫芦纤维素的研究. 安徽农学通报 (下半月刊), 2010, 16 (2): 30+49.

[44]　贺行. 纤维素酸水解选择性及其控制技术的研究. 西安: 陕西科技大学, 2014.

[45]　李金宝, 贺行, 张美云, 等. Fe^{3+}对纤维素聚集态结构选择性酸水解的影响. 功能材料, 2014, 45 (4): 4057-4061.

[46]　杭志喜, 崔海丽. 稀酸降解植物纤维素的研究. 安徽工程科技学院学报 (自然科学版), 2005, (2): 16-19.

[47]　卫民, 陈玉平, 杨德琴, 等. 玉米秸秆稀硫酸水解研究. 生物质化学工程, 2007, (5): 36-38.

[48]　Lin J H, Chang Y H, Hsu Y H. Degradation of cotton cellulose treated with hydrochloric acid either in water or in ethanol. Food Hydrocolloids, 2009, 23 (6): 1548-1553.

[49]　姜锋, 马丁, 包信和. 酸性离子液中纤维素的水解. 催化学报, 2009, 30 (4): 279-283.

[50]　Li C Z, Zhang Z H, Zhao Z K. Direct conversion of glucose and cellulose to 5-hydroxymethylfurfural in ionic liquid under microwave irradiation. Tetrahedron Letters, 2009, 50 (38): 5403-5405.

[51]　朱萍, 汤颖, 薛青松, 等. 微波辅助的金属氯化物 Lewis 酸催化纤维素水解. 燃料化学学报, 2009, 37 (2): 244-247.

[52]　王德骥. 碱液处理纤维素的最大溶胀现象与 "体积效应" 机理. 人造纤维, 1999, (4): 1-5.

[53]　Wu J, Zheng Y D, Yang Z, et al. Chemical modifications and characteristic changes in bacterial cellulose treated with different media. Journal of Polymer Research, 2012, 19 (9): 9945.

[54]　Roman M, Winter W T. Effect of sulfate groups from sulfuric acid hydrolysis on the thermal degradation behavior of bacterial cellulose. Biomacromolecules, 2004, 5 (5): 1671-1677.

[55]　李建. 细菌纤维素纳米纤维支架的改性与复合. 天津: 天津大学, 2009.

[56]　Howell C, Hastrup A C S, Goodell B, et al. Temporal changes in wood crystalline cellulose during degradation by brown rot fungi. International Biodeterioration and Biodegradation, 2009, 63 (4): 414-419.

[57]　Kim S K, Lee T. Degradation of lignocellulosic materials under sulfidogenic and methanogenic conditions. Waste

Management，2009，29（1）：224-227.

[58] 孙宾，武利顺. 医用可吸收氧化纤维素及其氧化体系研究进展. 中国纺织大学学报，2000，26（4）：110-114.

[59] 杨淑蕙. 植物纤维化学. 北京：中国轻工业出版社，2001.

[60] Sussich F，Cesàro A. The kinetics of periodate oxidation of carbohydrates：a calorimetric approach. Carbohydrate Research，2000，329（1）：87-95.

[61] Varma A J，Kulkarni M P. Oxidation of cellulose under controlled conditions. Polymer Degradation and Stability，2002，77（1）：25-27.

[62] Vicini S，Princi E，Luciano G，et al. Thermal analysis and characterisation of cellulose oxidised with sodium methaperiodate. Thermochimica Acta，2004，418（1）：123-130.

[63] Shi X N，Cui Q X，Zheng Y D，et al. Effect of selective oxidation of bacterial cellulose on degradability in phosphate buffer solution and their affinity for epidermal cell attachment. RSC Advances，2014，4（105）：60749-60756.

[64] Kumar V，Yang T. $HNO_3/H_3PO_4-NANO_2$ mediated oxidation of cellulose-preparation and characterization of bioabsorbable oxidized celluloses in high yields and with different levels of oxidation. Carbohydrate Polymers，2002，48（4）：403-412.

[65] Saito T，Hirota M，Tamura N，et al. Individualization of nano-sized plant cellulose fibrils by direct surface carboxylation using TEMPO catalyst under neutral conditions. Biomacromolecules，2009，10（7）：1992-1996.

[66] Isogai A，Saito T，Fukuzumi H. TEMPO-oxidized cellulose nanofibers. Nanoscale，2011，3（1）：71-85.

[67] Rodionova G，Saito T，Lenes M，et al. TEMPO-mediated oxidation of Norway spruce and eucalyptus pulps：preparation and characterization of nanofibers and nanofiber dispersions. Journal of Polymers and the Environment，2013，21（1）：207-214.

[68] Sun B，Gu C J，Ma J H，et al. Kinetic study on TEMPO-mediated selective oxidation of regenerated cellulose. Cellulose，2005，12（1）：59-66.

[69] Isogai A，Kato Y. Preparation of polyuronic acid from cellulose by TEMPO-mediated oxidation. Cellulose，1998，5（3）：153-164.

[70] Nge T T，Sugiyama J. Surface functional group dependent apatite formation on bacterial cellulose microfibrils network in a simulated body fluid. Journal of Biomedical Materials Research Part A，2007，81A（1）：124-134.

[71] Nge T T，Nogi M，Yano H，et al. Microstructure and mechanical properties of bacterial cellulose/chitosan porous scaffold. Cellulose，2010，17（2）：349-363.

[72] Okita Y，Saito T，Isogai A. Entire surface oxidation of various cellulose microfibrils by TEMPO-mediated oxidation. Biomacromolecules，2010，11（6）：1696-1700.

[73] Luo H L，Xiong G Y，Hu D，et al. Characterization of TEMPO-oxidized bacterial cellulose scaffolds for tissue engineering applications. Materials Chemistry and Physics，2013，143（1）：373-379.

[74] Lai C，Sheng L Y，Liao S B，et al. Surface characterization of TEMPO-oxidized bacterial cellulose. Surface and Interface Analysis，2013，45（11-12）：1673-1679.

[75] Ifuku S，Tsuji M，Morimoto M，et al. Synthesis of silver nanoparticles templated by tempo-mediated oxidized bacterial cellulose nanofibers. Biomacromolecules，2009，10：2714-2717.

[76] Hong L，Wang Y L，Jia S R，et al. Hydroxyapatite/bacterial cellulose composites synthesized via a biomimetic route. Materials Letters，2006，60（13-14）：1710-1713.

[77] Peng S，Zheng Y D，Wu J，et al. Preparation and characterization of degradable oxidized bacterial cellulose reacted with nitrogen dioxide. Polymer Bulletin，2012，68（2）：415-423.

[78] Cui Q Y, Zheng Y D, Lin Q, et al. Selective oxidation of bacterial cellulose by NO_2-HNO_3. RSC Advances, 2014, 4 (4): 1630-1639.

[79] 张云凤, 李嘉敏, 王柏芳. 纤维素氧化概述. 化工技术与开发, 2017, 46 (2): 27-30.

[80] Spedding H. Infrared spectra of periodate-oxidised cellulose. Journal of the Chemical Society, 1960, 73: 3147-3152.

[81] Fan Q G, Lewis D M, Tapley K N. Characterization of cellulose aldehyde using Fourier transform infrared spectroscopy. Journal of Applied Polymer Science, 2001, 82 (5): 1195-1202.

[82] Wu J, Zheng Y D, Yang Z, et al. Influence of dialdehyde bacterial cellulose with the nonlinear elasticity and topology structure of ECM on cell adhesion and proliferation. RSC Advances, 2014, 4 (8): 3998-4009.

[83] Alberts B, Johnson A, Lewis J, et al. Molecular Biology of the Cell. 5th ed. New York: Garland Science, 2008.

[84] Kozel B A, Ciliberto C H, Mecham R P. Deposition of tropoelastin into the extracellular matrix requires a competent elastic fiber scaffold but not live cells. Matrix Biology, 2004, 23 (1): 23-34.

[85] Lin Q H, Zheng Y D, Ren L L, et al. Preparation and characteristic of a sodium alginate/carboxymethylated bacterial cellulose composite with a crosslinking semi-interpenetrating network. Journal of Applied Polymer Science, 2014, 131 (3): 39848.

[86] Qiao H, Guo T F, Zheng Y D, et al. A novel microporous oxidized bacterial cellulose/arginine composite and its effect on behavior of fibroblast/endothelial cell. Carbohydrate Polymers, 2018, 184: 323-332.

[87] Yadav V, Sun L, Panilaitis B, et al. In vitro chondrogenesis with lysozyme susceptible bacterial cellulose as a scaffold. Journal of Tissue Engineering and Regenerative Medicine, 2015, 9 (12): E276-E288.

[88] Ruka D R, Simon G P, Dean K M. In situ modifications to bacterial cellulose with the water insoluble polymer poly-3-hydroxybutyrate. Carbohydrate Polymers, 2013, 92 (2): 1717-1723.

[89] Barud H S, Souza J L, Santos D B, et al. Bacterial cellulose/poly (3-hydroxybutyrate) composite membranes. Carbohydrate Polymers, 2011, 83 (3): 1279-1284.

[90] Akaraonye E, Filip J, Safarikova M, et al. Composite scaffolds for cartilage tissue engineering based on natural polymers of bacterial origin, thermoplastic poly (3-hydroxybutyrate) and micro-fibrillated bacterial cellulose. Polymer International, 2016, 65 (7): 780-791.

[91] Basnett P, Knowles J C, Pishbin F, et al. Novel biodegradable and biocompatible poly (3-hydroxyoctanoate)/bacterial cellulose composites. Advanced Engineering Materials, 2012, 14 (6): B330-B343.

[92] Ruka D R, Sangwan P, Garvey C J, et al. Biodegradability of poly-3-hydroxybutyrate/bacterial cellulose composites under aerobic conditions, measured via evolution of carbon dioxide and spectroscopic and diffraction methods. Environmental Science and Technology, 2015, 49 (16): 9979-9986.

[93] Abeer M M, Amin M C I M, Martin C. A review of bacterial cellulose-based drug delivery systems: their biochemistry, current approaches and future prospects. Journal of Pharmacy and Pharmacology, 2014, 66 (8): 1047-1061.

[94] Czaja W, Krystynowicz A, Bielecki S, et al. Microbial cellulose-the natural power to heal wounds. Biomaterials, 2006, 27 (2): 145-151.

[95] Wei B, Yang G, Hong F. Preparation and evaluation of a kind of bacterial cellulose dry films with antibacterial properties. Carbohydrate Polymers, 2011, 84 (1): 533-538.

[96] Jung R, Kim Y, Kim H S, et al. Antimicrobial properties of hydrated cellulose membranes with silver nanoparticles. Journal of Biomaterials Science-Polymer Edition, 2009, 20 (3): 311-324.

[97] Pinto R J B, Marques P A A P, Neto C P, et al. Antibacterial activity of nanocomposites of silver and bacterial or

vegetable cellulosic fibers. Acta Biomaterialia，2009，5（6）：2279-2289.

[98] Stoica-Guzun A，Stroescu M，Tache F，et al. Effect of electron beam irradiation on bacterial cellulose membranes used as transdermal drug delivery systems. Nuclear Instruments and Methods in Physics Research Section B，2007，265（1）：434-438.

[99] Trovatti E，Freire C S R，Pinto P C，et al. Bacterial cellulose membranes applied in topical and transdermal delivery of lidocaine hydrochloride and ibuprofen：*in vitro* diffusion studies. International Journal of Pharmaceutics，2012，435（1）：83-87.

[100] Huang H C，Chen L C，Lin S B，et al. Nano-biomaterials application：*in situ* modification of bacterial cellulose structure by adding HPMC during fermentation. Carbohydrate Polymers，2011，83（2）：979-987.

[101] Keshk S M A S，Haija M A. A new method for producing microcrystalline cellulose from *Gluconacetobacter xylinus* and kenaf. Carbohydrate Polymers，2011，84（4）：1301-1305.

[102] Amin M C I M，Ahmad N，Halib N，et al. Synthesis and characterization of thermo-and pH-responsive bacterial cellulose/acrylic acid hydrogels for drug delivery. Carbohydrate Polymers，2012，88（2）：465-473.

[103] Müller A，Ni Z，Hessler N，et al. The Biopolymer bacterial nanocellulose as drug delivery system：investigation of drug loading and release using the model protein albumin. Journal of Pharmaceutical Sciences，2013，102（2）：579-592.

[104] Buyanov A L，Gofman I V，Revel'skaya L G，et al. Anisotropic swelling and mechanical behavior of composite bacterial cellulose-poly（acrylamide or acrylamide-sodium acrylate）hydrogels. Journal of the Mechanical Behavior of Biomedical Materials，2010，3（1）：102-111.

[105] Shi X N，Zheng Y D，Wang G J，et al. pH-and electro-response characteristics of bacterial cellulose nanofiber/sodium alginate hybrid hydrogels for dual controlled drug delivery. RSC Advances，2014，4（87）：47056-47065.

[106] Rosen C L，Steinberg G K，DeMonte F，et al. Results of the prospective，randomized，multicenter clinical trial evaluating a biosynthesized cellulose graft for repair of dural defects. Neurosurgery，2011，69（5）：1093-1104.

[107] 彭帅. 细菌纤维素的选择性氧化与结构性能表征. 北京：北京科技大学，2010.

[108] Qiu K，Netravali A N. Bacterial cellulose-based membrane-like biodegradable composites using cross-linked and noncross-linked polyvinyl alcohol. Journal of Materials Science，2012，47（16）：6066-6075.

[109] Olyveira G M. First otoliths/collagen/bacterial cellulose nanocomposites as a potential scaffold for bone tissue regeneration. Journal of Biomaterials and Nanobiotechnology，2011，2（3）：239-243.

[110] Ramani D，Sastry T P. Bacterial cellulose-reinforced hydroxyapatite functionalized graphene oxide：a potential osteoinductive composite. Cellulose，2014，21（5）：3585-3595.

[111] de Olyveira G M，Costa L M M，Góis P B P，et al. Novel natural transdermal otoliths/collagen/bacterial cellulose patch for osteoporosis treatment. Journal of Nanotechnology in Engineering and Medicine，2011，2（3）：031011.

[112] Fan X X，Zhang T T，Zhao Z T，et al. Preparation and characterization of bacterial cellulose microfiber/goat bone apatite composites for bone repair. Journal of Applied Polymer Science，2013，129（2）：595-603.

[113] Favi P M，Ospina S P，Kachole M，et al. Preparation and characterization of biodegradable nano hydroxyapatite-bacterial cellulose composites with well-defined honeycomb pore arrays for bone tissue engineering applications. Cellulose，2016，23（2）：1263-1282.

[114] Czaja W，Kyryliouk D，Depaula C A，et al. Oxidation of γ-irradiated microbial cellulose results in bioresorbable，highly conformable biomaterial. Journal of Applied Polymer Science，2014，131（6）：39995.

[115] 杨茂，甄文娟，陈慧，等. 潜在的细菌纤维素/明胶支架材料的制备. 工程科学与技术，2017，49（1）：138-143.

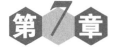

第7章

細菌纤维素与纤维素纳米晶

7.1 引言

纤维素纳米晶（也有称为纤维素纳米晶须，cellulose nanocrystal，CNC）是对所有种类的纤维素纳米纤维的统称[1, 2]，在通常情况下，CNC 代表植物纤维素纳米晶，而细菌纤维素纳米晶须（bacterial cellulose nanowhisker，BCNW；也有人简称 bacterial nanocellulose，BNC 或 BCNC）特别代表细菌纤维素纳米纤维。与植物纤维素纳米晶相比较，细菌纤维素纳米晶的纳米结构、纤维素纯度以及结晶度都有其独特性。

近几年，纳米尺寸的纤维素晶须在各应用领域备受关注，归因于纤维素纳米晶所具备的优异特性，包括优良的机械性能（强度和模量）、高比表面积、高取向性、良好的生物相容性、环境友好以及低成本等[3]。理论上，一根纯的纤维素纤维能够呈现 173 GPa 的杨氏模量和 2 GPa 的拉伸强度[4]。有报道称，由细菌纤维素分离得到的纳米晶的杨氏模量大约是 80 GPa，并且拥有比植物纤维素纳米晶更高的取向性[5, 6]。细菌纤维素纳米晶呈现出不同于宏观细菌纤维素的特征，包括巨大的比表面积、界面效应以及在溶液中的分散性能等。细菌纤维素纳米晶的缺点是制备条件比较严苛，常用的方法是酸水解法，实现细菌纤维素纳米晶的工业化是扩大其应用的关键[7]。本章阐述了细菌纤维素和纤维素纳米晶的制备方法、性能特点、反应特性及改性方法，以及国内外相关的研究进展。此外，还概括了细菌纤维素、纤维素纳米晶及其复合材料在生物医用、传感器、能源等领域的应用和发展趋势。

7.2 纤维素和细菌纤维素纳米晶的制备方法

纤维素经过酸处理、物理机械处理、酶处理和氧化处理等[8-11]，将非纤维成分和纤维素的非晶区去除，得到直径为 10~30 nm、长为 100~300 nm[12]的棒状纤维结晶。CNC 较普通纤维有着很多特有的性质，能够媲美甚至超过很多高分子复合材料的弹性模量、抗张强度,同时也具有较高化学反应活性、较大比表面积、高纯度、高结晶度及超细结构、特有的光学性能和极强的力学性能等[13-15]。因此CNC 的应用领域也十分广泛,如增强剂、阻碍膜、包装材料、生物医药、光感材料、电感材料、传感器和催化剂等[16]。

细菌纤维素(BC)的化学结构和植物纤维素相似,而且纯度很高。以 BC 制备的纤维素纳米晶(BCNC)具有较高的热稳定性、保水能力和膨胀系数[17]。目前,对 BCNC 的研究特别是应用相对 CNC 来说还很少,而制约 BCNC 应用的恰恰是其苛刻的制备条件,以下分别介绍 CNC 和 BCNC 的制备方法。

7.2.1 纤维素纳米晶的制备方法

早在 1951 年,通过硫酸水解制备出纤维素纳米晶(CNC)胶体悬浮液,自此将纤维素的研究应用扩展到了纳米材料领域;在 1953 年利用 X 射线技术证明获得的针状颗粒具有纳米尺寸,并进一步利用电子衍射技术发现 CNC 的晶体结构与原纤维原料一样。CNC 一般是棒状的、高度结晶的纳米粒子,其粒径一般在 30～100 nm 之间[18-21]。CNC 主要来源于一些木材和植物纤维,如棉绒、苎麻、软木、硬木以及微晶纤维素等[22-25]。此外,CNC 也可以从一些细菌纤维素、海洋动物(如被囊动物)以及藻类中得到[26-28]。CNC 及其衍生物被用作生活用品和工业原料已有数百年的历史,其化学组成和理化特性已被广泛且深入地研究,是一种极具潜力的增强材料[29]。CNC 的制备方法包括酸解法、氧化法、物理法、酶解法、离子液体法、亚临界水解法以及组合工艺等方法,其中以酸解法最为常用[30]。

1. 强酸水解法制备纤维素纳米晶

酸解法是制备纤维素纳米晶最普遍的方法,即在 H^+ 的作用下将纤维素的非晶区水解获得纤维素纳米晶[31]。纤维素羟基之间的相互作用,使纤维素链之间紧密有序排列,形成结晶区,结晶区之间通过分子链疏松的非晶区连接。结晶区有较高的强度和稳定性,能够抵抗超声波和强酸,而周围的非晶区在强酸环境下易发生水解。将初始纤维素底物置于强酸中,结合超声处理,在特定的温度、强酸浓度下使纤维素中 β-1, 4-糖苷键发生一定程度的裂解,而酸中的 H^+ 会进入非晶区内,与氢键发生反应生成水溶性物质,并生成不溶于水的、表面带有阴离子基团的 $CNC^{[32-39]}$。

酸解法常用的酸有硫酸、盐酸、磷酸等。也有人将硫酸和盐酸以一定比例配合使用,水解的效果较好。纤维素酸水解前需根据所用的原料种类选择预处理的方法。此外,将纤维通过氢氧化钠液体后,再通入酸性气体或者酸性物质与其反应,这样的制备方法相对于直接使用强酸,反应较为温和,且其部分中间反应物对纤维能起到一定的漂白、氧化的作用。

酸解法的优点是制作工艺较为成熟，制备方式多样化，产品的粒径分布较为集中，但是其生产过程中的废液较难处理，对环境危害大，主要是要对反应后纤维进行水稀释及洗涤、透析达到除去酸分子的目的，水的用量巨大，造成浪费和污染，同时对设备的腐蚀性较大，对设备要求高。

2. 选择性氧化法制备纤维素纳米晶

氧化法制备 CNC 常用的试剂有 TEMPO 氧化体系（2, 2, 6, 6-四甲基哌啶-1-氧化物自由基、NaClO、NaBr）和过硫酸盐等[40-46]。TEMPO 选择性氧化过程是在 TEMPO/NaClO/NaBr 三元体系下进行的，其中 NaClO 起主体氧化剂的作用。TEMPO 产生的中间体离子会将纤维素表面的伯羟基氧化为羧基，而对仲羟基无氧化作用。中间体离子的还原态又被共氧化剂 TEMPO 氧化为原中间体离子，如此循环往复。最后使纤维素中每 2 个葡萄糖基中的 1 个被氧化为可溶于水的盐，从而得到 CNC。

TEMPO 选择性氧化法因具有选择性，所以反应速率较高，避免了非选择性氧化造成的纤维素降解，反应条件较为温和，能耗较低，但 TEMPO 本身具有毒性，也会对环境造成污染。

3. 物理法制备纤维素纳米晶

物理法主要分为机械球磨、蒸汽爆破、低温冰晶处理、微流化、超声或高压均质化等。物理法的原理主要是通过急速的物理变化，如高压研磨、高温的急速膨胀爆破、低温的急速冰晶化爆破。前期通过物理法、化学法或者两者结合得到基本的纤维素原料，中期发生急速物理变化，再辅以后期的辅助处理（微波除杂、高能电子辐射等），制得 CNC。近年来，物理法用于 CNC 的制备受到广泛的关注和研究。

（1）机械球磨法：主要通过高压剪切研磨，再进行高压均质处理，最后通过微波处理及离心分离得到纤维素纳米晶。

（2）蒸汽爆破法：通过纤维素吸水润胀，微观上破坏了部分氢键和范德瓦耳斯力，表层结构变得松散，然后将其在密闭空间内加热至高温，产生高压蒸汽，再将压力急剧降低至正常大气压，此时产生的气相变化使纤维爆破，变得更加细碎，达到纳米级别。

（3）低温冰晶处理法：将润胀的纤维素浸入液氮中，形成冰晶，当冷冻的纤维受到高冲击力时，其内部纤维被冲破，形成细小的纤维，从而制得纳米级别纤维素。

但由于物理法随机性较大，所得到的纤维素粒径分布范围较大。而且通过高压、蒸汽等处理制备时能耗较大，设备的机械损耗较大，对设备要求高；但其只涉及物理变化，所以生产时无化学污染，方式较为环保，且控制变量较为单一，制备工艺简单是其不可替代的优点。

4. 酶解法制备纤维素纳米晶

酶解法主要通过控制纤维素外切酶和内切酶的比例、反应时间等来控制纤维素的降解，纤维素外切酶是水解纤维素酶系的主要成分，能水解非晶区也能进入结晶区，而内切酶则是抑制反应速率降低酶解速率，通过调节反应时间和酶配比，能在完全水解非晶区的前提下尽可能保留其结晶区的结构完整性，较好地保留了纤维素纳米晶表面的羟基，从而有助于化学改性。酶解法制备的纤维素纳米晶保持了原始纤维素的基本化学结构，热稳定性低于原始纤维素，但其热分解残余率增大。与传统的酸解法比，该工艺条件温和，专一性强，而且不会产生大量的废酸和杂质[47,48]。

由于使用的是生物酶，所以其基本没有环境污染的问题，同时能耗也相对较小，但对酶的温度及活性要进行严格控制，相对化学法和物理法其纤维素纳米晶制备率较低，同时这种技术也受到高成本纤维素酶获取的限制。

5. 多种方法协同制备纤维素纳米晶

由于物理法、化学法、酶解法都有其各自的优点和缺点，因此在制备纤维素纳米晶时通过将两种方法结合使用一般能达到单独使用一种方法所达不到的效果。一般先通过化学法进行预处理，再进行物理的高压均质处理，后期进行微波处理；或者通过使用酶解法预处理，再通过物理法进行二次处理。一般通过两者的结合使用既能达到减少能耗又能达到高产率的目的。虽然两者间的反应程度、试剂多少、温度高低等都需要进行实验性的探究以得到一般规律性结论，但两者或多种方式结合的方法是未来制备纤维素纳米晶的趋势，其能达到取长补短、利益最大化的效果。

7.2.2 细菌纤维素纳米晶的制备方法

1. 酸水解法制备细菌纤维素纳米晶

细菌纤维素（BC）纳米纤维的规则和均匀结构，同样由非晶（无序）和结晶（有序）区域形成。通过强酸水解，可以将 BC 转化为纳米晶稳定悬浮液。Martínez-Sanz 等[49]将 BC 薄膜干燥后磨成粉，以硫酸作为催化剂，考察水解时间对 BC 纳米晶须性质的影响。结果表明，水解时间越长，BC 纳米晶须的长度越短，结晶度较水解前更高。Vasconcelos 等[50]研究评估了无机酸对细菌纤维素纳米晶（BCNC）生产的影响，Pa'e 等[51]对磷酸水解 BC 制备 BCNC 的最佳生产路线进行了研究，Pirich 等[52]研究了不同硫酸含量对 BCNC 的影响。Anwar 等[53]确定了获得 BCNC 的最佳制备条件为：硫酸的浓度为 50%、水解时间为 25～40 min、水解温度为 50℃。George 等[54]用 HCl 将 BC 水解成 BCNC，然后用 BCNC 与羟丙基甲基纤维素制备出的复合膜具有强的拉伸强度和较大的拉伸系数，并且亲水性降低，这种复合膜可用于食品包装。类似的 BCNC 的应用或将其改性再应用的研究还有很多[55-57]。

2. 酶水解法制备细菌纤维素纳米晶

内切葡聚糖酶是纤维素酶复合物的一种组分，已知其优先水解长纤维素链的非晶区域，导致一系列随机切割，产生较小的纤维素碎片[58]，而纤维素的短结晶区不易受到酶水解的影响。

George 等[56]利用纤维素非晶区和结晶区对酶解的易感性，在缓冲条件下制备纤维素纳米晶。酶处理所得 BCNC 的热稳定性几乎是采用硫酸制备 BCNC 的 2 倍。此外，酶处理的 BCNC 分解所需的活化能远高于其他 BCNC。酶处理的 BCNC 与聚乙烯醇（PVA）复合所得纳米复合材料的熔融温度（T_m）和熔化焓（H_m）均高于纯 PVA，说明纳米晶的加入对 PVA 的热性能有一定的改善作用。而 BCNC 的加入量仅为 4 wt%时，抗拉强度从 62.5 MPa 提高到 128 MPa。

3. 球磨法制备细菌纤维素纳米晶

Jesus 等[59]评估了球磨生产的 PLA-BCNC 纳米复合材料的潜力，采用机械球磨法将聚乳酸（PLA）和冻干 BCNC 研磨然后热压成薄膜。对制备的纳米复合材料的形貌、热性能、等温结晶、力学性能和氧阻隔性能进行了表征。结果表明，通过该方法加入 BCNC 可提高聚合物 PLA 的结晶度指数。此外，还观察到在高相对湿度（80%）下，对氧气的阻隔特性也得到改善。

4. 超声法制备细菌纤维素纳米晶

Ambrosio-Martin 等[60]成功采用超声波法制备了 BCNC，形成分散性良好的透明悬浮液。经超声波处理后，BC 网络结构被破坏，导致孔隙数量减少，长链 BC 在超声空化的影响下被切成短纤。随着超声时间的延长，BC 热分解温度逐渐降低，且随着样品经历更长时间的超声波处理，活化能更小，纤维素分解更快。经超声波处理后的 BCNC 结晶度指数 I_{cr} 值降低，这是由超声波设备产生的超声空化的液体射流的高动能导致的 BC 长纤维断裂造成的。此外，超声波处理后，多孔结构被破坏，导致孔隙率降低，从而使吸水性降低。

7.3 纤维素纳米晶的特性与改性方法

7.3.1 纤维素纳米晶的物理特性

1. 纤维素纳米晶的尺度和形态

大部分 CNC 的直径分布于 1～10 nm，而长度则分布范围较宽，为 10～3000 nm。从软木中提取的 CNC 直径为 3～5 nm，长度为 100～200 nm，而从橡木分离得到的 CNC 直径则为 20 nm，长度高达 1000～2000 nm，远高于软木 CNC 的长度。同样地，棉花 CNC 直径为 5～10 nm，长度为 100～300 nm，而海洋壳类动物 CNC 的直径为 10～20 nm，长度为 500～2000 nm[61]。同种原材料制备的 CNC 分子链被认为在结晶完全的晶体中得到了充分的伸展，且伸展方向平行于 CNC 的中心轴。CNC 横截面的形貌、棒状结构沿轴向的伸展或扭曲状态同样也取决于纤维素原料的种类，这种形貌是在纤维素生长过程中通过生物合成作用形成的。

2. 纤维素纳米晶的力学性质

CNC 由于其纳米尺度、高长径比及大比表面积，拥有优异的力学性能。CNC 抗张强度为 7500～7700 MPa，是钢铁的 6 倍，轴向弹性模量（E）为 110～220 GPa，而 CNC 的密度是钢铁的 1/5，因此 CNC 可被广泛地用来增强聚合物力学性能。但在多数情况下，因 CNC 表面含有大量的羟基，在疏水聚合物基质内易聚集，导致聚合物/CNC 纳米复合材料的机械性能达不到理论预测值。

3. 纤维素纳米晶的热稳定性

通常 CNC 的热分解温度（T_d）在 200～300℃ 之间在轴向的热膨胀系数约为 0.1 ppm/K（1 ppm = 10^{-6}）。CNC 的热稳定性取决于其来源、制备方法和表面改性的类型。例如，在硫酸酸解的过程中，纤维素纳米晶的表面形成硫酸酯基团，导致其热分解温度显著下降。Espinosa 等[62]分别研究磷酸酸解的 P-CNC、盐酸酸解的 H-CNC 以及硫酸酸解的 S-CNC 的热稳定性。H-CNC 在 220℃ 开始热降解，但是热降解过程很缓慢。数据显示只有 5 wt% 的失重以及最大热分解温度分别在 305℃ 和 350℃。与 H-CNC 比较，P-CNC 的 TGA 有类似的失重曲线，只是热稳定性有少许减弱。P-CNC 也是在 220℃ 开始热降解，在 290℃ 时失重率为 5 wt%，最大热分解温度在 325℃，在 500℃ 时成碳率为 28 wt%，明显高于 H-CNC、P-CNC。硫酸盐和磷酸盐因可以成焦炭而具有阻燃性能，与 P-CNC 对比，S-CNC 的成碳率较高，可能是因为 S-CNC 表面功能化修饰的程度较高，使其热稳定性降低。

7.3.2 纤维素纳米晶的化学特性

1. 纤维素纳米晶体系的分散性和稳定性

纳米颗粒的团聚现象是纳米材料所普遍面对的问题。CNC 表面含有丰富的羟基，容易形成分子内和分子间氢键而团聚。同时，CNC 自身具有很强的亲水性，无法溶解或分散在有机试剂中，与疏水基体材料的相容性差。为拓宽 CNC 的应用范围，在不影响 CNC 的优异性能的情况下，需要对 CNC 进行功能化修饰。通过对 CNC 的化学改性，不仅可以增强 CNC 在有机试剂中的分散性或是溶解性，并且赋予 CNC 新的性能。

颜慧琼等[63]通过浓硫酸水解制得细菌纤维素纳米晶（BCNC）。以液体石蜡为油相，BCNC 为固体乳化剂，在超声作用下制得 O/W 型 Pickering 乳液。BC 在浓硫酸水解过程中发生了氧化反应，其水解主要发生在非晶区，使所得 BCNC 的结晶度指数高达 97%。BCNC 悬浮液的粒径和 Zeta 电位值分别为 462.5 nm 和 −40.8 mV，其三相接触角为 95.7°，具有良好的乳化性能。在超声乳化作用下制得的乳液粒径大小为 8.6～17.3 μm。通过调控水相 pH 能够改变 BCNC 表面电荷密度，从而改变乳液的稳定性，随着水相 pH 的增大，乳液相体积分数增大，乳液稳定性增强。随着 NaCl 浓度的增大，乳液的稳定性降低，乳液相体积分数减小。

CNC 表面的丰富羟基使其难以分散在疏水性溶剂和聚合物介质中，且 CNC 表面电荷有限，因此在实际应用中常需改善其亲水/疏水性、相容性、表面性质和反应活性等[64]。而 CNC 表面大量存在的羟基也使其较易被化学改性，目前已经报道了多种修饰 CNC 的方法。包括非共价键化学改性方法，如表面活性剂可在 CNC 表面自组装，其空间位阻作用和特定的化学性质可提高 CNC 在非极性物质中的分散性和相容性，目前已有关于吸附酯类、阴离子型和两性表面活性剂等的研究报道[65-67]；此外，共价键化学改性方法，常用的有酯化、醚化、氧化、硅烷化、聚合物接枝、表面改性等。这些改性方法一方面引入足够的正负电荷使 CNC 具有良好的分散性和稳定性，另一方面协调 CNC 的表面势能以提高与其他物质的相容性，如非极性溶剂、疏水性基质等[68-74]。

2. 纤维素纳米晶的流变行为

纤维素纳米晶在水中经超声波分散处理可得到均匀、稳定、类似于胶体分散体系的悬浮液。影响纤维素纳米晶悬浮液流变行为的因素有纤维素纳米晶溶液的浓度、温度、离子强度和纤维素纳米晶棒状粒子的物理化学属性。目前对纤维素纳米晶悬浮液的流变学性质的研究还很少，丁恩勇等[75]用旋转黏度计研究了纤维素纳米晶悬浮液的流变性能。范玉晶等[76]通过氯气氧化降解的新方法成功制备了粒径为 20～30 nm 的球形纤维素纳米晶，并用 TAARES/RFS 型高级旋转流变仪系统研究了纤维素纳米晶悬浮液的稳态流变性能、动态流变性能。稳态流变性能研究表明，在低浓度时（＜0.5%），纤维素纳米晶悬浮液的黏度随剪切速率的增大而降低，达到一定值后即趋于稳定，而在较高浓度时，纤维素纳米晶悬浮液的黏度则一直随剪切速率的增大而不断降低；动态流变性能研究表明，在较高浓度时（＞1.5%），纤维素纳米晶悬浮液的黏度随扫描频率的增大有规律地下降；动态时间扫描结果表明，当浓度较高时（＞1.5%），纤维素纳米晶悬浮液的黏度随时间的增加而增大。

3. 纤维素纳米晶的液晶性

一般情况下，酸水解得到的 CNC 悬浮液中存在各向同性和各向异性两相。经过硫酸水解所得的 CNC 表面带有少量磺酸基电荷，颗粒之间因表面磺酸基电荷产生的静电斥力以及其他分子间作用力导致棒状 CNC 能够稳定地分散于水溶液中[77-80]。在水相体系中，CNC 分子无序排列，在不同方向上表现为均质性，即 CNC 呈各向同性相结构排列。随着水分的蒸发，受静电斥力等分子间作用力的影响，棒状 CNC 进行自组装排列，超过临界浓度后，由于棒状 CNC 的熵驱动自定向现象，形成向列有序结构。相较无序相而言，向列有序相消除了体积的相互影响，导致其具有更高的堆积熵，所以当 CNC 悬浮液的浓度达到临界值时，会自发有序地排列或者自组装成高度有序的结构，形成各向异性区域，即 CNC 悬浮液在临界浓度时会自发地由各向同性排列成各向异性。

CNC 具备高结晶度、高杨氏模量、高强度、高比表面积等优良特性，同时也具有多级孔道结构，其表面含有多个可反应羟基的模板结构。在一定浓度下，CNC 可以形成一种介于液体和晶态之间的有序液晶相结构，一般为手性向列型液晶相。近年来，利用 CNC 手性向列型液晶结构为基础的组装功能材料引起人们的广泛关注，如 CNC 手性向列型液晶结构可用于制备对特殊响应敏感的光学薄膜材料，可以与高聚物混合制备高强度彩色高分子树脂膜，也可以利用 CNC 的手性向列组织作为结构模板组装 CNC 基手性向列衍生材料等。

7.3.3　纤维素纳米晶的毒性

纤维素纳米晶作为一种生物基的天然纳米材料，若对其研究成果商品化，必须要对其环境影响以及对人体的毒性进行研究。现有对纤维素纳米晶的毒性研究主要集中在木质纤维素纳米晶，细菌纤维素纳米晶具有更小的尺度[81]，毒性研究也不容忽视。目前，针对细菌纤维素纳米晶进行的肺部、口腔、皮肤以及细胞毒性研究结果表明，细菌纤维素纳米晶在口腔和皮肤没有出现毒性或负面反应。进一步还需研究细菌纤维素纳米晶对于消化系统以及与皮肤相互作用后是否存在毒性反应。细菌纤维素纳米晶的细胞毒性主要取决于其物理化学性能、表面化学结构，包括微粒电荷、聚集程度。另外一个影响细胞毒性的因素在于细菌纤维素纳米晶的毒素含量，包括内毒素以及其他毒性杂质。此外，针对细菌纤维素纳米晶的细胞毒性的评估，其在不同 pH 环境以及在细胞培养基质中的聚集行为需要格外注意。

7.3.4　纤维素纳米晶的改性

纤维素是由很多 β-D-吡喃葡萄糖基彼此以 β-1, 4-糖苷键连接而成的线型高分子，基环上具有 3 个游离羟基。这 3 个羟基，由于立体化学位置不同，反应能力各不相同，C2 最易被攻击，C3 最不易被攻击。一般情况下，伯羟基的反应能力比仲羟基高，尤其是与较庞大基团的反应，由于空间位阻小，伯羟基的反应能力显得更高。可逆反应主要发生在 C6—OH，而不可逆反应主要发生在 C2—OH。由于邻位取代基的诱导效应，纤维素基环中羟基的酸性和解离倾向的排序为：C2—OH＞C3—OH＞C6—OH。在碱性介质中，主要进行纤维素仲羟基的化学反应；而酸性介质则有利于伯羟基的反应。近年来基于 CNC 羟基的改性，如酯化、醚化、磺化、氧化、硅烷化、聚合物涂层等，有大量的研究报道。改性的主要目的为引入足够的正负电荷使 CNC 具有良好的分散性和稳定性，以及协调 CNC 的表面势能以提高与其他物质的相容性，如非极性溶剂、疏水性基质等[82]。

1. 纤维素纳米晶的氧化改性

纤维素纳米晶通过 TEMPO 介导的氧化作用将其表面的羟甲基官能团转化为羧基。这种技术从 de Nooy 等[83]第一次报道后便一直广受关注，de Nooy 等报道了氧化多糖的羟甲基而仲醇不受影响的方法。这种氧化作用对伯羟基有很高的识别性，并且绿色环保容易操作。Habibi 等[42]通过 TEMPO 介导的方法氧化纤维素纳米晶，证明氧化对纤维素纳米晶的形态和结晶状态没有影响。通过 TEMPO 介导氧化的纤维素纳米晶悬浮液展示出双折射模式，没有絮状物或者沉淀，这是其表面有负电荷的缘故。

2. 纤维素纳米晶的阳离子化

阳离子化可改变 CNC 表面电荷极性并增加其电荷密度。通常是将带有铵盐基团的环氧化物通过醚化反应引入 CNC 表面，使其表面阳离子化。例如，Hasani 等[84]采用环氧丙基三甲基氯化铵（EPTMAC）对 CNC 进行表面阳离子化改性，改性之后的 CNC 的尺寸和形状没有发生变化，但是其表面电荷的电性发生改变，总表面电荷密度略有下降。Zaman 等[85]利用环氧丙基三甲基氯化铵对 CNC 进行阳离子化改性。发现随着产物表面电荷密度的增加，CNC 纳米颗粒的稳定性也随之增加，同时可一定程度消除 CNC 溶液的凝胶现象。

3. 纤维素纳米晶的酯化作用

纤维素的水解作用和费歇尔酯化作用使 CNC 的乙酰化一步完成。研究发现 CNC 的晶体长度和直径略有减小，也就是说只有位于晶体表面的羟基发生反应。增加酰化试剂的用量后，反应就会从非均相反应转变为均相反应，最初部分酰化的分子在酰化介质中的溶解性逐渐增大，最终形成均相体系。Yuan 等[86]提出一种环境友好的改性方法，消耗的试剂少，将亚烷基琥珀酸酐乳液作为模板，CNC 悬浮液与乳液经过简单地混合和冷冻干燥，得到的酰化 CNC 有很强的疏水性，很容易在溶剂中分散。

4. 纤维素纳米晶的硅烷化

酸水解得到的纤维素纳米晶可以被一系列的氯硅烷甲硅烷基化，这一系列的氯硅烷烷基部分的碳原子范围从短的异丙基到长的 n-丁基、n-辛基和 n-十二烷基等。纤维素的硅烷化改性分为两个具体的过程，首先是硅烷偶联剂水解产生硅羟基，随后与纤维素的羟基发生脱水作用连接到纤维素的表面。硅烷偶联剂另一端是亲油性基团，所以硅烷化改性的纤维素与聚合物相容性得以提高。Goussé 等[87]用二甲基氯硅烷改性纤维素纳米晶，当取代度仅为 0.6～1.0 时，纳米晶在低极性溶剂中的分散性明显提高；取代度更高（大于 1）时，晶体内部的分子链也被硅烷化，造成晶体结构崩塌，同时纤维素也失去了原有形貌。

5. 高分子聚合物的接枝

采用化学接枝方法在纤维素纳米晶表面引入聚合物长链，如图 7-1 所示。将 α-环氧、ω-甲基-PEG 化合物在碱性条件下开环反应接枝于脱硫化处理的纤维素纳米晶表面。研究发现，接枝修饰后的纳米晶可以稳定分散于水中并表现出手性液晶现象（浓度为 5 wt%）[88-92]。

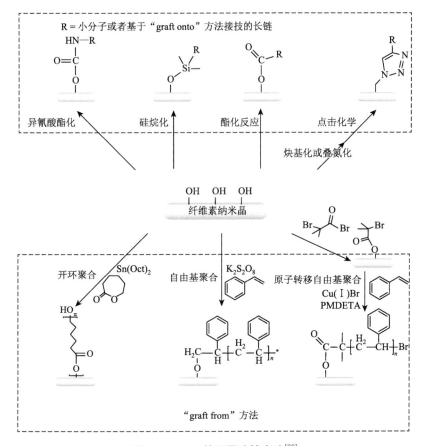

图 7-1　CNC 的不同改性方法[88]

7.4　细菌纤维素纳米晶的应用

纤维素纳米晶是纤维素不完全降解所获得的产物。通过酸化水解、氧化以及酶的作用过程，使纤维素内部的氢键作用失效，非晶相被降解，结晶部分得以保留，从而获得宽度在 4～20 nm、长度 100～1000 nm 的针状或者短棒状的纳米晶粒。相较于现今利用植物纤维素制备的纤维素纳米晶，通过细菌纤维素制备的纤维素纳米晶更加具有优势。细菌纤维素具有木质纤维难以比拟的结晶度，产率更高，同时其极高的纯度更加适合于生物医药领域的研究与应用[93]。

细菌纤维素纳米晶作为载体与其他高分子或纳米粒子复合制备复合材料存在多种方法。通过表面电负性加载阳离子药物从而制备药物运载系统，通过表面共价键修饰作用接枝疏水以及阴离子药物，增强药物的作用，以及通过非共价键的聚电解质层层组装方法，制备生物相容性良好的质粒 DNA 运载系统等。针对细菌纤维素纳米晶体的应用开发，目前研究方向主要包含了生物医药、环保、能源等领域。

7.4.1 细菌纤维素纳米晶在吸附材料中的应用

纤维素纳米晶的一个主要应用是用于复合材料的增强[94-96]，但纤维素纳米晶是亲水性的，因此较难在疏水性热塑性材料中分散均匀。

郑裕东教授团队的刘晓冰等[97]利用大豆分离蛋白（SPI）和纳米细菌纤维素两种天然原料制备出环境友好、具有多重过滤功能且结构稳定的空气污染物吸附材料。细菌纤维素由于具有高机械强度、良好的化学稳定性、超细的纳米纤维网和高比表面积，在空气污染物吸附材料中可作为基本骨架，用于对空气中颗粒污染物的初步拦截及吸附；大豆分离蛋白由 20 种氨基酸构成，含有丰富的官能团，经丙烯酸改性处理后，大豆分离蛋白发生解缠，粒径急剧减小，使埋藏于内部的官能团充分暴露，并使表面电荷由负转正，从而与污染物产生偶极-偶极相互作用和静电吸引作用，实现对空气污染物的进一步吸附（图 7-2）。此外，细菌纤维素纳米晶还可以用于创面敷料，能够吸附伤口的渗液等[98]。

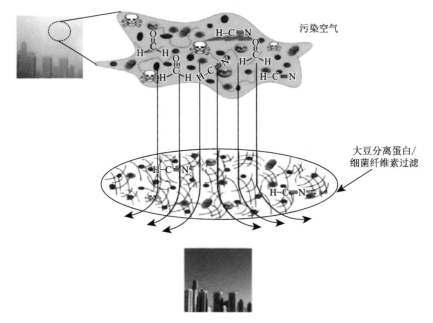

图 7-2　生物基多功能空气过滤材料通过高活性纤维表面捕获各种类型的污染物（颗粒物、有毒化学品、微生物等）的示意图[97]

7.4.2　细菌纤维素纳米晶在新能源材料中的应用

葡萄糖燃料电池理论上说有很高的比能量并且相对廉价和环境友好，大多数葡萄糖燃料电池采用催化效率高的铂作为电极，但是由于其价格高，限制了大范围的使用[99-101]。

孙乙等[102]以细菌纤维素为基底，首先采用多巴胺（DA）氧化自聚合在 BC 纤维上复合聚多巴胺（PDA），制备了 BC/PDA 复合膜；然后用水热法以 PDA 还原纳米银，制备了柔性的 BC/PDA/Ag 氧还原膜电极。纳米银均匀致密地分布在 BC/PDA 网络中，形成良好的导电通路，电导率达（2.72±0.13）S/cm；该膜电极具有良好的力学性能，可以弯曲 180°并恢复，拉伸强度为（0.47±0.04）MPa，断裂伸长率为 40%；该膜电极在中性溶液中具有良好的氧还原性能，具有良好的稳定性，也不受葡萄糖干扰，因此在柔性植入式燃料电池以及微生物燃料电池中有很好的应用前景。

Yue 等[103]将细菌纤维素经碱化-醚化对其伯羟基进行活化，通过定向接枝的方法将氯乙酸接枝在细菌纤维素的纤维分子链上，得到羧甲基化的 CM-BC 凝胶膜。接着以 CM-BC 为模板，在其网络结构中原位聚合生成聚苯胺（图 7-3），研究了该复合凝胶膜作为聚合物电解质材料的应用潜力。研究发现，羧甲基改性提高了材料的质子导电性，在取代度为 0.146 时，质子电导率达到最高（$2.86×10^{-4}$ S/cm），较未改性的提高约 2 倍，电化学稳定窗口为 1.73 V，有较好的电化学稳定性，能够适用于多种化学燃料电池和其他电致变色器件。

此外，Yue 等[104]还对细菌纤维素进行磺化改性，先使用高碘酸钠将 BC 氧化，再采用 $NaHSO_3$ 将其磺化，得到磺化细菌纤维素。在此基础上，原位聚合生成聚苯胺，得到磺化细菌纤维素/聚苯胺复合导电材料。该复合材料具有较高的离子电导率和非常低的接触电阻，并保持了合适的电化学稳定窗口，同时具有良好的生物相容性，在生物燃料电池、染料敏化太阳能电池以及柔性电化学器件等方面具有非常广泛的应用前景。

7.4.3　细菌纤维素纳米晶在组织工程中的应用

细菌纤维素纳米晶在组织工程支架方面的应用具有相当的潜力，但在目前面临的主要问题包括复合材料体系的表面功能化以及如何复合体系、如何均匀均质分散。通过这些问题的进一步解决，能够研究开发出细菌纤维素纳米晶在组织工程方面有更加优异性能的材料体系[105, 106]。

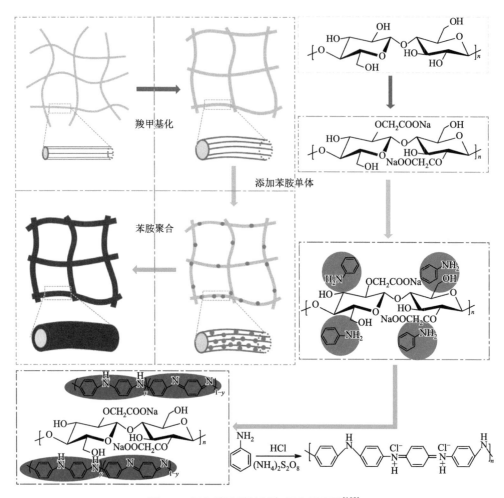

图 7-3　复合凝胶膜的制备反应示意图[103]

　　组织工程是一种有效治疗软骨缺损的方法，但传统块状组织工程支架存在无法与形状复杂软骨缺损相融合的问题。利用多孔微载体注射修复缺损是一条全新的治疗途径，并能够减少手术创伤，减轻患者痛苦。Wang 等[107]采用细菌纤维素纳米晶和壳聚糖为基体，并通过化学交联和静电吸附的方法成功复合了聚氨基酸，设计了结构与成分双重仿生的多孔微载体，在生物反应器中将其与干细胞共同培养，体外构建了"模块组织微单元"——"微组织"，并将形成的功能化微组织应用于软骨缺损模型，成功实现了软骨缺损的短时间修复。

　　此外，交通事故、工伤、自然灾害等都会导致神经损伤，大段神经缺损的修复一直是世界性难题。电刺激可以促进神经再生，然而，目前临床采用插入金属电极施加电刺激，会带来痛苦以及感染风险。孙乙等[108]以 BC 为基底通过原位氧化聚合法制备了 BC/PPy 导电神经支架，然后在支架的一端复合纳米铂作为阳极葡萄糖氧化催化剂，在另一端复合氮掺杂碳纳米管作为氧还原催化剂，制备了 Pt-BC/PPy-N-CNT 可自发电刺激导电神经支架。该支架具有良好的力学强度、柔性以及导电性，可以在含有 5 mmol/L 葡萄糖的 PBS 溶液中产生约 300 mV 的电势差。与 BC/PPy 相比，背根神经节在 Pt-BC/PPy-N-CNT 支架上的轴突生长明显增强。小鼠坐骨缺损研究表明，Pt-BC/PPy-N-CNT 支架促进了轴突再生。

7.4.4　细菌纤维素纳米晶在药物载体中的应用

研究表明 CNC 具有作为酶载体的潜力。由于 CNC 表面被酸酯化而含有大量的负电荷，在溶液中可以形成分散性很好的悬浊液，CNC 难以从反应介质中分离，这限制了其进一步应用。近年来，磁性纳米酶载体获得了研究者的关注，这些载体不仅可以增强酶的稳定性，还可以在磁场存在的情况下实现固定化酶的快速分离和回收[109-111]。

韩国高丽大学的研究组[112]利用细菌纤维素纳米晶来固定脂肪酶。脂肪酶通过物理吸附作用吸附在细菌纤维素纳米晶上，测试表明，脂肪酶在细菌纤维素纳米晶上的吸附量是纯细菌纤维素上的 3.4 倍，这可能是由于细菌纤维素的高比表面积和细菌纤维素纳米晶与脂肪酶的离子键相互作用。细菌纤维素纳米晶上固定的脂肪酶表现出较高的单位质量活性。在细菌纤维素上的脂肪酶相对反应率在静态下只有 25%，而在细菌纤维素纳米晶上，相对反应率则达到 83%，这充分说明将脂肪酶固定在细菌纤维素纳米晶上具有较高的静态活性。总的来说，脂肪酶固定在细菌纤维素纳米晶上表现出更高的蛋白质负载量、更高的固定率，细菌纤维素纳米晶能提升固定酶的热稳定性。因此，细菌纤维素纳米晶在生物医药、生物电子和生物催化领域具有巨大的应用潜力。

Poetzinger 等[113]利用负离子表面改性控制降解的方法分离了细菌纤维素的纳米晶部分。利用不同分子量（2500 和 25000）聚亚胺和质粒 DNA 的静电组装测试了这些纳米晶安全有效地传递基因的潜力。分别研究了不同的分离技术（硫酸水解和氧化）、不同的制备条件（如浓度、反应时间和温度）对纳米晶的形态、尺寸和表面电荷等物理化学特性的影响。所有纳米晶在体外具有高度的细胞和血液相容性。长度为 200 nm 的细菌纤维素纳米晶可促进 CHO-K1 细胞的转染，生物相容性高。以细菌纤维素纳米晶为原料，结合优化可控的制备条件和表面改性，采用聚电解质层对细菌纤维素纳米晶进行改性，所制备材料可作为核酸等生物活性物质的可再生"绿色"给药系统。

7.4.5　细菌纤维素纳米晶的其他应用

细菌纤维素纳米晶具有高聚合度、高结晶度、高稳定性以及高机械强度，除了在上述几种领域的应用外，在其他很多领域也得到广泛研究和应用。

1. 细菌纤维素纳米晶用于涂料和黏结剂

将细菌纤维素纳米纤维在天然纤维表面自然沉积形成具有一定层次的纤维增强纳米复合物[114, 115]。通过剑麻纤维和细菌纤维素纳米纤维结合形成的涂料具有更好的黏附性能而对材料强度和生物可降解性没有影响[116]。

2. 细菌纤维素用于传感器

谢亚杰等[117]在细菌纤维素的特殊三维网络结构上原位自聚合聚多巴胺，通过对聚多巴胺含量的调控，实现对聚多巴胺在细菌纤维素网络上分布的调控（图 7-4）。聚多巴胺能够形成均匀连续的纳米导电网络结构，从而实现复合材料的"电子-

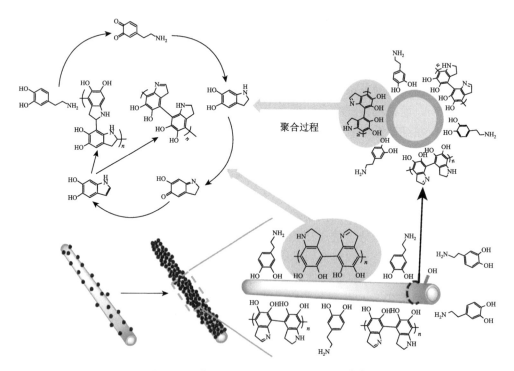

图 7-4　细菌纤维素原位自聚合聚多巴胺[117]

离子"双导电性质；细菌纤维素作为模板，不仅提供发达的三维网络结构，还能提供大量的活性基团作为聚多巴胺的结合点，而聚多巴胺的存在，增加细菌纤维素纤维之间的相互作用连接点，提高复合材料的力学性能；进一步将该新型复合材料制成生理电极，用于检测人体心电信号，测试结果表明，该复合材料具有与商用电极一致的灵敏度和稳定性，并具备优良的抗菌性能，具有巨大的潜在应用价值。

3. 细菌纤维素和纤维素纳米晶的液晶材料

CNC 基手性向列相液晶态的研究与应用引起广泛的关注。通过细菌纤维素制备的纤维素纳米晶相较于高纤植物纤维素纳米晶具有更强的形成液晶相结构的能力。

研究发现[118]苯甲酰化细菌纤维素纳米晶也可以形成液晶结构。不同取代度的苯甲酰化细菌纤维素纳米晶可以形成向列型液晶，这与其近晶层状结构有关。玻璃化转变温度变化范围为 281.2～281.8℃，各向同性熔体转变温度变化范围是 341.6～362.8℃。随着取代度的增加，玻璃化转变温度与各向同性熔体转变温度之间的温度差逐渐增大。

形成液晶相的纤维素纳米晶具有广阔的应用前景，由于其具备的独特的光学性能，为开发制备感应器、压电材料以及光学材料提供了先决条件。此外，还有研究探索其应用于光激发材料以及手性模板领域的相关研究[119]。

7.5　细菌纤维素纳米晶的研究和应用展望

细菌纤维素是微生物发酵产生的纤维素膜，它的化学结构和植物纤维素很相似，而且纯度更高。细菌纤维素具有较高的热稳定性、保水能力和膨胀系数，这些特点都使得其制备成纤维素纳米晶具有很好的特性。经过酸处理、物理机械处理、酶处理和氧化处理，将非纤维成分和纤维素的非晶区去除，得到纳米级别棒状纤维结晶。纤维素纳米晶较普通纤维有着很多特有的性质，能够媲美甚至超过很多高分子复合材料的弹性模量、抗张强度，同时也具有较高化学反应活性、较大比表面积、高纯度、高结晶度及超细结构、特有的光学性能和极强的力学性能等。随着在细菌纤维素纳米晶的制备方法、性能、应用等方面的深入研究，其有望在生物医药、智能材料和传感器、增强材料、催化材料、包装材料等领域拓展更广阔的应用前景。

参 考 文 献

[1]　Habibi Y, Lucia L A, Rojas O J. Cellulose nanocrystals: chemistry, self-assembly, and applications. Chemical Reviews, 2010, 110（6）: 3479-3500.

[2] Klemm D, Kramer F, Moritz S, et al. Nanocelluloses: a new family of nature-based materials. Angewandte Chemie International Edtion in English, 2011, 50 (24): 5438-5466.

[3] Luo H L, Xiong G Y, Li Q P, et al. Preparation and properties of a novel porous poly (lactic acid) composite reinforced with bacterial cellulose nanowhiskers. Fibers and Polymers, 2014, 15 (12): 2591-2596.

[4] Hsieh Y C, Yano H, Nogi M, et al. An estimation of the Young's modulus of bacterial cellulose filaments. Cellulose, 2008, 15 (4): 507-513.

[5] Guhados G, Wan W K, Hutter J L. Measurement of the elastic modulus of single bacterial cellulose fibers using atomic force microscopy. Langmuir, 2005, 21 (14): 6642-6646.

[6] Hirai A, Inui O, Horii F, et al. Phase separation behavior in aqueous suspensions of bacterial cellulose nanocrystals prepared by sulfuric acid treatment. Langmuir, 2009, 25 (1): 497-502.

[7] 陈秀丽. 温敏性纤维素纳米晶须的可控聚合与生物相容性评价. 武汉: 华中科技大学, 2016.

[8] Siró I, Plackett D. Microfibrillated cellulose and new nanocomposite materials: a review. Cellulose, 2010, 17 (3): 459-494.

[9] Brinchi L, Cotana F, Fortunati E, et al. Production of nanocrystalline cellulose from lignocellulosic biomass: technology and applications. Carbohydrate Polymers, 2013, 94 (1): 154-169.

[10] Henriksson M, Henriksson G, Berglund L A, et al. An environmentally friendly method for enzyme-assisted preparation of microfibrillated cellulose (MFC) nanofibers. European Polymer Journal, 2007, 43 (8): 3434-3441.

[11] Leung A C W, Hrapovic S, Lam E, et al. Characteristics and properties of carboxylated cellulose nanocrystals prepared from a novel one-step procedure. Small, 2011, 7 (3): 302-305.

[12] Lalia B S, Guillen E, Arafat H A, et al. Nanocrystalline cellulose reinforced PVDF-HFP membranes for membrane distillation application. Desalination, 2014, 332 (1): 134-141.

[13] Abraham E, Deepa B, Pothan L A, et al. Physicomechanical properties of nanocomposites based on cellulose nanofibre and natural rubber latex. Cellulose, 2013, 20 (1): 417-427.

[14] Kovacs T, Naish V, O'Connor B, et al. An ecotoxicological characterization of nanocrystalline cellulose (NCC). Nanotoxicology, 2010, 4 (3): 255-270.

[15] Lavoine N, Desloges I, Dufresne A, et al. Microfibrillated cellulose-its barrier properties and applications in cellulosic materials: a review. Carbohydrate Polymers, 2012, 90 (2): 735-764.

[16] 孙勇慧, 刘鹏涛, 刘忠. 细菌纤维素的应用进展. 材料导报, 2015, 29 (5): 62-67.

[17] Amin M C I M, Abadi A G, Katas H. Purification, characterization and comparative studies of spray-dried bacterial cellulose microparticles. Carbohydrate Polymers, 2014, 99: 180-189.

[18] Liu Y F, Wang H S, Yu G, et al. A novel approach for the preparation of nanocrystalline cellulose by using phosphotungstic acid. Carbohydrate Polymers, 2014, 110: 415-422.

[19] Pirani S, Hashaikeh R. Nanocrystalline cellulose extraction process and utilization of the byproduct for biofuels production. Carbohydrate Polymers, 2013, 93 (1): 357-363.

[20] 姚文润, 徐清华. 纳米纤维素制备的研究进展. 纸和造纸, 2014, 33 (11): 49-55.

[21] 陈秋宏. 纤维素纳米晶稳定高内相乳液及应用. 广州: 华南理工大学, 2018.

[22] Roohani M, Habibi Y, Belgacem N M, et al. Cellulose whiskers reinforced polyvinyl alcohol copolymers nanocomposites. European Polymer Journal, 2008, 44 (8): 2489-2498.

[23] Zoppe J O, Peresin M S, Habibi Y, et al. Reinforcing poly (ε-caprolactone) nanofibers with cellulose nanocrystals. ACS Applied Materials and Interfaces, 2009, 1 (9): 1996-2004.

[24] Beck-Candanedo S, Roman M, Gray D G. Effect of reaction conditions on the properties and behavior of wood

cellulose nanocrystal suspensions. Biomacromolecules，2005，6（2）：1048-1054.

[25] Bondeson D，Oksman K. Dispersion and characteristics of surfactant modified cellulose whiskers nanocomposites. Composite Interfaces，2007，14（7-9）：617-630.

[26] Araki J，Kuga S. Effect of trace electrolyte on liquid crystal type of cellulose microcrystals. Langmuir，2001，17（15）：4493-4496.

[27] Elazzouzi-Hafraoui S，Nishiyama Y，Putaux J L，et al. The shape and size distribution of crystalline nanoparticles prepared by acid hydrolysis of native cellulose. Biomacromolecules，2008，9（1）：57-65.

[28] Moreau C，Villares A，Capron I，et al. Tuning supramolecular interactions of cellulose nanocrystals to design innovative functional materials. Industrial Crops and Products，2016，93：96-107.

[29] 金志文，车玉菊. 纤维纳米晶须及其水凝胶的研究进展. 高分子材料科学与工程，2019，35（2）：183-190.

[30] 杜文博. 纤维素纳米晶的功能化修饰及其应用研究. 湘潭：湘潭大学，2018.

[31] 郭旭霞，郭娟，卢芸，等. 纤维素纳米晶体尺寸控制及其检测技术研究进展. 木材工业，2015，29（4）：22-25 + 35.

[32] Sèbe G，Ham-Pichavant F，Ibarboure E，et al. Supramolecular structure characterization of cellulose Ⅱ nanowhiskers produced by acid hydrolysis of cellulose I substrates. Biomacromolecules，2012，13（2）：570-578.

[33] Bondeson D，Mathew A，Oksman K. Optimization of the isolation of nanocrystals from microcrystalline celluloseby acid hydrolysis. Cellulose，2006，13（2）：171-180.

[34] Chen Y，Sharma-Shivappa R R，Keshwani D，et al. Potential of agricultural residues and hay for bioethanol production. Applied Biochemistry and Biotechnology，2007，142（3）：276-290.

[35] Keivani Nahr F，Mokarram R R，Hejazi M A，et al. Optimization of the nanocellulose based cryoprotective medium to enhance the viability of freeze dried lactobacillus plantarum using response surface methodology. LWT-Food Science and Technology，2015，64（1）：326-332.

[36] Zhang T T，Cheng Q Y，Ye D O，et al. Tunicate cellulose nanocrystals reinforced nanocomposite hydrogels comprised by hybrid cross-linked networks. Carbohydrate Polymers，2017，169：139-148.

[37] Sacui I A，Nieuwendaal R C，Burnett D J，et al. Comparison of the properties of cellulose nanocrystals and cellulose nanofibrils isolated from bacteria，tunicate，and wood processed using acid，enzymatic，mechanical，and oxidative methods. ACS Applied Materials and Interfaces，2014，6（9）：6127-6138.

[38] Jiang F，Esker A R，Roman M. Acid-catalyzed and solvolytic desulfation of H_2SO_4-hydrolyzed cellulose nanocrystals. Langmuir，2010，26（23）：17919-17925.

[39] Yu H Y，Qin Z Y，Liu L，et al. Comparison of the reinforcing effects for cellulose nanocrystals obtained by sulfuric and hydrochloric acid hydrolysis on the mechanical and thermal properties of bacterial polyester. Composites Science and Technology，2013，87：22-28.

[40] Rohaizu R，Wanrosli W D. Sono-assisted TEMPO oxidation of oil palm lignocellulosic biomass for isolation of nanocrystalline cellulose. Ultrasonics Sonochemistry，2017，34：631-639.

[41] Soni B，Hassan E B，Mahmoud B. Chemical isolation and characterization of different cellulose nanofibers from cotton stalks. Carbohydrate Polymers，2015，134：581-589.

[42] Habibi Y，Chanzy H，Vignon M R. TEMPO-mediated surface oxidation of cellulose whiskers. Cellulose，2006，13（6）：679-687.

[43] Benhamou K，Dufresne A，Magnin A，et al. Control of size and viscoelastic properties of nanofibrillated cellulose from palm tree by varying the TEMPO-mediated oxidation time. Carbohydrate Polymers，2014，99：74-83.

[44] 张开涛，商士斌，刘鹤，等. 纤维素纳米晶体制备及其在无机纳米复合材料方面的应用. 化工新型材料，2015，

43（7）：194-196＋208.

[45] 胡阳，卢麒麟，唐丽荣，等. 蛀粉直接氧化降解制备纤维素纳米晶体的表征. 福建农林大学学报（自然科学版），2014，43（5）：547-550.

[46] Dong S，Bortner M J，Roman M. Analysis of the sulfuric acid hydrolysis of wood pulp for cellulose nanocrystal production：a central composite design study. Industrial Crops and Products，2016，93：76-87.

[47] 蒋玲玲，陈小泉，李宗任. 纤维素酶制备纳米纤维素晶体的研究. 化学与生物工程，2008，25（12）：63-66.

[48] 卓治非，房桂干，沈葵忠，等. 酶解竹子溶解浆制备纳米纤维素晶体及其性能表征. 江苏造纸，2015，（1）：14-17.

[49] Martínez-Sanz M，Lopez-Rubio A，Lagaron J M. Optimization of the nanofabrication by acid hydrolysis of bacterial cellulose nanowhiskers. Carbohydrate Polymers，2011，85（1）：228-236.

[50] Vasconcelos N F，Feitosa J P A，da Gama F M P，et al. Bacterial cellulose nanocrystals produced under different hydrolysis conditions：properties and morphological features. Carbohydrate Polymers，2017，155：425-431.

[51] Pa'e N，Liew W C，Muhamad I I. Production of cellulose nano-crystals from bacterial fermentation. Materials Today：Proceedings，2019，7：754-762.

[52] Pirich C L，de Freitas R A，Woehl M A，et al. Bacterial cellulose nanocrystals：impact of the sulfate content on the interaction with xyloglucan. Cellulose，2015，22（3）：1773-1787.

[53] Anwar B，Bundjali B，Arcana I M. Isolation of cellulose nanocrystals from bacterial cellulose produced from pineapple peel waste juice as culture medium. Procedia Chemistry，2015，16：279-284.

[54] George J，Kumar R，Sajeevkumar V A，et al. Hybrid HPMC nanocomposites containing bacterial cellulose nanocrystals and silver nanoparticles. Carbohydrate Polymers，2014，105：285-292.

[55] Ávila Ramírez J A，Suriano C J，Cerrutti P，et al. Surface esterification of cellulose nanofibers by a simple organocatalytic methodology. Carbohydrate Polymers，2014，114：416-423.

[56] George J，Ramana K V，Bawa A S，et al. Bacterial cellulose nanocrystals exhibiting high thermal stability and their polymer nanocomposites. International Journal of Biological Macromolecules，2011，48（1）：50-57.

[57] Martínez-Sanz M，Abdelwahab M A，Lopez-Rubio A，et al. Incorporation of poly（glycidylmethacrylate）grafted bacterial cellulose nanowhiskers in poly（lactic acid）nanocomposites：improved barrier and mechanical properties. European Polymer Journal，2013，49（8）：2062-2072.

[58] Ahola S，Turon X，Österberg M，et al. Enzymatic hydrolysis of native cellulose nanofibrils and other cellulose model films：effect of surface structure. Langmuir，2008，24（20）：11592-11599.

[59] Ambrosio-Martin J，Lopez-Rubio A，Fabra M J，et al. Assessment of ball milling methodology to develop polylactide-bacterial cellulose nanocrystals nanocomposites. Journal of Applied Polymer Science，2015，132（10）：41605.

[60] Abral H，Lawrensius V，Handayani D，et al. Preparation of nano-sized particles from bacterial cellulose using ultrasonication and their characterization. Carbohydrate Polymers，2018，191：161-167.

[61] Anglès M N，Dufresne A. Plasticized starch/tunicin whiskers nanocomposite materials. 2. Mechanical behavior. Macromolecules，2001，34（9）：2921-2931.

[62] Espinosa S C，Sapkota J，Biyani M，et al. Cellulose nanocrystal based nanocomposites：from new methods for extracting biorenewable nanocrystals to healable nanomaterials. Abstracts of Papers of the American Chemical Society，2014：247.

[63] 颜慧琼，陈秀琼，刘海芳，等. 细菌纤维素纳米晶稳定液体石蜡 Pickering 乳液的制备. 日用化学工业，2016，46（5）：257-263.

[64] Pandey J K，Chu W S，Kim C S，et al. Bio-nano reinforcement of environmentally degradable polymer matrix by cellulose whiskers from grass. Composites Part B，2009，40（7）：676-680.

[65] Bonini C，Heux L，Cavaillé J Y，et al. Rodlike cellulose whiskers coated with surfactant：a small-angle neutron scattering characterization. Langmuir，2002，18（8）：3311-3314.

[66] Rojas O J，Montero G A，Habibi Y. Electrospun nanocomposites from polystyrene loaded with cellulose nanowhiskers. Journal of Applied Polymer Science，2010，113（2）：927-935.

[67] Zhou Q，Brumer H，Teeri T T. Self-organization of cellulose nanocrystals adsorbed with xyloglucan oligosaccharide-poly（ethylene glycol）-polystyrene triblock copolymer. Macromolecules，2009，42（15）：5430-5432.

[68] Cunha A G，Jean-Bruno M，Bernard C，et al. Preparation of double Pickering emulsions stabilized by chemically tailored nanocelluloses. Langmuir，2014，30（31）：9327-9335.

[69] Shang W T，Sheng Z W，Shen Y X，et al. Study on oil absorbency of succinic anhydride modified banana cellulose in ionic liquid. Carbohydrate Polymers，2016，141：135-142.

[70] Liu C F，Sun R C，Zhang A P，et al. Homogeneous modification of sugarcane bagasse cellulose with succinic anhydride using a ionic liquid as reaction medium. Carbohydrate Research，2007，342（7）：919-926.

[71] Liu C F，Zhang A P，Li W Y，et al. Succinoylation of cellulose catalyzed with iodine in ionic liquid. Industrial Crops and Products，2010，31（2）：363-369.

[72] Liu C F，Sun R C，Zhang A P，et al. Structural and thermal characterization of sugarcane bagasse cellulose succinates prepared in ionic liquid. Polymer Degradation and Stability，2006，91（12）：3040-3047.

[73] Ribeiro-Viana R M，Faria-Tischer P C S，Tischer C A. Preparation of succinylated cellulose membranes for functionalization purposes. Carbohydrate Polymers，2016，148：21-28.

[74] Huihong Y，Yoshiharu N，Masahisa W，et al. Surface acylation of cellulose whiskers by drying aqueous emulsion. Biomacromolecules，2006，7（3）：696-700.

[75] 郭瑞，丁恩勇. 纳米微晶纤维素胶体的流变性研究. 高分子材料科学与工程，2006，（5）：125-127.

[76] 范玉晶，章毅鹏，桂红星，等. 纳米晶纤维素悬浮液流变性能的研究. 广州化工，2010，38（7）：72-74.

[77] Roman M，Gray D G. Parabolic focal conics in self-assembled solid films of cellulose nanocrystals. Langmuir，2005，21（12）：5555-5561.

[78] 代林林，李伟，曹军，等. 纳米晶纤维素手性向列型液晶相结构的形成、调控及应用. 化学进展，2015，27（7）：861-869.

[79] Cheung C C Y，Giese M，Kelly J A，et al. Iridescent chiral nematic cellulose nanocrystal/polymer composites assembled in organic solvents. ACS Macro Letters，2013，2（11）：1016-1020.

[80] Nguyen T D，Hamad W Y，MacLachlan M J. Aerogel templating on functionalized fibers of nanocellulose networks. Materials Chemistry Frontiers，2018，2（9）：1655-1663.

[81] Roman M. Toxicity of cellulose nanocrystals：a review. Industrial Biotechnology，2015，11（1）：25-33.

[82] 付俊俊，田彦，陶劲松. 纳米微晶纤维素的表面基团及其改性. 中国造纸，2018，37（1）：50-59.

[83] de Nooy A E J，Besemer A C，van Bekkum H. Highly selective tempo mediated oxidation of primary alcohol groups in polysaccharides. Recueil des Travaux Chimiques des Pays-Bas，1994，113（3）：165-166.

[84] Hasani M，Cranston E D，Westman G，et al. Correction：cationic surface functionalization of cellulose nanocrystals. Soft Materials，2015，11（37）：7440-7440.

[85] Zaman M，Xiao H，Chibante F，et al. Synthesis and characterization of cationically modified nanocrystalline cellulose. Carbohydrate Polymers，2012，89（1）：163-170.

[86] Yuan H, Nishiyama Y, Wada M, et al. Surface acylation of cellulose whiskers by drying aqueous emulsion. Biomacromolecules, 2006, 7 (3): 696-700.

[87] Goussé C, Chanzy H, Excoffier G, et al. Stable suspensions of partially silylated cellulose whiskers dispersed in organic solvents. Polymer, 2002, 43 (9): 2645-2651.

[88] Kloser E, Gray D G. Surface grafting of cellulose nanocrystals with poly (ethylene oxide) in aqueous media. Langmuir, 2010, 26 (16): 13450-13456.

[89] Peng B L, Han X, Liu H L, et al. Interactions between surfactants and polymer-grafted nanocrystalline cellulose. Colloids and Surfaces A, 2013, 421: 142-149.

[90] Goffin A L, Raquez J M, Duquesne E, et al. From interfacial ring-opening polymerization to melt processing of cellulose nanowhisker-filled polylactide-based nanocomposites. Biomacromolecules, 2011, 12 (7): 2456-2465.

[91] Morandi G, Heath L, Thielemans W. Cellulose nanocrystals grafted with polystyrene chains through surface-initiated atom transfer radical polymerization (SI-ATRP). Langmuir, 2009, 25 (14): 8280-8286.

[92] Zoppe J O, Habibi Y, Rojas O J, et al. Poly (N-isopropylacrylamide) brushes grafted from cellulose nanocrystals via surface-initiated single-electron transfer living radical polymerization. Biomacromolecules, 2010, 11 (10): 2683-2691.

[93] de Amorim J D P, de Souza K C, Duarte C R, et al. Plant and bacterial nanocellulose: production, properties and appllctions in medicine, food, cosmetics, electronics and engineering. A review. Environmental Chemistry Letters, 2020, 18 (3): 851-869.

[94] Miao C, Hamad W Y. Cellulose reinforced polymer composites and nanocomposites: a critical review. Cellulose, 2013, 20 (5): 2221-2262.

[95] Cha R T, He Z B, Ni Y H. Preparation and characterization of thermal/pH-sensitive hydrogel from carboxylated nanocrystalline cellulose. Carbohydrate Polymers, 2012, 88 (2): 713-718.

[96] Seoane I T, Cerrutti P, Vazquez A, et al. Polyhydroxybutyrate-based nanocomposites with cellulose nanocrystals and bacterial cellulose. Journal of Polymers and the Environment, 2017, 25 (3): 586-598.

[97] Liu X B, Souzandeh H, Zheng Y D, et al. Soy protein isolate/bacterial cellulose composite membranes for high efficiency particulate air filtration. Composites Science and Technology, 2017, 138: 124-133.

[98] Sun Y, Meng C M, Zheng Y D, et al. The effects of two biocompatible plasticizers on the performance of dry bacterial cellulose membrane: a comparative study. Cellulose, 2018, 25 (10): 5893-5908.

[99] Zhou Y, Fuentes-Hernandez C, Khan T M, et al. Recyclable organic solar cells on cellulose nanocrystal substrates. Scientific Reports, 2013, 3 (1): 1536.

[100] Zhou Y, Khan T M, Liu J C, et al. Efficient recyclable organic solar cells on cellulose nanocrystal substrates with a conducting polymer top electrode deposited by film-transfer lamination. Organic Electronics, 2014, 15 (3): 661-666.

[101] Csoka L, Hoeger I C, Rojas O J, et al. Piezoelectric effect of cellulose nanocrystals thin films. ACS Macro Letters, 2012, 1 (7): 867-870.

[102] Sun Y, Qiao K, Zheng Y D, et al. Mussel-inspired fabrication of a flexible free-standing membrane cathode for oxygen reduction in neutral media. Journal of Electroanalytical Chemistry, 2017, 799: 377-385.

[103] Yue L, Zheng Y D, Xie Y J, et al. Preparation of a carboxymethylated bacterial cellulose/polyaniline composite gel membrane and its characterization. RSC Advances, 2016, 6 (73): 68599-68605.

[104] Yue L, Xie Y J, Zheng Y D, et al. Sulfonated bacterial cellulose/polyaniline composite membrane for use as gel polymer electrolyte. Composites Science and Technology, 2017, 145: 122-131.

[105] Domingues R M A，Gomes M E，Reis R L. The potential of cellulose nanocrystals in tissue engineering strategies. Biomacromolecules，2014，15（7）：2327-2346.

[106] Dugan J M，Gough J E，Eichhorn S J. Bacterial cellulose scaffolds and cellulose nanowhiskers for tissue engineering. Nanomedicine，2013，8（2）：287-298.

[107] Wang Y S，Yuan X L，Yu K，et al. Fabrication of nanofibrous microcarriers mimicking extracellular matrix for functional microtissue formation and cartilage regeneration. Biomaterials，2018，171：118-132.

[108] Sun Y，Quan Q，Meng H Y，et al. Enhanced neurite outgrowth on a multiblock conductive nerve scaffold with self-powered electrical stimulation. Advanced Healthcare Materials，2019，8（10）：1900127.

[109] Kalkan N A，Aksoy S，Aksoy E A，et al. Preparation of chitosan-coated magnetite nanoparticles and application for immobilization of laccase. Journal of Applied Polymer Science，2012，123（2）：707-716.

[110] Wang J Z，Zhao G H，Li Y F，et al. Reversible immobilization of glucoamylase onto magnetic chitosan nanocarriers. Applied Microbiology and Biotechnology，2013，97（2）：681-692.

[111] 曹诗林. 磁性纤维素纳米晶固定化酶的制备及应用研究. 广州：华南理工大学，2016.

[112] Kim H J，Park S，Kim S H，et al. Biocompatible cellulose nanocrystals as supports to immobilize lipase. Journal of Molecular Catalysis B，2015，122：170-178.

[113] Poetzinger Y，Rabel M，Ahrem H，et al. Polyelectrolyte layer assembly of bacterial nanocellulose whiskers with plasmid DNA as biocompatible non-viral gene delivery system. Cellulose，2018，25（3）：1939-1960.

[114] Lee K Y，Shamsuddin S R，Fortea-Verdejo M，et al. Manufacturing of robust natural fiber preforms utilizing bacterial cellulose as binder. Jove-Journal of Visualized Experiments，2014，（87）：e51432.

[115] Li M，Yin X C，Zhou X D，et al. Surface treatment of single sisal fibers with bacterial cellulose and its enhancement in fiber-polymer adhesion properties. Composite Interfaces，2018，25（9）：839-853.

[116] Lee K Y，Ho K K C，Schlufter K，et al. Hierarchical composites reinforced with robust short sisal fibre preforms utilising bacterial cellulose as binder. Composites Science and Technology，2012，72（13）：1479-1486.

[117] Xie Y J，Zheng Y D，Fan J S，et al. Novel electronic-ionic hybrid conductive composites for multifunctional flexible bioelectrode based on *in situ* synthesis of poly（dopamine）on bacterial cellulose. ACS Applied Materials and Interfaces，2018，10（26）：22692-22702.

[118] Wang Y，Luo Q，Peng B，et al. A novel thermotropic liquid crystalline-benzoylated bacterial cellulose. Carbohydrate Polymers，2008，74（4）：875-879.

[119] Lagerwall J P F，Schütz C，Salajkova M，et al. Cellulose nanocrystal-based materials：from liquid crystal self-assembly and glass formation to multifunctional thin films. NPG Asia Materials，2014，6（1）：e80.

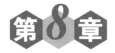

第8章

>>

细菌纤维素药物载体

为了更精准地控制药量、降低给药频率、稳定药物浓度、提高疗效并降低毒副作用，新型药物制剂受到广泛的关注和研究[1]。BC 作为一种天然的高分子纳米生物材料，具有精细的三维网络结构和较大的比表面积、良好的亲水性和保水能力、优良的力学性能和生物相容性，在生物医学领域有广泛的应用前景[2, 3]。BC 已被证实是一种用途广泛的功能性生物材料，可以用于开发诊断传感器，用作植入物和组织工程支架[4]、药物递送载体[5]、伤口敷料材料等[6]。BC 用于药物载体时，能有效降低药物释放速率，达到缓释效果[7]。BC 载药系统包括可控药物载体、经皮/透皮药物载体、牙科药物载体、蛋白质载体、组织工程药物载体、大分子前药载体和基于分子印迹聚合物的对映选择性药物载体[8]。此外，BC 还可通过生物改性、物理复合和化学修饰等方法改善其性能，扩展其应用潜能[9, 10]。在此，本章介绍了 BC 在口腔、经皮和牙科等给药系统的应用。

8.1 口腔给药系统

在口腔给药系统中，BC 载药系统的药物负载和释放会受到多种因素（如膜厚度、处理方式和药物溶解度等）的影响。其中，BC 膜负载药物时，其载药量与膜的处理方式（湿态、部分干燥和冻干）有关，湿态和部分干燥处理的膜载药量较高，而冻干处理的膜载药量较低，这是由于冻干处理后 BC 膜纤维聚集，持水性下降，降低了其对药物的摄取能力[11]。此外，研究表明，溶解度较高的药物有更高的载药量[12]。当药物从 BC 载药膜中释放出来时，其释放过程受到菲克扩散和基材溶胀的共同控制，以菲克扩散为主导，基材溶胀起协同作用。因此，药物的释放速率与 BC 膜的厚度成反比，与溶胀程度成正比，与药物溶解度成正比[12, 13]。BC 膜的溶胀行为可以通过干燥处理进行调控。烘干处理的 BC 膜网络结构几乎被完全破坏，无法再溶胀，最终导致药物快速释放，无缓释效果。然而，冻干处理的 BC 膜能够较好地保持网络结构，遇水后再溶胀，极大地延长药物释放时间。另外，载药膜的药物释放行为显示出明显的 pH 敏感性，BC 膜在中性环境［模拟肠液（SIF）］中的溶胀度高于其在酸性环境［模拟胃液（SGF）］中的溶胀度，因此表现出更快的释放速率（图 8-1）[12]。此外，对药物而言，溶解度越高越有利于其扩散，因而释放速率越快。

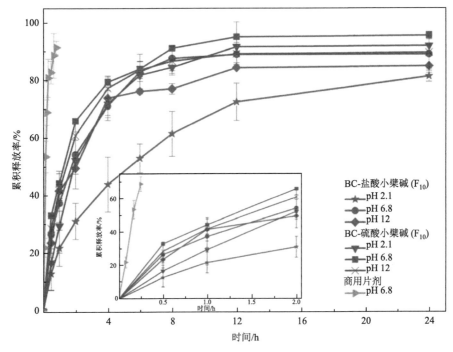

图 8-1　厚度 10 mm 的冻干 BC-盐酸小檗碱和 BC-硫酸小檗碱膜的药物释放特性，商业片剂作为对照[12]

为了进一步提升 BC 的缓释控释能力，可以通过加入添加剂、溶液浸渍、共混复合以及化学修饰等方法对 BC 进行改性[14]。在培养基中加入某些水溶性添加剂，可以影响纤维的分泌和组装过程，从而有效改变 BC 的结构和性质。例如，在培养基中添加羟丙基甲基纤维素（HPMC）得到的改性 BC 具有更好的再水合性能和小分子吸收能力，可用于小分子药物的递送[9]。再者，在培养基中加入水不溶性材料，则可原位生成基于 BC 的复合物。Luo 等[15]通过在培养基中加入氧化石墨烯（GO），制备了具有更高载药量、更好细胞相容性以及更佳缓释效果的 GO/BC 复合材料，同时保留了 BC 的 pH 响应能力。此外，溶液浸渍和共混复合也是制备 BC 基复合材料的常见方法。Saidi 等[16]将聚合物单体以及交联剂通过溶液浸渍法载入 BC 中，原位聚合了具有非细胞毒性和 pH 敏感性的聚 N-甲基丙烯酰基甘氨酸/BC 复合材料。Pavaloiu 等[17]将 BC 膜打碎后与聚乙烯醇-布洛芬/壳聚糖溶液共混，溶剂蒸发后得到具有缓释效果的载药膜。类似地，将 BC 粉碎后与海藻酸钠、多壁碳纳米管共混，则可制备兼具 pH 响应性和电响应性的多功能复合水凝胶，并可通过控制电压获得药物的脉冲式释放[18]。另外，Badshah 等[19]对 BC 表面进行了乙酰化改性，在 BC 表面产生了一层疏水涂层，增强了材料的药物缓释能力。

得益于 BC 及其复合物的 pH 响应性，BC 药物缓释系统可在胃环境中保护药物，在肠道环境中持续释放，是蛋白质药物的理想载体。Müller 等[20]以白蛋白和萤光素酶作为模式药物，探讨了通过不同方式（未冻干和冻干）处理的 BC 膜对蛋白质药物的可控吸收，以及不同温度下药物的可控释放。同时，凝胶电泳和萤光素酶活性检测结果表明，蛋白质药物在负载和释放过程中未发生降解或聚集，生物活性得以保留。Mohd Amin 及其团队构建了负载牛血清白蛋白（BSA）的 BC-聚丙烯酸（BC-g-PAA）药物缓释系统[21, 22]。如图 8-2（a）所示，蛋白质在胃环境中仅少量释放，在肠道环境中持续释放。另外，该复合水凝胶对肠道尤其是结肠具有良好的黏附性，有助于增加载药凝胶在肠道的停留时间并增强药物吸收 [图 8-2（b）]。综上所述，BC 作为肠道吸收药物（如肽、蛋白质、抗酸药物等）的缓释载体具有很大的应用前景。

在口腔给药系统中，BC 通常被制成片剂和膜剂药物载体，但也可加工成其他制剂或作为添加剂增强其他材料的性能。例如，Ahmad 等[23]将 BC-g-PAA 膜粉碎研磨，筛选出 50～100 μm 的水凝胶微粒，以用于胰岛素的肠道释放。Ullah 等[24]利用模具将 BC 制成胶囊状，干燥定形并载药后得到突释胶囊，随后在 BC 胶囊

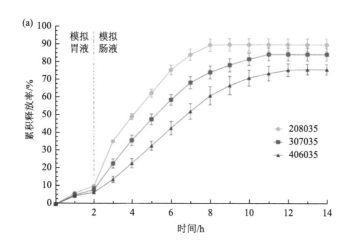

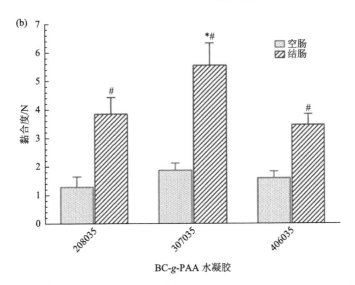

图 8-2　35 kGy 电子束辐射制备的不同质量比的 **BC-*g*-PAA** 水凝胶在模拟肠液和胃液中的药物缓释行为（a）以及在空肠和结肠上的黏合度（b）[22]

208035 表示 20%（体积分数）AA 和 80% BC 分散液在 35 kGy 电子束照射下成胶；307035 表示 30%（体积分数）AA 和 70% BC 分散液在 35 kGy 电子束照射下成胶；406035 表示 40%（体积分数）AA 和 60% BC 分散液在 35 kGy 电子束照射下成胶

内装入填充剂，则可得到缓释胶囊。此外，BC 被粉碎研磨成纤维后，可以作为增强材料分散到羧甲基纤维素钠（NaCMC）聚合膜中，通过调节 BC 纤维浓度控制 NaCMC 的溶胀度，实现药物的可控释放[25]。

8.2　经皮给药系统

　　经皮给药系统，又称透皮给药系统，具有提供恒定的药物浓度、减少药物剂量、降低潜在的毒副作用等特点。常见的经皮给药系统包括合成高分子经皮给药贴片和生物高分子给药贴片，前者的市场占有率更高，而后者（如纤维素贴片）则具有更安全、生物相容性更好和可降解等优势[26]。

　　BC 具有优良的机械性能、良好的生物相容性和精细的三维网络结构，在经皮给药领域受到广泛的关注。优良的机械性能（韧性和柔性）有助于 BC 膜更好地与人体皮肤贴合。良好的生物相容性使得 BC 对人类皮肤无刺激。Almeida 等[27]对 BC 贴片进行了临床评价，结果表明 BC 具有良好的保湿性能，不会对皮肤屏障造成损伤，也不会使人体皮肤产生刺痛或瘙痒等刺激症状，同时其三维网络结构有利于药物的载入和持续释放。Silva 等[28]利用 BC 膜制备出一种渗透率与市售膏药相似的双氯芬酸钠盐（一种典型的非甾体抗炎药）纳米经皮给药系统。Trovatti等[29]用两种模型药物（盐酸利多卡因和布洛芬）对 BC 经皮给药系统进行了评价，重点考察了药物在人表皮中的渗透率。其中，亲水性药物（盐酸利多卡因）的渗透率比对照组（市售载药凝胶和 PEG400 药液）低，但亲脂性药物（布洛芬）的渗透率几乎是对照组的 3 倍。Numata 等[30]研究了由 BC 水凝胶和两亲性嵌段共聚物纳米粒子［聚环氧乙烷-聚己内酯（PEO-b-PCL）］复合制成的药物递送系统，用于疏水性活性成分视黄醇的递送。因此，基于 BC 的载药缓释系统可应用于针对皮肤的护理和医疗领域。

　　BC 优异的特性使其广受国内外学者的关注，但高纯度和单一的结构也会限制其在经皮给药领域的应用，需要对 BC 进行改性以扩展其应用范围。由于 BC 中药物释放受到菲克扩散和基材溶胀的共同控制，因此，可以通过改变 BC 的网络结构调控药物释放速率。Stoica-Guzun 等[31]使用 γ 射线辐射诱导 BC 膜的物理结构产生变化，获得了不同的经皮给药控释性能。de Olyveira 等[32]也使用了 γ 射线辐射处理 BC，照射后的 BC 样品具有更高的孔密度，增强了药物的缓释效果。Müller 等[33]则向 BC 膜中添加了不同的亲水性小分子作为再水化添加剂，以改善风干 BC 再膨胀性和药物缓释能力，几种添加剂对 BC 再膨胀性的改善效果如图 8-3 所示。再水化添加剂能够降低 BC 纤维在干燥过程中的聚集，有助于维护 BC 的三维网状结构和药物缓释性能。再膨胀性越好的 BC 膜，其三维网络结构越接近原始 BC，药物释放速率越慢。反之，再膨胀性差的 BC 膜，网络结构被破坏，药物释放速率加快。此外，还可通过控制 BC 培养条件，如改变碳源（甘蔗糖蜜、糖浆和果糖）[34]、加入添加剂（不同取代度的羧甲基纤维素）[35]和改变菌株（通过化学和物理条件诱导 BC 菌株变异）[36]，原位发酵生成具有不同纤维密度和网络结构的 BC 膜，以控制其药物容量和药物释放行为。

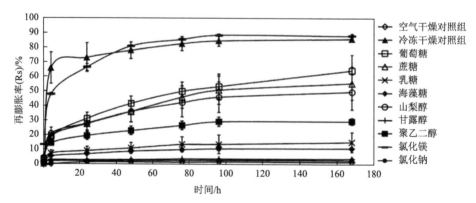

图 8-3　补充了再水化添加剂的干燥 BC 的再膨胀率（Rs）时间依赖性，空气干燥和冷冻干燥的 BC 作为对照[33]

Ye 等[37]将 BC 溶解（氯化 1-丁基-3-甲基咪唑为溶剂）后与明胶溶液（DMSO 为溶剂）、药物（氨苄西林）混合重塑成载药海绵，药物释放可持续 48 h。Khamrai 等[38]通过阴离子（PAA）改性的 BC 与带阳离子的壳聚糖相交联制备出无毒、可生物降解、柔韧、可载药、可自愈的 BC-g-PAA/壳聚糖复合膜。该复合膜能够在生理 pH（皮肤 pH = 5.5）下快速自愈合，药物缓释长达 120 h，药物释放率高达 84%。随后，研究人员又利用离子改性 BC 增强明胶基质，制备了高机械强度的自愈合水凝胶贴片，药物释放稳定平缓[39]。改性和复合能够在一定程度上优化 BC 的性能，并赋予其更多的特性，扩展了 BC 在经皮给药系统中的应用潜力。

BC 能够在伤口部位创造潮湿环境，吸收渗出物，沿伤口轮廓形成紧密的物理屏障，防止微生物感染，具有一定的止血、防粘连和促进伤口愈合的能力，是一种优良的伤口敷料。但是 BC 伤口敷料并不具备抗菌性，对已感染的创面没有作用，因此，在 BC 的经皮给药中，抗菌剂的载入和释放一直是研究热点。Shao 等[40]通过溶液浸渍法将抗生素［四环素（TCH）］载入 BC，制备了一种具有抗菌性能的透皮缓释膜。Khalid 等[41]通过浸渍法将具有抗菌性的氧化锌纳米颗粒载入 BC 膜，促进了感染性创口的愈合。类似地，Li 等[42]将 4,6-二氨基-2-嘧啶醇修饰的金纳米颗粒（Au-DAPT NPs）载入 BC 膜，体外抗菌实验和动物实验均表明，BC-Au-DAPT 复合膜能有效抗菌并促进伤口愈合（图 8-4）。Chen 等[43]则在 BC 培养基中混入具有抗菌活性的桑叶水解产物，原位发酵培养制备了具有抗菌性能的 BC 复合膜。

组织工程药物输送同样是 BC 经皮给药系统的热点之一，例如，装载表皮生长因子（EGF）以促进皮肤组织的再生和上皮化，装载血管内皮生长因子（VEGF）以促进支架材料血管生成。Picheth 等[44]将壳聚糖和海藻酸盐逐层沉积到含有 EGF 的氧化 BC 膜上，制备了一种对溶菌酶响应的新型伤口敷料（溶菌酶通常存在于受感染的皮肤伤口中）。体外模拟了未感染伤口（无溶菌酶）和感染伤口（含溶菌酶）两种药物释放模型。在模拟未感染伤口环境中，EGF 释放速率减缓，爆发释放效应削弱，表明 EGF 的释放速率受到壳聚糖-海藻酸盐结构和沉积层数的调控。在模拟感染伤口环境中，溶菌酶引起壳聚糖水解，从而破坏壳聚糖-海藻酸盐聚电解质层，引起 EGF 的快速释放和扩散。该复合膜能够根据正常伤口修复的需要缓慢释放 EGF，并在伤口感染时快速转变结构，使得 EGF 大量扩散和释放，促进伤口再上皮化。Wang 等[45]制备了载有 VEGF-丝素蛋白纳米颗粒的多孔明胶/BC 支架，支架中的 VEGF 释放长达 28 d，能够显著增强细胞增殖，并在植入体内后促进新血管生成。

BC 经皮给药系统还可以用作抗癌药物载体以治疗皮肤癌[46]。Taokaew 等[7]制备出载有山竹果皮乙醇提取物（如倒捻子素、各种酚类等生物活性物质）的 BC 载药膜。在非透皮扩散实验中，生物活性物质从 BC 膜中的释放取决于药物浓度、

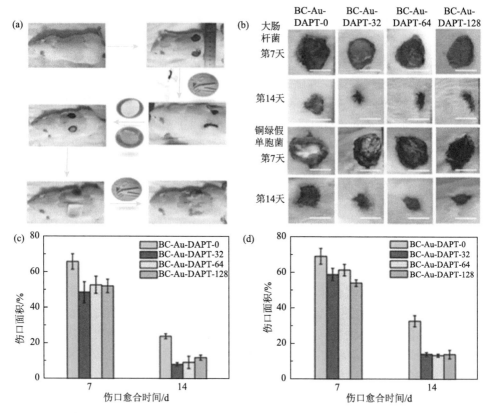

图 8-4　在 Wistar 大鼠皮肤上建立细菌感染全层创面模型的操作步骤，以及 BC 和各种
BC-Au-DAPT 纳米复合材料处理下的创面愈合过程:(a)建立细菌感染大鼠全层皮肤创面模型；
（ b ）纯 BC 和不同 BC-Au-DAPT 纳米复合材料治疗术后第 7 天和第 14 天伤口外观照片；
（ c ）术后第 7 天和第 14 天大肠杆菌感染创面的比例；（ d ）术后第 7 天和第 14 天铜绿假单胞
菌感染创面的比例。所有的标尺都为 10 mm[42]

浸渍时间和溶出介质的 pH。在以猪皮作为皮肤模型的透皮扩散实验中，酚类化合物的释放率为 59%～62%，其中 95.6%～99.5%被猪皮吸收。细胞实验显示，该 BC 载药改性膜对 B16-F10 黑素瘤细胞和 MCF-7 乳腺癌细胞具有明显的体外抗癌活性。BC 膜也可装载光敏剂（如氯代铝酞菁）进行皮肤癌的光动力治疗（PDT）[47]。以猪耳朵为皮肤模型完成了皮肤渗透和体外保留率测试，结果表明，载入 BC 的氯代铝酞菁保留在角质层和表皮/真皮中。

除了模式药物、抗菌药物、生长因子和抗癌药物之外，BC 还可用作细胞载体。Loh 等[48]研究了输送人表皮角质形成细胞和真皮成纤维细胞的丙烯酸（AA）/BC 水凝胶治疗全层皮肤损伤的能力。体外实验结果表明，AA/BC 水凝胶具有优异的细胞附着能力，能够在有限的迁移条件下维持细胞活性，并允许细胞转移（图 8-5）。

这种 AA/BC 水凝胶具有用作促全层伤口愈合的细胞载体和伤口敷料的潜在应用价值。

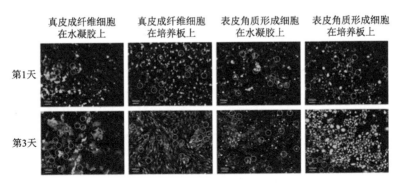

图 8-5　真皮成纤维细胞和表皮角质形成细胞在 AA/BC 水凝胶以及聚苯乙烯细胞培养板上生长 1 d 和 3 d 的活死细胞染色结果（活细胞呈绿色，死细胞呈红色，白圈内为死细胞）[48]

8.3　牙科给药系统

龋病是在以细菌感染为主的多种因素影响下，牙体硬组织发生的慢性进行性破坏的一种疾病，当发展到重度龋齿时，需要采取牙齿根管治疗甚至拔牙等措施。但治疗过程中，牙齿容易发生再感染。Yoshino 等[49]将 BC 卷制成尖状以作为牙齿根管治疗材料，并从溶液吸收、膨胀、拉伸强度、药物释放和生物相容性等方面对 BC 尖进行了评估。与常规材料（如纸尖）相比，BC 尖的液体吸收率是纸尖的 85 倍，具有优秀的膨胀性（纸尖无明显膨胀），即使在湿态下时也能保持高拉伸强度，以及远超纸尖的药物释放量（在 3 min 时 BC 尖释放的药物是纸尖释放的 20 倍）。Weyell 等[50]通过高碘酸氧化 BC 制备了可降解的牙科给药系统，药物在最初 1 h 内爆发释放，之后的 3～5 h 缓慢释放，这种双相药物释放行为符合拔牙或牙齿植入等手术的医疗需求。

在牙科医疗领域中，BC 也可装载骨诱导剂以促进牙齿修复。Costa 等[51]制备了耳石/BC 纳米复合材料，研究发现，该复合材料能刺激矿化组织屏障的形成并诱导牙髓的修复反应，有望成为一种新型的牙髓覆盖材料。Koike 等[52]在 BC 中负载骨形态发生蛋白 2（BMP-2），以促进骨再生，解决上颌后牙区骨量不足难以种植义齿的问题。载 BMP-2 的 BC 在兔额窦模型中表现出良好的生物相容性和促新骨形成能力。BC 既可以作为屏障膜，又可以作为药物缓释载体，促进骨重建，是一种理想的牙科种植生物材料。

BC 由于其卓越的物理性质、特殊的表面化学性质和优异的生物学特性（生物相容性、亲水性、生物降解性和低毒性）等优点备受关注[53]。BC 被证实是安全的，具有良好的生物相容性，并且不会引发刺激性炎症反应[54]。BC 的功能性修饰可拓展其在其他生物医学领域的应用，如制备成导电水凝胶，用于生物传导器、生物传感器、电刺激药物递送系统，以及神经元、肌肉和皮肤组织工程等[55]；为获得较温和的免疫应答，BC 也可通过选择合适的交联剂与其他多糖复合，包括淀粉、壳聚糖、果胶、藻酸盐、琼脂、葡聚糖、黄原胶和糖胺聚糖等，用于胰岛细胞的包封和卵巢卵泡的递送系统[56]。总之，BC 是一种可控药物输送的优良材料，对其进行功能性的修饰，并与其他生物医学应用结合起来，将是其在药物输送系统的发展趋势。

参 考 文 献

[1] Silvestre A J D, Freire C S R, Neto C P. Do bacterial cellulose membranes have potential in drug-delivery systems? Expert Opinion on Drug Delivery, 2014, 11（7）: 1113-1124.

[2] Picheth G F, Pirich C L, Sierakowski M R, et al. Bacterial cellulose in biomedical applications: a review. International Journal of Biological Macromolecules, 2017, 104: 97-106.

[3] Dahman Y. Nanostructured biomaterials and biocomposites from bacterial cellulose nanofibers. Journal of Nanoscience and Nanotechnology, 2009, 9（9）: 5105-5122.

[4] Moniri M, Boroumand moghaddam A, Azizi S, et al. Production and status of bacterial cellulose in biomedical engineering. Nanomaterials, 2017, 7（9）: 257.

[5] Halib N, Mohd Amin M C I, Ahmad I, et al. Topological characterization of a bacterial cellulose-acrylic acid polymeric matrix. European Journal of Pharmaceutical Sciences, 2014, 62: 326-333.

[6] de Oliveira Barud H G, da Silva R R, da Silva Barud H, et al. A multipurpose natural and renewable polymer in medical applications: bacterial cellulose. Carbohydrate Polymers, 2016, 153: 406-420.

[7] Taokaew S, Nunkaew N, Siripong P, et al. Characteristics and anticancer properties of bacterial cellulose films containing ethanolic extract of mangosteen peel. Journal of Biomaterials Science-Polymer Edition, 2014, 25（9）: 907-922.

[8] Ullah H, Santos H A, Khan T. Applications of bacterial cellulose in food, cosmetics and drug delivery. Cellulose, 2016, 23（4）: 2291-2314.

[9] Huang H C, Chen L C, Lin S B, et al. Nano-biomaterials application: in situ modification of bacterial cellulose structure by adding HPMC during fermentation. Carbohydrate Polymers, 2011, 83（2）: 979-987.

[10] Ullah H, Wahid F, Santos H A, et al. Advances in biomedical and pharmaceutical applications of functional bacterial cellulose-based nanocomposites. Carbohydrate Polymers, 2016, 150: 330-352.

[11] Badshah M, Ullah H, Khan S A, et al. Preparation, characterization and in-vitro evaluation of bacterial cellulose matrices for oral drug delivery. Cellulose, 2017, 24（11）: 5041-5052.

[12] Huang L, Chen X L, Nguyen T X, et al. Nano-cellulose 3D-networks as controlled-release drug carriers. Journal of Materials Chemistry B, 2013, 1（23）: 2976-2984.

[13] Adepu S, Khandelwal M. Ex-situ modification of bacterial cellulose for immediate and sustained drug release with insights into release mechanism. Carbohydrate Polymers, 2020, 249: 116816.

[14] Parte F G B, Santoso S P, Chou C C, et al. Current progress on the production, modification, and applications of bacterial cellulose. Critical Reviews in Biotechnology, 2020, 40（3）: 397-414.

[15] Luo H L，Ao H Y，Li G，et al. Bacterial cellulose/graphene oxide nanocomposite as a novel drug delivery system. Current Applied Physics，2017，17（2）：249-254.

[16] Saidi L，Vilela C，Oliveira H，et al. Poly（*N*-methacryloyl glycine）/nanocellulose composites as pH-sensitive systems for controlled release of diclofenac. Carbohydrate Polymers，2017，169：357-365.

[17] Pavaloiu R D，Stoica-Guzun A，Stroescu M，et al. Composite films of poly (vinyl alcohol)-chitosan-bacterial cellulose for drug controlled release. International Journal of Biological Macromolecules，2014，68：117-124.

[18] Shi X N，Zheng Y D，Wang C，et al. Dual stimulus responsive drug release under the interaction of pH value and pulsatile electric field for a bacterial cellulose/sodium alginate/multi-walled carbon nanotube hybrid hydrogel. RSC Advances，2015，5（52）：41820-41829.

[19] Badshah M，Ullah H，Khan A R，et al. Surface modification and evaluation of bacterial cellulose for drug delivery. International Journal of Biological Macromolecules，2018，113：526-533.

[20] Müller A，Ni Z，Hessler N，et al. The biopolymer bacterial nanocellulose as drug delivery system：investigation of drug loading and release using the model protein albumin. Journal of Pharmaceutical Sciences，2013，102（2）：579-592.

[21] Mohd Amin M C I，Ahmad N，Halib N，et al. Synthesis and characterization of thermo-and pH-responsive bacterial cellulose/acrylic acid hydrogels for drug delivery. Carbohydrate Polymers，2012，88（2）：465-473.

[22] Ahmad N，Mohd Amin M C I，Mahali S M，et al. Biocompatible and mucoadhesive bacterial cellulose-g-poly （acrylic acid）hydrogels for oral protein delivery. Molecular Pharmaceutics，2014，11（11）：4130-4142.

[23] Ahmad N，Mohd Amin M C I，Ismail I，et al. Enhancement of oral insulin bioavailability：*in vitro* and *in vivo* assessment of nanoporous stimuli-responsive hydrogel microparticles. Expert Opinion on Drug Delivery，2016，13（5）：621-632.

[24] Ullah H，Badshah M，Mäkilä E，et al. Fabrication，characterization and evaluation of bacterial cellulose-based capsule shells for oral drug delivery. Cellulose，2017，24（3）：1445-1454.

[25] Juncu G，Stoica-Guzun A，Stroescu M，et al. Drug release kinetics from carboxymethylcellulose-bacterial cellulose composite films. International Journal of Pharmaceutics，2016，510（2）：485-492.

[26] Santos L F，Correia I J，Silva A S，et al. Biomaterials for drug delivery patches. European Journal of Pharmaceutical Sciences，2018，118：49-66.

[27] Almeida I F，Pereira T，Silva N，et al. Bacterial cellulose membranes as drug delivery systems：an *in vivo* skin compatibility study. European Journal of Pharmaceutics and Biopharmaceutics，2014，86（3）：332-336.

[28] Silva N，Rodrigues A F，Almeida I F，et al. Bacterial cellulose membranes as transdermal delivery systems for diclofenac：*in vitro* dissolution and permeation studies. Carbohydrate Polymers，2014，106：264-269.

[29] Trovatti E，Freire C S R，Pinto P C，et al. Bacterial cellulose membranes applied in topical and transdermal delivery of lidocaine hydrochloride and ibuprofen：*in vitro* diffusion studies. International Journal of Pharmaceutics，2012，435（1）：83-87.

[30] Numata Y，Mazzarino L，Borsali R. A slow-release system of bacterial cellulose gel and nanoparticles for hydrophobic active ingredients. International Journal of Pharmaceutics，2015，486（1-2）：217-225.

[31] Stoica-Guzun A，Stroescu M，Tache F，et al. Effect of electron beam irradiation on bacterial cellulose membranes used as transdermal drug delivery systems. Nuclear Instruments and Methods in Physics Research Section B，2007，265（1）：434-438.

[32] de Olyveira G M，Costa L M M，Basmaji P. Physically modified bacterial cellulose as alternative routes for transdermal drug delivery. Journal of Biomaterials and Tissue Engineering，2013，3（2）：227-232.

[33] Müller A，Zink M，Hessler N，et al. Bacterial nanocellulose with a shape-memory effect as potential drug delivery system. RSC Advances，2014，4（100）：57173-57184.

[34] Lazarini S C，de Aquino R，Amaral A C，et al. Characterization of bilayer bacterial cellulose membranes with different fiber densities：a promising system for controlled release of the antibiotic ceftriaxone. Cellulose，2016，23（1）：737-748.

[35] Fontes M D，Meneguin A B，Tercjak A，et al. Effect of *in situ* modification of bacterial cellulose with carboxymethylcellulose on its nano/microstructure and methotrexate release properties. Carbohydrate Polymers，2018，179：126-134.

[36] Lazarini S C，Yamada C，Barud H S，et al. Influence of chemical and physical conditions in selection of *Gluconacetobacter hansenii* ATCC 23769 strains with high capacity to produce bacterial cellulose for application as sustained antimicrobial drug-release supports. Journal of Applied Microbiology，2018，125（3）：777-791.

[37] Ye S，Jiang L，Su C，et al. Development of gelatin/bacterial cellulose composite sponges as potential natural wound dressings. International Journal of Biological Macromolecules，2019，133：148-155.

[38] Khamrai M，Banerjee S L，Kundu P P. Modified bacterial cellulose based self-healable polyeloctrolyte film for wound dressing application. Carbohydrate Polymers，2017，174：580-590.

[39] Khamrai M，Banerjee S L，Paul S，et al. Curcumin entrapped gelatin/ionically modified bacterial cellulose based self-healable hydrogel film：an eco-friendly sustainable synthesis method of wound healing patch. International Journal of Biological Macromolecules，2019，122：940-953.

[40] Shao W，Liu H，Wang S X，et al. Controlled release and antibacterial activity of tetracycline hydrochloride-loaded bacterial cellulose composite membranes. Carbohydrate Polymers，2016，145：114-120.

[41] Khalid A，Khan R，Ul-Islam M，et al. Bacterial cellulose-zinc oxide nanocomposites as a novel dressing system for burn wounds. Carbohydrate Polymers，2017，164：214-221.

[42] Li Y，Tian Y，Zheng W S，et al. Composites of bacterial cellulose and small molecule-decorated gold nanoparticles for treating gram-negative bacteria-infected wounds. Small，2017，13：1700130.

[43] Chen J B，Chen C T，Liang G Y，et al. *In situ* preparation of bacterial cellulose with antimicrobial properties from bioconversion of mulberry leaves. Carbohydrate Polymers，2019，220：170-175.

[44] Picheth G F，Sierakowski M R，Woehl M A，et al. Lysozyme-triggered epidermal growth factor release from bacterial cellulose membranes controlled by smart nanostructured films. Journal of Pharmaceutical Sciences，2014，103（12）：3958-3965.

[45] Wang B X，Lv X G，Chen S Y，et al. Bacterial cellulose/gelatin scaffold loaded with VEGF-silk fibroin nanoparticles for improving angiogenesis in tissue regeneration. Cellulose，2017，24（11）：5013-5024.

[46] Meng L Y，Wang B，Ma M G，et al. Cellulose-based nanocarriers as platforms for cancer therapy. Current Pharmaceutical Design，2017，23（35）：5292-5300.

[47] Peres M F S，Nigoghossian K，Primo F L，et al. Bacterial cellulose membranes as a potential drug delivery system for photodynamic therapy of skin cancer. Journal of the Brazilian Chemical Society，2016，27（11）：1949-1959.

[48] Loh E Y X，Mohamad N，Fauzi M B，et al. Development of a bacterial cellulose-based hydrogel cell carrier containing keratinocytes and fibroblasts for full-thickness wound healing. Scientific Reports，2018，8：2875.

[49] Yoshino A，Tabuchi M，Uo M，et al. Applicability of bacterial cellulose as an alternative to paper points in endodontic treatment. Acta Biomaterials，2013，9（4）：6116-6122.

[50] Weyell P，Beekmann U，Kupper C，et al. Tailor-made material characteristics of bacterial cellulose for drug delivery applications in dentistry. Carbohydrate Polymers，2019，207：1-10.

[51]　Costa L M M，de Olyveira G M，Basmaji P，et al. Novel otoliths/bacterial cellulose nanocomposites as a potential natural product for direct dental pulp capping. Journal of Biomaterials and Tissue Engineering，2012，2（1）：48-53.

[52]　Koike T，Sha J J，Bai Y P，et al. Efficacy of bacterial cellulose as a carrier of BMP-2 for bone regeneration in a rabbit frontal sinus model. Materials，2019，12（15）：2489.

[53]　Lin N，Dufresne A. Nanocellulose in biomedicine：current status and future prospect. European Polymer Journal，2014，59：302-325.

[54]　Dourado F，Gama M，Rodrigues A C. A review on the toxicology and dietetic role of bacterial cellulose. Toxicology Reports，2017，4：543-553.

[55]　Shi Z J，Gao X，Ullah M W，et al. Electroconductive natural polymer-based hydrogels. Biomaterials，2016，111：40-54.

[56]　Bacakova L，Novotna K，Parizek M. Polysaccharides as cell carriers for tissue engineering：the use of cellulose in vascular wall reconstruction. Physiological Research，2014，63：S29-S47.

关键词索引